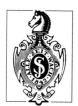

H. Reddemann   A. H. Sutor (Hrsg.)

Akute Blutung als Notfall im Kindesalter

Mit einem Geleitwort von W. Künzer

Mit 46 Abbildungen

Springer-Verlag
Berlin Heidelberg New York
London Paris Tokyo
Hong Kong Barcelona
Budapest

Professor Dr. med. Hans Reddemann
Ernst-Moritz-Arndt-Universität
Universitätsklinik für Kindermedizin
Hämatologisch-Onkologische Abteilung
Soldtmannstraße 15, O-2200 Greifswald
Bundesrepublik Deutschland

Professor Dr. med. A. H. Sutor
Albert-Ludwigs-Universität
Universitäts-Kinderklinik
Sektion Pädiatrische Hämatologie
und Hämostaseologie
Mathildenstraße 1, W-7800 Freiburg
Bundesrepublik Deutschland

ISBN 3-540-53838-0 Springer-Verlag Berlin Heidelberg New York

Die Deutschen Bibliothek – CIP-Einheitsaufnahme
Akute Blutung als Notfall im Kindesalter / H. Reddemann; A. H. Sutor (Hrsg.). - Berlin; Heidelberg;
New York; London; Paris; Tokyo; Hong Kong; Barcelona; Budapest:
Springer, 1992
    ISBN 3-540-53838-0
NE: Reddemann, Hans [Hrsg.]

Dieses Werk ist urheberrechtlich geschützt. Die dadurch begründeten Rechte, insbesondere die der Übersetzung, des Nachdrucks, des Vortrags, der Entnahme von Abbildungen und Tabellen, der Funksendung, der Mikroverfilmung oder der Vervielfältigung auf anderen Wegen und der Speicherung in Datenverarbeitungsanlagen, bleiben, auch bei nur auszugsweiser Verwertung, vorbehalten. Eine Vervielfältigung dieses Werkes oder von Teilen dieses Werkes ist auch im Einzelfall nur in den Grenzen der gesetzlichen Bestimmungen des Urheberrechtsgesetzes der Bundesrepublik Deutschland vom 9. September 1965 in der jeweils geltenden Fassung zulässig. Sie ist grundsätzlich vergütungspflichtig. Zuwiderhandlungen unterliegen den Strafbestimmungen des Urheberrechtsgesetzes.

© Springer-Verlag Berlin Heidelberg 1992
Printed in Germany

Die Wiedergabe von Gebrauchsnamen, Handelsnamen, Warenbezeichnungen usw. in diesem Werk berechtigt auch ohne besondere Kennzeichnung nicht zu der Annahme, daß solche Namen im Sinne der Warenzeichen- und Markenschutz-Gesetzgebung als frei zu betrachten wären und daher von jedermann benutzt werden dürften.

Produkthaftung: Für Angaben über Dosierungsanweisungen und Applikationsformen kann vom Verlag und den Autoren keine Gewähr übernommen werden. Derartige Angaben müssen vom jeweiligen Anwender im Einzelfall anhand anderer Literaturstellen auf ihre Richtigkeit überprüft werden.

Satz: Fa. M. Masson-Scheurer, W-6654 Kirkel, Bundesrepublik Deutschland
19/3130-5 4 3 2 1 0 – Gedruckt auf säurefreiem Papier

Geleitwort

Jedwede Blutung im Kindesalter, deren Ursache nicht ohne weiteres erkennbar ist – ob sie nun sichtbar an der Haut oder Schleimhaut auftritt oder ob sie sich im Verborgenen an inneren Organen ereignet –, stellt ein Signal dar, dem der behandelnde Arzt stets seine volle Aufmerksamkeit widmen muß.

Kommt die Blutung spontan zustande oder bildet sie sich nach dem inadäquaten Trauma aus oder führt eine Verletzung zu einer hartnäckigen Nachblutung, so bedarf die Hämostasestörung in jedem Fall einer raschen diagnostischen Abklärung. Darüber hinaus kann sie aber auch ein sofortiges therapeutisches Eingreifen notwendig machen, und zwar dann, wenn sie infolge einer lokalen Einwirkung auf wichtige Organe eine vitale Bedrohung des Organismus hervorruft. Mit Recht spricht man in solchen Situationen von einem akuten Notfall, der ein unverzügliches verantwortliches Handeln verlangt.

Gerade unter diesem Gesichtspunkt war es ein ausgezeichneter Gedanke, Bedingungen und Zwänge dieser Art Notfälle unter dem Titel des vorliegenden Buches zusammenhängend abzuhandeln. Der Leser – insbesondere der Kinderarzt und der pädiatrische Hämatologe – wird auf diese Weise mit nützlichen Informationen über Klinik, Gerinnungsanalyse und Therapie versehen, die ihm sonst, unter dem speziellen Aspekt der akuten Blutung bei Hämostasestörungen mit Blutungsereignissen, nicht ohne weiteres zugänglich sind.

Die verdienstvollen Herausgeber, Herr Prof. Reddemann/Greifswald und Herr Prof. Sutor/Freiburg i. Br., haben für die insgesamt 23 Kapitel eine kompetente Autorenschaft gewinnen können. Trotz unterschiedlicher Ansätze in den Beiträgen einerseits, unvermeidlicher thematischer Überschneidungen andererseits ist das Vorhaben im ganzen als geglückt anzusehen. Daß das Werk von Autoren Ost und West gemeinsam verfaßt wurde, trägt gewiß mit dazu bei, die allseits erstrebte innere Wiedervereinigung unseres Landes voranzutreiben.

Bleibt zu wünschen, daß dieses Buch eine weite Verbreitung finden wird.

Freiburg i. Br., im Januar 1992 Prof. em. Dr. W. Künzer
(ehem. Geschäftsführender
Ärztl. Direktor der
Universitätskinderklinik)

Inhaltsverzeichnis

1. Akute Blutungen durch angeborene Gerinnungsstörungen
   B. Maak 1

2. Thrombozytopenien – Differentialdiagnose und Therapie
   U. Göbel 11

3. Blutungen durch medikamentös bedingte
   Thrombozytenfunktionsstörungen
   W. Kotte, V. Scharfe 19

4. Notfallbehandlung der Hämophilie und
   der Willebrand-Krankheit
   L. Holmberg 27

5. Blutung bei Infektionen unter Berücksichtigung
   der fulminanten Meningokokkensepsis
   A. H. Sutor 39

6. Die Bedeutung des Protein-C-Mangels in der Pathogenese
   der Purpura fulminans
   H. Seipelt, K. E. von Mühlendahl 53

7. Notfallsituationen bei Vasopathien
   H. Niederhoff, A. H. Sutor 63

8. Gerinnungsstörungen bei onkologischen Erkrankungen unter
   besonderer Berücksichtigung der tumorinduzierten Blutung
   H. Reddemann 69

9. Symptomatik und Prognose zerebraler Blutungen
   G. Skirl, G. Lüthke, K. John 85

10. Subarachnoidalblutung
    G. Lang, H. Schroeder 93

11. Epidurale Hämatome
    W. Tischer, D. Brock, W. Müller 101

12. Die Bedeutung kranieller Verletzungen
    bei Kindesmißhandlungen
    R.-D. Stenger, H. Weinke, H. Reddemann 107

13. Therapeutisches Verhalten bei intrakraniellen Blutungen
    im Säuglingsalter
    E. Gottschalk 117

14. Blutungen in der HNO-Region — Ursachen
    und therapeutische Möglichkeiten
    E. Werner 129

15. Die intraokuläre Blutung: hämorrhagisches Glaukom —
    systemische Reaktionen
    F. Tost, M. Tost 133

16. Ösophagusvarizenblutung
    W.-R. Cario 141

17. Duplikaturen des Digestionstraktes als mögliche Ursache
    einer akuten intestinalen Blutung
    J. Wit, U. Jaeschke 155

18. Milzverletzungen
    J. Bennek 163

19. Leberrupturen
    D. Brock 177

20. Genitale Blutungen in der Neugeborenenperiode,
    Kindheit und Adoleszenz
    G. Göretzlehner 189

21. Perinatale Blutungen und chirurgische Konsequenzen
    K. Rothe 197

22. Substitutionstherapie und deren mögliche Nebenwirkungen
    bei akuten Blutungen und Anämien durch Alloantikörper
    und Sepsis
    S. Wegener, J. Roewer 209

23. Thrombosen
    W. Zenz, W. Muntean 217

Sachverzeichnis 225

Autorenverzeichnis

Bennek, Joachim, Prof. Dr. med.
Kinderchirurgische Klinik, Universität Leipzig,
Theresienstraße 43, O-7021 Leipzig, Bundesrepublik Deutschland

Brock, Detlef, Dr. med.
Kinderchirurgische Klinik, Universität Leipzig,
Theresienstraße 43, O-7021 Leipzig, Bundesrepublik Deutschland

Cario, Wolf-Reiner, Prof. Dr. med.
Brunnenstraße 28, W-3280 Bad Pyrmont, Bundesrepublik Deutschland

Göbel, Ulrich, Prof. Dr. med.
Abt. Hämatologie/Onkologie, Kinderklinik,
Heinrich-Heine-Universität, Moorenstraße 5, W-4000 Düsseldorf 1, Bundesrepublik Deutschland

Göretzlehner, Gunther, Prof. Dr. med.
Frauenklinik, Ernst-Moritz-Arndt-Universität,
Wollweberstraße, O-2200 Greifswald, Bundesrepublik Deutschland

Gottschalk, Eckard, Prof. Dr. med.
Kinderchirurgische Klinik, Medizinische Akademie,
Nordhäuserstraße 74, O-5060 Erfurt, Bundesrepublik Deutschland

Holmberg, Lars, Prof. Dr. med.
Universitätskinderklinik,
S-22185 Lund, Schweden

Jaeschke, Uwe, Dr. med.
Kinderchirurgische Klinik, Klinikum Buch,
Karower Straße 11, O-1115 Berlin-Buch, Bundesrepublik Deutschland

John, K., Dr. med.
Kinderklinik Sankt Elisabeth,
Nordenwall 22, W-4700 Hamm 1, Bundesrepublik Deutschland

Kotte, Wolfgang, Priv.-Doz. Dr. med.
Kinderklinik, Städtisches Klinikum,
Industriestraße 40, O-8023 Dresden-Neustadt, Bundesrepublik Deutschland

Lang, Günther, Prof. Dr. Dr. med.
Abteilung Neurochirurgie, Chirurgische Klinik,
Ernst-Moritz-Arndt-Universität,
Löfflerstraße 23, O-2200 Greifswald, Bundesrepublik Deutschland

Lüthke, Gabriele, Dr. med.
Klinik für Kinderheilkunde,
Friedrich-Schiller-Universität, Kochstraße 2, O-6900 Jena,
Bundesrepublik Deutschland

Maak Bernhard, Dr. med. habil.
Thüringen-Klinik „Georgius Agricola", Saalfeld GmbH i.G.,
Rainweg 68, O-6800 Saalfeld, Bundesrepublik Deutschland

Mühlendahl von, Karl Ernst, Prof. Dr. med.
Kinderhospital,
Iburger Straße 187, W-4500 Osnabrück, Bundesrepublik
Deutschland

Müller, Wolfgang, Dipl. med.
Kinderchirurgische Klinik, Universität,
Theresienstraße 43, O-7021 Leipzig, Bundesrepublik Deutschland

Muntean, Wolfgang, Prof. Dr. med.
Kinderklinik, Universität,
Auenbruggerplatz, A-8036 Graz, Österreich

Niederhoff, H., Dr. med.
Kinderklinik, Albert-Ludwigs-Universität,
Mathildenstraße 1, W-7800 Freiburg i.Br., Bundesrepublik
Deutschland

Reddemann Hans, Prof. Dr. med.
Klinik für Kindermedizin, Ernst-Moritz-Arndt-Universität,
Soldtmannstraße 15, O-2200 Greifswald, Bundesrepublik
Deutschland

Roewer, Joachim, Dozent Dr. med.
Institut für Blutspende- und Transfusionswesen,
Robert-Koch-Straße 10, O-2500 Rostock, Bundesrepublik
Deutschland

Rothe, Karin, Dr. med.
Kinderchirurgische Klinik, Universität Leipzig,
Theresienstraße 43, O-7021 Leipzig, Bundesrepublik Deutschland

Scharfe, Vera, Dr. med.
Kinderklinik, Städtisches Klinikum
Industriestraße 40, O-8023 Dresden-Neustadt, Bundesrepublik
Deutschland

Schröder, Henry, Dr. med.
Abteilung Neurochirurgie, Chirurgische Klinik
Ernst-Moritz-Arndt-Universität,
Löfflerstraße 23, O-2200 Greifswald, Bundesrepublik Deutschland

Seipelt, Hubert, Prof. Dr. med.
Klinik für Kindermedizin, Ernst-Moritz-Arndt-Universität,
Soldtmannstraße 15, O-2200 Greifswald, Bundesrepublik
Deutschland

Skirl, Gunther, Dr. med.
Klinik für Kindermedizin, Friedrich-Schiller-Universität,
Kochstraße 2, O-6900 Jena, Bundesrepublik Deutschland

Stenger, Rolf-Dieter, Priv.-Doz. Dr. med.
Klinik für Kindermedizin, Ernst-Moritz-Arndt-Universität,
Soldtmannstraße 15, O-2200 Greifswald, Bundesrepublik
Deutschland

Sutor, Anton H., Prof. Dr. med.
Kinderklinik, Albert-Ludwigs-Universität,
Mathildenstraße 1, W-7800 Freiburg i.Br., Bundesrepublik
Deutschland

Tischer, Wolfgang, Prof. Dr. med.
Kinderchirurgische Klinik, Universität Leipzig,
Theresienstraße 43, O-7021 Leipzig, Bundesrepublik Deutschland

Tost, Frank, Dr. med.
Universitätsaugenklinik, Martin-Luther-Universität,
Leninallee 8, O-4010 Halle/Saale, Bundesrepublik Deutschland

Tost, Martin, Prof. Dr. med.
Universitätsaugenklinik, Martin-Luther-Universität,
Leninallee 8, O-4010 Halle/Saale, Bundesrepublik Deutschland

Wegener, Sibylle, Dr. med.
Institut für Blutspende- und Transfusionswesen,
Robert-Koch-Straße 10, O-2500 Rostock, Bundesrepublik
Deutschland

Weinke, Hubert, Dr. med.
Institut für Gerichtsmedizin, Ernst-Moritz-Arndt-Universität,
Kuhstraße 30, O-2200 Greifswald, Bundesrepublik Deutschland

Werner, Eberhard, Prof. Dr. med.
Klinik für Hals-Nasen-Ohren-Krankheiten,
Ernst-Moritz-Arndt-Universität,
Rathenau-Straße 43, O-2200 Greifswald, Bundesrepublik
Deutschland

Wit, Joachim, Doz. Dr. med.
  Kinderchirurgische Klinik, Klinikum Berlin-Buch,
  Karower Straße 11, O-1115 Berlin-Buch, Bundesrepublik
  Deutschland

Zenz, Werner, Dr. med.
  Universitäts-Kinderklinik,
  Auenbruggerplatz, A-8036 Graz, Österreich

1. Akute Blutungen durch angeborene Gerinnungsstörungen

B. Maak

Das Auftreten sichtbarer Blutungen stellt sowohl für den betroffenen Patienten als auch für Personen aus seiner Umgebung, wie z.B. Eltern oder Pflegepersonen, ein eindrucksvolles Ereignis dar. In der Regel wird, zum Vorteil für den Patienten, der beobachtete Blutverlust wesentlich höher eingeschätzt als die wirklich verlorengegangene Menge. Zwangsläufig wird deshalb in einer solchen Situation trotzdem zu Recht ein Notfall gesehen, der sofortiges diagnostisches und vor allem auch therapeutisches Eingreifen verlangt. Die Ursachen für solche akuten sichtbaren Blutungen, aber auch für Blutungen, die sich in inneren Organen, Muskeln und Gelenken ereignen und sich demgemäß primär nur indirekt durch Funktionsbeeinträchtigungen und mögliche Zeichen des akuten Blutverlustes zu erkennen geben, sind vielfältig. Sie können Folge von Krankheiten sein oder sich bei einer bisher als gesund geltenden Person unvermittelt einstellen. In letzterem Fall liegt die Vermutung sehr nahe, daß es sich um die Manifestation einer sogenannten angeborenen Gerinnungsstörung oder, um den allgemeinen Begriff zu wählen, um die Manifestation einer angeborenen Hämostasestörung handelt.

Der Begriff „angeborene Hämostasestörung" ist ausschließlich jenen Krankheitsbildern vorbehalten, die die Realisierung eines Defektes im genetischen Material des davon betroffenen Individuums darstellen. Ein wichtiges, wenn auch nicht obligates Merkmal solcher Krankheitsbilder ist ihr familiär gehäuft zu beobachtendes Auftreten. Es können sowohl mehrere Mitglieder der gleichen Generation davon betroffen sein oder auch Angehörige vorausgegangener Generationen mit den gleichen Symptomen behaftet gewesen sein.

Der Begriff Hämostasestörung steht für die Vielzahl der möglichen Funktionseinschränkungen mit Krankheitswert, die die einzelnen an der Blutstillung beteiligten Komponenten betreffen können. Diese sind:

– Störungen der Gefäßfunktion (Vasopathien),
– Abweichungen hinsichtlich Zahl und Funktion der Blutplättchen (Thrombozytopenien, Thrombozytopathien),
– mangelnde Aktivitäten gerinnungsfördernder Faktoren (Koagulopathien = eigentliche Gerinnungsstörungen),
– mangelnde Aktivitäten körpereigener Inhibitoren des Gerinnungssystems und
– Defekte des fibrinolytischen Systems.

Während die Störungen von Gefäßfunktion und Thrombozyten sowie der Mangel an gerinnungsfördernden Faktoren nahezu ausschließlich durch das in durchaus differenter Weise auftretende Symptom Blutung charakterisiert sind, dominiert in den beiden letzteren Gruppen als Leitsymptom der thrombotische Gefäßverschluß.

Angeborene Koagulopathien

Die am häufigsten zu beobachtenden angeborenen Gerinnungsstörungen sind die beiden Hämophilieformen (Hämophilie A und B) und die von Willebrand'sche Erkrankung. Auf 10000 Männer werden 1–2 Bluter gefunden [14], rund 80% aller Hämophilen sind von einer Hämophilie A betroffen und 20% leiden an einer Hämophilie B. Für die Willebrand-Erkrankung werden sehr unterschiedliche Häufigkeitszahlen angegeben, wobei echte regionale Unterschiede in der Beobachtungsfrequenz sicherlich nur einen erklärenden Faktor darstellen. Die klinischen, diagnostischen und therapeutischen Aspekte dieser Krankheitsbilder sind Gegenstand eines gesonderten Beitrages (s. Kap. 4) und finden deshalb nachfolgend nur im Zusammenhang mit differentialdiagnostischen Überlegungen Berücksichtigung. Alle anderen, d.h. die Mehrzahl der möglichen angeborenen Gerinnungsstörungen, sind selten oder sogar ausgesprochen selten zu beobachten (Tabelle 1).

Mit dem Protein-C-Mangel und dem α_2-Antiplasminmangel sind in der Tabelle 1 zwei Krankheitsbilder aufgeführt, die definitionsgemäß nicht zu den Koagulopathien im engeren Sinne zählen. Im Falle des α_2-Antiplasminmangels sind Blutungen infolge der verminderten oder vollständig fehlenden Hemmwirkung gegenüber Plasmin das ausschließlich zu beobachtende Symptom. Für den Protein-C-Mangel sind hingegen thrombotische Ereignisse charakteristisch. Beim Neugeborenen ist die Manifestation dieses Defektes jedoch relativ häufig in Form eines Symptomenkomplexes zu beobachten, in dem Blutungen als sekundäres Ereignis im Vordergrund des klinischen Erscheinungsbildes stehen (Purpura-fulminans-ähnliches Krankheitsbild) [17, 24] (s. Kap. 6).

Darüber hinaus sind in der Tabelle 1 auch solche angeborenen Defekte aufgelistet, die vollständig symptomlos bleiben. Dazu zählen der Faktor-XII-Mangel, der Präkallikrein-Mangel und das Fehlen bzw. die Verminderung des Kininogens mit

Tabelle 1. Seltene angeborene Hämostasestörungen (*a-r* autosomal-rezessiv, *a-d* autosomal-dominant). (Modifiziert nach [8])

Störung	Vererbungsmodus	Häufigkeit	Konsanguinität
Afibrinogenämie	a-r	~ 300 Patienten	++
Hypofibrinogenämie	a-r	ca. 30 Familien	?
Dysfibrinogenämie	a-d	200–300 Patienten	(+)
Prothrombinmangel	a-r	~ 30 Patienten	+
Faktor-V-Mangel	a-r	~ 150 Patienten	+
Faktor-VII-Mangel	a-r	~ 120 Patienten	+
Faktor-X-Mangel	a-r	~ 50 Patienten	+
Faktor-XI-Mangel	a-r	~ 200 Patienten	+
Faktor-XII-Mangel	a-r	~ 200 Patienten	++
Faktor-XIII-Mangel	a-r	~ 150 Patienten	++
Präkallikrein-Mangel	a-r	~ 30 Patienten	+
HMWK-Mangel	a-r	~ 10 Patienten	..
Protein-C-Mangel	a-d	~ 30 Patienten	(+)
α_2-Antiplasminmangel	a-r	~ 8 Familien	(+)

hohem Molekulargewicht (HMWK-Mangel). Diese Anomalien werden meist zufällig anläßlich präoperativer Gerinnungsuntersuchungen entdeckt und sind durch eine ausgeprägte Verlängerung der partiellen Thromboplastinzeit gekennzeichnet. Die Kenntnis dieser Mangelzustände ist deshalb für die differentialdiagnostische Bewertung dieses Laborbefundes notwendig.

Die Hypofibrinogenämie wird unterschiedlich beurteilt. Während in einzelnen Fallbeschreibungen ihre Existenz als eigenständiges Krankheitsbild dokumentiert ist [22], wird dies an anderer Stelle bezweifelt und die Hypofibrinogenämiepatienten werden als heterozygote Anlageträger der Afibrinogenämie angesehen [16]. Klinische Symptome werden bei der Hypofibrinogenämie selten gesehen.

Neben den in der Tabelle 1 zusammengestellten Krankheitsbildern existiert eine, nach unserer Kenntnis bislang nicht näher definierte Anomalie des Intrinsic-Systems der Blutgerinnung, die klinisch durch exzessive Blutungen nach nur geringen Traumen gekennzeichnet ist. Sie wird nach dem Familiennamen eines Patienten als Passovoy-Defekt bezeichnet [12].

Als eine weitere Ursache angeborener Gerinnungsstörungen müssen schließlich noch Kombinationen der in der Tabelle 1 enthaltenen Faktorenmangelzustände in Betracht gezogen werden. So sind ein gemeinsames Fehlen der Faktoren V und VIII und kombinierte Defekte der Faktoren des Prothrombinkomplexes einschließlich des Protein C sowie auch das gleichzeitige Vorkommen von v. Willebrand-Erkrankung und Faktor-XII-Mangel beschrieben worden [5, 6, 7, 18, 19].

Klinische Aspekte der angeborenen Koagulopathien

Die Beobachtung von Blutungssymptomen verpflichtet zu einer eingehenden Befragung des Patienten und seiner Eltern. In Bezug auf das aktuelle Blutungsereignis sind Angaben zur Dauer der Blutung, zu ihrer Intensität und zu den Begleitumständen ihres Auftretens (aus scheinbar voller Gesundheit heraus, im Zusammenhang mit eben abgelaufenen oder noch bestehenden Erkrankungen, als Folge von Traumen, operativen oder sonstigen ärztlichen Maßnahmen oder der Einnahme von Medikamenten) notwendig. Ergeben sich Hinweise auf ein familiär gehäuftes Auftreten von gleichen Symptomen, ist bei einem ausschließlichen Betroffensein männlicher Familienmitglieder die Diagnose einer hämophilen Gerinnungsstörung sehr wahrscheinlich. Die von Willebrand-Erkrankung und die in der Tabelle 1 aufgelisteten Krankheitsbilder sind auf Grund der autosomalen Vererbung sowohl bei männlichen als auch bei weiblichen Mitgliedern der betroffenen Familien nachweisbar. Weiterhin ist die Frage nach möglicher Konsanguinität wichtig.

Bei der klinischen Untersuchung erlaubt folgende Übersicht eine differentialdiagnostisch wichtige Abgrenzung. Finden sich ausschließlich oder überwiegend petechiale Blutungen, so ist an einer Thrombozytopenie (häufig) oder Thrombozytopathie (relativ selten) als Ursache praktisch nicht zu zweifeln. Großflächige Hautblutungen, Blutungen in die Muskulatur und in die Gelenke sind immer in hohem Maße als Folge einer Koagulopathie verdächtig. Sie gelten als typische

Symptome der hämophilen Gerinnungsstörungen. Unter den in der Tabelle 1 aufgelisteten Erkrankungen werden Gelenkblutungen relativ häufig bei Patienten mit Prothrombinmangel und bei männlichen Patienten mit Faktor-VII-Mangel beobachtet [4, 9]. Bleibende Gelenkveränderungen, vergleichbar der hämophilen Arthropathie, sind als Folge von Blutungen bei Faktor-II- und Faktor-VII-Mangel nur als Ausnahme beobachtet worden. Bei dem als „Parahämophilie" bezeichneten Faktor-V-Mangel sind Hämarthrosen eher seltene Blutungsmanifestationen [15].

Zuordnung klinisch relevanter Blutungssymptome zu ursächlichen Möglichkeiten

Petechiale Blutungen:	Thrombozytopenie, Thrombozytopathie.
Hauthämatome:	Koagulopathien, Thrombozytopenie.
Muskelblutungen:	schwere Koagulopathien.
Epistaxis:	Thrombozytopenie, Thrombozytopathie, vWJS, M. Osler.
Blutungen in der Mundhöhle:	Koagulopathien.
Menorrhagien:	Thrombozytopenie, Thrombozytopathie, vWJS.
Gastrointestinalblutung:	vWJS, Hämophilien.
Hämaturie:	Koagulopathien, Thrombozytopenien.
Gelenkblutungen:	Koagulopathien, schweres vWJS.
Nabelblutungen Neugeborener:	Mangel an Fibrinogen, Faktor-XIII-Mangel, aber auch Faktor-V-, Faktor-VII- oder Faktor-X-Mangel.
Zerebrale Blutungen:	Koagulopathien, Thrombozytopenien.
Nachblutung nach Operationen oder Traumen:	unmittelbar: Thrombozytopenien, Thrombozytopathien, vWJS; nach Latenz: Koagulopathien (v.a. Faktor-XIII- und α_2-Antiplasminmangel).

Das Nasenbluten (Epistaxis) ist im Kindesalter ein sehr häufig zu beobachtendes Symptom und hat überwiegend keine Hämostasestörung als Ursache. Nur bei etwa 10 % der Patienten mit Nasenbluten läßt sich ein Defekt im Blutstillungssystem nachweisen. Neben den aufgeführten ätiologischen Möglichkeiten ist auch an einen Faktor-VII-Mangel als Ursache von häufig rezidivierenden und langanhaltenden Blutungsepisoden zu denken.

Blutungen aus dem Gastrointestinaltrakt sind vor allem ein bei Neugeborenen häufig zu beobachtendes Symptom, wobei diejenigen infolge erworbener Gerinnungsstörungen entstandenen überwiegen. Hämophilien manifestieren sich nicht selten auch in dieser Altersgruppe in Form einer Blutung aus dem Magen-Darm-Trakt, sehr häufig ist diese Blutungsform jedoch zu beobachten, wenn bei den davon betroffenen Patienten angeborene Mangelzustände der Faktoren II oder VII vorliegen.

Intrakranielle Blutungen sind ein sehr schwerwiegendes und oft lebensbedrohliches Ereignis, ihr klinisches Erscheinungsbild ist nicht spezifisch und erfordert die differentialdiagnostische Abgrenzung gegenüber anderen Erkrankungen des ZNS. Unter den selteneren angeborenen Gerinnungsstörungen führen die Afibrinogenämie sowie Faktor-VII-, Faktor-X- und Faktor-XIII-Mangel zum Teil sehr häufig zu dieser Komplikation, wobei unter den Patienten mit Faktor-VII-Mangel die intrakraniellen Blutungen oft schon im Verlaufe des ersten Lebensjahres, nicht selten sogar schon während der ersten Lebenswoche auftreten [10, 11, 20, 23]. Aber auch Hämophilie A und B müssen als Ursache einer intrakraniellen Blutung im Neugeborenen- und Säuglingsalter immer in die differentialdiagnostischen Erwägungen einbezogen werden [21, 28]. Die Nabelblutung des Neugeborenen muß ebenfalls an das Vorliegen einer angeborenen Gerinnungsstörung denken lassen; sowohl die Afibrinogenämie, der Faktor-VII-, Faktor-X- und Faktor-XIII-Mangel und auch die angeborenen Verminderungen der Faktoren II und V geben sich durch oft massive und damit lebensbedrohliche Ausmaße erreichende Blutverluste aus dieser Quelle zu erkennen. Als Manifestation einer hämophilen Gerinnungsstörung ist diese Blutungsform eher selten zu diagnostizieren [2].

Bemerkenswert erscheint auch das gemeinsame Vorkommen des angeborenen Faktor-V-Mangels mit verschiedenen Mißbildungen, ohne daß bisher ein ätiologischer Faktor identifiziert werden konnte, der diese Assoziation erklärt [26].

α_2-Antiplasmin- und Protein-C-Mangel zeigen ihre Erstsymptome ebenfalls bereits beim Neugeborenen. Typischerweise manifestiert sich der homozygote Protein-C-Mangel beim Neugeborenen als ein der Purpura fulminans ähnliches Krankheitsbild [17, 24]. Nabelblutungen, wie sie von angeborenen Mangelzuständen gerinnungsfördernder Faktoren bekannt sind, stellen ebenfalls ein typisches Symptom des α_2-Antiplasminmangels dar. Zusätzlich kann eine Vielzahl weiterer Blutungsformen beobachtet werden, wie Epistaxis, Hämaturie, Hautblutungen, Muskel- und Gelenkblutungen sowie Blutungen in innere Organe. Darüber hinaus ist beim α_2-Antiplasmindefizit ein erneutes Auftreten von Blutungen nach erfolgter primärer Blutstillung ein kennzeichnendes Merkmal [1], das auch beim angeborenen Faktor-XIII-Mangel festzustellen ist.

Die beschriebenen Symptome wurden bei den in der Tabelle 1 aufgelisteten Krankheitsbildern in der Regel nur dann beobachtet, wenn es sich um für die einzelnen Defekte homozygote Personen handelt. Heterozygote Anlageträger zeigen nur sehr selten klinische Erscheinungen, sie werden entweder im Verlaufe von Untersuchungen der Familien homozygoter Merkmalsträger oder auch zufällig, oft im Rahmen präoperativer Gerinnungsanalysen, entdeckt.

Grundprinzipien der Labordiagnostik

Unter Notfallbedingungen ist lebenserhaltenden therapeutischen Maßnahmen unbedingt der Vorrang zu geben. Trotzdem ist es notwendig, noch vor der Anwendung von Blut oder Blutprodukten Patientenblut zu erhalten, um einige Untersuchungsverfahren durchführen zu können, die unter Berücksichtigung anamnestischer und klinischer Angaben in einem kurzen Zeitraum eine ursächliche Klärung der Blutung ermöglichen. Bestandteile eines solchen *Mindestprogramms* sind:

- Thrombozytenzählung,
- Messung der Thromboplastinzeit,
- Bestimmung der Blutungszeit (dient dem differentialdiagnostischen Ausschluß thrombozytär bedingter Blutungssymptome),
- Messung der partiellen Thromboplastinzeit,
- Bestimmung der Fibrinogenkonzentration.

Im Bedarfsfalle können diese Untersuchungen durch ebenfalls in der Regel wenig material- und zeitaufwendige weitere Methoden wie Thrombin- und/oder Reptilasezeitbestimmung ergänzt werden. Die Messung von Einzelfaktorenaktivitäten führt zur definitiven Diagnose, wobei die Altersabhängigkeit der einzelnen Aktivitäten berücksichtigt werden muß (Tabelle 2). Es kann davon ausgegangen werden, daß nach dem 6.–9. Lebensmonat keine wesentlichen Differenzen im Vergleich zu Erwachsenenwerten bestehen.

Thrombozytenzählung und Bestimmung der Fibrinogenkonzentration sind geeignet, bei pathologischen Werten für Thromboplastinzeit und/oder partielle Thromboplastinzeit die differentialdiagnostische Abgrenzung zwischen angeborenen und wichtigen Formen erworbener Gerinnungsstörungen zu ermöglichen. Die Messung der partiellen Thromboplastinzeit (PTT) spielt in diesem Untersuchungsprogramm die wichtigste Rolle. Die Normalwerte für die PTT sind abhängig vom verwendeten Reagenz und für Erwachsene und ältere Kinder vom Hersteller angegeben bzw. werden besser vom eigenen Labor durch Untersuchungen an Gesunden ermittelt. Für gesunde reife und unreife Neugeborene werden nur während der ersten Lebenstage Werte gefunden, die über denjenigen für gesunde Erwachsene liegen. Verlängerungen der PTT sprechen, wenn Anamnese und Klinik eine erworbene Hämostasestörung weitestgehend ausschließen lassen, für Defekte im Intrinsic-System und/oder im Extrinsic-System. Im letzteren wird ein Faktor-VII-Mangel durch die PTT nicht angezeigt. Ebenfalls nicht erfaßt werden mittels PTT-Bestimmung der Faktor-XIII-Mangel und der α_2-Antiplasminmangel. Abweichungen der PTT vom Normalwert stellen beim angeborenen Protein-C-Mangel sekundäre Ereignisse dar.

Die Thromboplastinzeit (TPZ, Quick-Wert) wird ebenfalls nur während der ersten Lebenstage abweichend vom Erwachsenenwert gefunden. Ein pathologischer Quick-Wert spricht, vorausgesetzt, daß keine erworbene Koagulopathie (Vitamin-K-Mangel, disseminierte intravasale Gerinnung, Lebererkrankung) vorliegt oder zu vermuten ist, für einen Defekt des Extrinsic-Systems (Faktoren VII, X, V, II und I). Faktor-XIII-Mangel, α_2-Antiplasmin- und Protein-C-Mangel sind durch die Messung der Thromboplastinzeit ebenfalls nicht zu erkennen.

Anläßlich der Durchführung präoperativer Gerinnungsuntersuchungen werden zuweilen bei Patienten ohne jegliche Symptome einer Gerinnungs- oder Hämostasestörung deutlich pathologische Laborwerte ermittelt. Besonders im Kindesalter ist mit derartigen Resultaten zu rechnen, die ihre Ursache häufig in Schwierigkeiten bei der Blutentnahme durch die Venenpunktion haben [13], darüber hinaus beinhalten Blutentnahmen aus Gefäßkathetern immer das Risiko der Zumischung von Bestandteilen (Heparin, Infusionsflüssigkeit) zur Untersuchungsprobe, die das Analysenergebnis verfälschen. In solchen Fällen ist eine Kontrolluntersu-

Tabelle 2. Normalwerte für Faktoren des Gerinnungs- und Fibrinolysesystems in Abhängigkeit vom Gestationsalter. (Nach [3, 25, 27])

	Frühgeborene (32–36 SSW)	Reifgeborene (37–42 SSW)
Fibrinogen (g/l)	3,11 ± 1.06	2,62 ± 0,64
Faktor II (E/ml)		
– XAPC	0,47 ± 0,13	0,46 ± 0,07
– ECAR	0,47 ± 0,11	0,46 ± 0,08
– Antigen	0,46 ± 0,15	0,47 ± 0,09
Faktor V (E/ml)	0,08 ± 0,17	0,81 ± 0,10
Faktor VII (E/ml)	0,59 ± 0,24	0,53 ± 0,29
Faktor VIII (E/ml)		
– C	0,93 ± 0,35	0,88 ± 0,60
– CAg	1,15 ± 0,48	0,85 ± 0,47
– RAg	1,66 ± 0,35	1,48 ± 0,42
Faktor IX (E/ml)		
– C	0,41 ± 0,20	0,24 ± 0,05
– Ag	0,42 ± 0,18	0,27 ± 0,07
Faktor X (E/ml)		
– C	0,52 ± 0,16	0,37 ± 0,09
– Ag	0,61 ± 0,15	–
Faktor XI (E/ml)		
– C	0,32 (0,14–0,17)	0,36 (0,26–0,63)
– Ag	–	–
Faktor XII (E/ml)		
– C	0,23 ± 0,01	0,46 (0,17–0,89)
– Ag	0,30 ± 0,02	0,69 (0,34–1,00)
Faktor XIII (E/ml)		
– Aktivität	0,56 (0,21–1,05)	0,65 (0,50–0,75)
– Ag (A)	0,48 (0,37–0,61)	0,56 (0,33–1,11)
Prekallikrein (E/ml)		
– Aktivität	0,35 (0,22–0,57)	0,35 (0,16–0,72)
– Antigen	–	0,48 (0,22–0,92)
HMWK (E/ml)		
– Aktivität	0,33 (0,21–0,52)	0,60 (0,36–0,94)
α_2-Antiplasmin (E/ml)		
– Aktivität	–	–
– Antigen	0,77 ± 0,04	0,92 ± 0,04
Protein C (E/ml)		
– Aktivität	–	–
– Antigen	–	0,32 ± 0,10

chung nach optimaler Blutgewinnung notwendig. Werden auch dann noch pathologische Werte gefunden, muß ebenso wie bei Patienten mit bestehenden Blutungssymptomen die Analyse der Einzelfaktorenaktivitäten angeschlossen werden. Verlängerungen der PTT zwingen dabei vorrangig zum Ausschluß hämophiler Gerinnungsstörungen, die bis zum Zeitpunkt der Untersuchung klinisch noch nicht manifest geworden waren. Ansonsten sind Mangelzustände des Faktors XII, des Präkallikreins oder des HMWK typische Ursachen der beschriebenen Konstellation. Das sog. Lupus-Antikoagulans führt zu der gleichen Konstellation, es ist auch im Kindesalter ohne klinisch erkennbare Grundkrankheit offenbar nicht absolut selten nachzuweisen. Die Kombination eines pathologisch verminderten Quick-Wertes und einer normalen PTT spricht für das Vorliegen eines Faktor-VII-Mangels. Eine ähnliche Konstellation, d.h. normale oder nur gering verlängerte partielle Thromboplastinzeiten bei gleichzeitig deutlich vermindertem Quick-Wert weist auf das Vorliegen einer Dysfibrinogenämie hin. Die Differenzierung zwischen Faktor-VII-Mangel und Dysfibrinogenämie kann sehr rasch durch die Bestimmung von Thrombin- und/oder Reptilasezeit erfolgen.

Therapie

Das Ziel der Behandlung besteht sowohl im Ausgleich des Gerinnungsdefekts als auch im Ersatz verlorengegangenen Volumens. Da das Ausmaß sichtbarer Blutungssymptome nicht ausschließlich als alleiniges Kriterium für die Gefährdung des Patienten gelten kann, muß auch bei der diagnostisch noch nicht geklärten Blutung der Versuch einer wirksamen Behandlung unverzüglich eingeleitet werden. Andererseits gilt für Patienten mit bekannten Gerinnungsstörungen, daß alle bei ihnen zu beobachtenden und nicht eindeutig erklärbaren Symptome zunächst als blutungsbedingt anzusehen sind und damit die Indikation für eine primäre hämostyptische Therapie abgeben.

Im Falle der diagnostisch noch ungeklärten Blutung, d.h. in einem Stadium, in dem die Möglichkeit des Vorliegens einer primär erworbenen Gerinnungsstörung nicht mit letzter Sicherheit ausgeschlossen werden kann, ist die Applikation von Konzentraten eines oder mehrerer Gerinnungsfaktoren (z.B. Prothrombinkomplexkonzentrate) nicht indiziert. Für eine solche Situation ist als Methode der Wahl die Anwendung von Frischplasma („fresh frozen plasma", gerinnungsaktives Humanzitratplasma) anzusehen. Dieses Plasma wird in absehbarer Zeit auch als virussicheres Präparat angeboten. Neben hohen Aktivitäten gerinnungsfördernder Faktoren ist in diesen Plasmen auch das gesamte Potential der physiologischen Inhibitoren vorhanden. Es ist gleichermaßen als ein optimales Mittel zum Ersatz verlorengegangenen Volumens geeignet. In einer Dosis von 10–30 ml/kg KG, die innerhalb von 5–10 min infundiert werden müssen, läßt sich nicht nur Volumenersatz betreiben, sondern es werden damit beim Empfänger auch hämostatisch wirksame Mindestaktivitäten von Faktoren erzielt. Bei unzureichendem Effekt kann diese Dosis nochmals appliziert werden. Die Anwendung von Plasmaexpandern auf der Basis niedermolekularer Dextrane ist bei Patienten mit Gerinnungsstörungen kontraindiziert. Die durch die Dextrane induzierte passagere Plättchenfunktionsstörung führt zu einer Zunahme der Blutungsintensität.

Ist die den Blutungssymptomen zugrundeliegende Anomalie bekannt, kann gezielt der fehlende Faktor substituiert werden. Für die Mehrzahl der beschriebenen

Faktorenmangelzustände stehen Präparate zur Verfügung, die einzelne oder mehrere Faktoren in gereinigter Form stark angereichert enthalten und die darüber hinaus infolge Behandlung mittels unterschiedlicher Verfahren den Patienten nicht hinsichtlich der Übertragung virusbedingter Erkrankungen gefährden. Für die Dosierung kann die Regel gelten, daß die Applikation von 1 E des betreffenden Faktors/kg KG die Aktivität beim Patienten um etwa 1 % anhebt. Im Falle lebensbedrohlicher Blutungen sollten beim Patienten Aktivitäten von mindestens 60 % der Norm angestrebt werden, die Behandlungsintervalle werden durch die Halbwertszeiten der jeweiligen Faktoren bestimmt.

Momentan existieren keine Konzentrate, die die Faktoren V und/oder XI enthalten, im Falle von Blutungen müssen die Patienten mit Frischplasma behandelt werden. Protein C ist in Prothrombinkomplexpräparaten enthalten. Der α_2-Antiplasminmangel läßt sich gut durch die Gabe von Antifibrinolytika, die auch peroral verabfolgt werden können, behandeln [1]. Blutungen bestimmter Lokalisation, vorrangig aber Gelenkblutungen, führen zu erheblichen Schmerzen. Trotz sofortiger und ausgiebiger Substitution ist in solchen Situationen die Anwendung eines Analgetikums oft nicht zu umgehen. Azetylsalizylsäure oder Kombinationspräparate mit diesem Wirkstoff sind bei Patienten mit angeborenen Gerinnungsstörungen kontraindiziert, da sie zu einer zusätzlichen Funktionsstörung der Blutplättchen führen, in deren Folge mit einer Zunahme der Blutungssymptome zu rechnen ist. Für diesen Patientenkreis bietet bei notwendiger analgetischer Behandlung die Anwendung von Acetaminophen eine sichere Alternative.

Literatur

1. Aoki N (1984) Genetic abnormalities of the fibrinolytic system. Semin Thromb Hemost 10:42–50
2. Baehner RL, Strauss HS (1966) Hemophilia in the first year of life. N Engl J Med 275:524–528
3. Barnard DR (1984) Inherited bleeding disorders in the newborn infant. Clin Perinatol 11:309–337
4. Baudo F, de Cataldo F, Josso F, Silvello L (1972) Hereditary hypoprothrombinaemia. True deficiency of factor II. Acta Haematol 47:243–249
5. Brown JM, Selik NR, Voelpel MJ, Mammen EF (1985) Combined factor V/VIII deficiency: A case report including levels of factor V and factor VIII coagulant and antigen as well as protein C inhibitor. Am J Hematol 20:401–407
6. Buchanan GR, Green DM, Handin RI (1977) Combined von Willebrands disease and Hageman factor deficiency. J Pediatr 90:779–781
7. Ekelund H, Lindeberg L, Wranne L (1986) Combined deficiency of coagulation factors II, VII, IX and X: A case of probable congenital origin. Pediatr Hematol Oncol 3:187–193
8. Girolami A, de Marco L, dal Bo Zanon R, Patrassi G, Cappellato MG (1985) Rarer quantitative and qualitative abnormalities of coagulation. Clin Haematol 14:385–411
9. Glaßner K, Schneider W, Fröhlich C (1973) Die angeborene Faktor VII-Mangelaktivität. Dtsch Med Wochenschr 98:1969–1975
10. Grosse KP, Neidhardt B, Seiler G, Schricker KTh, Dorn G (1974) Kongenitaler Faktor VII-Mangel. Klin Pädiatr 186:29–33

11. Gugler E, Stillhart H, Burger N, Bütler R (1964) Die kongenitale Afibrinogenämie. Schweiz Med Wochenschr 14:1469–1475
12. Hougie C, McPherson RA, Brown JE, Lakin-Thomas PL, Melarango A, Aronson L, Baugh RF (1978) The Passovoy defect. Further characterization of a hereditary hemorrhagic diathesis. N Engl J Med 298:1045–1048
13. Kitchens CS (1988) Prolonged activated partial thromboplastin time of unknown etiology: A prospective study of 100 consecutive cases referred for consultation. Am J Hematol 27:38–45
14. Lechner K (1985) Hämophilie. In: Heene DL (Hrsg) Blut und Blutkrankheiten. Springer, Berlin Heidelberg New York Tokyo (Handbuch der inneren Medizin, 5. neubearb Aufl, Bd II/9, S 12)
15. López V, Pflugshaupt R, Wirthner H, Bütler R (1969) Hereditärer Faktor V-Mangel (Parahämophilie) in einer Schweizer Familie. Schweiz Med Wochenschr 99:1354–1356
16. Mammen EF (1985) Andere angeborene Koagulopathien. In: Heene DL (Hrsg) Blut und Blutkrankheiten. Springer, Berlin Heidelberg New York Tokyo (Handbuch der inneren Medizin, 5. neubearb Aufl, Bd II/9, S 353)
17. Marciniak E, Wilson HK, Marlar RA (1985) Neonatal purpura fulminans: A genetic disorder related to the absence of protein C in blood. Blood 65:15–20
18. Mazzone D, Fichera A, Pratico G, Sciacca F (1982) Combined congenital deficiency of factor V and factor VIII. Acta Haematol 68:337–338
19. Mingers AM, Ströder J (1970) Sippenuntersuchungen bei kongenitalen Defekt im Prothrombinkomplex. Arch Kinderheilkd 182:59–74
20. Montgomery R, Natelson SE (1977) Afibrinogenemia with intracerebral hematoma. Am J Dis Child 131:555–556
21. Ohga S, Kajiwara M, Toubo Y, Takeuchi T, Ohtsuka M, Sano Y, Ishii E, Ueda K (1988) Neonatal hemophilia B with intracranial hemorrhage. Case report. Am J Pediatr Hematol/Oncol 10:244–248
22. Pfluger N, Gehrig D (1977) Untersuchungen bei einer Familie mit vererbter Hypofibrinogenämie. Schweiz Med Wochenschr 102:1454–1455
23. Ragni MV, Lewis JH, Spero JA, Hasiba U (1981) Factor VII deficiency. Am J Hematol 10:79–88
24. Sills RH, Marlar RA, Montgomery RR, Deshpande GN, Humbert JR (1984) Severe homozygous protein C deficiency. J Pediatr 105:409–413
25. Terwiel JP, Veltkamp JJ, Bertina RM, Linden IK van der, Tilburg NH van (1985) Coagulation factors in the premature infant born after about 32 weeks of gestation. Biol Neonate 47:9–18
26. Tsuda H, Mizuno Y, Hara T, Ohtsuki T, Ueda K, Matsuzaki K, Watanabe T (1990) A case of factor V deficiency combined with multiple congenital anomalies: Successful management of palatoplasty. Acta Haematol 83:49–52
27. Widdershoven J, Bertina R, Monnens L, Lier R van, de Haan A (1987) Protein C levels in infancy and early childhood. Influence of breast feeding. Acta Paediatr Scand 76:7–10
28. Yoffe G, Buchanan GR (1988) Intracranial hemorrhage in newborn and young infants with hemophilia. J Pediatr 113:333–336

2. Thrombozytopenien – Differentialdiagnose und Therapie

U. Göbel

Leitsymptome der Thrombozytopenie sind Petechien und Hämatome. Bei weniger als 10 000 Plättchen/mm^3 reichen schon der Druck des Gürtels oder Bewegungen des Schulterblattes aus, um lokale Hautblutungen hervorzurufen [4, 6, 22, 26]. Angesichts dieser Symptomatik sind 3 Kardinalfragen bedeutsam:

1. Braucht der Patient eine Behandlung?
2. Welches ist der Mechanismus dieser Thrombozytopenie?
3. Welche Therapie ist adäquat?

Die 1. Frage wird durch die aktuelle Situation des Patienten, nämlich Allgemeinzustand, Blutungssymptome und Thrombozytenzahl, leicht beantwortbar sein. Die 2. Frage bedarf jedoch einer sorgfältigen differentialdiagnostischen Abwägung, um die Antwort für die 3. Frage nach einer sachgerechten Therapie zu ermöglichen.

Differentialdiagnose

Differentialdiagnose der Thrombozytopenien im Kindesalter

1. **Verminderte Neubildung**

1.1 Hereditäre Störungen
   - Thrombozytopenie und Radiusaplasie (TAR-Syndrom),
   - Fanconi-Anämie,
   - Bernard-Soulier-Syndrom,
   - May-Hegglin-Anomalie,
   - Wiskott-Aldrich-Syndrom,
   - Trisomien 13 und 18,
   - andere amegakaryozytäre Thrombozytopenien.

1.2 Erworbene Störungen
   - Aplasien nach Infektionen, chemischen oder physikalischen Noxen,
   - verdrängende Systemerkrankungen (z.B. Leukämien, Myelofibrose),

1.3 Erworbene Störungen bei kongenitalen Erkrankungen
   - Osteopetrose
   - Speicherkrankheiten

2. **Verteilungsstörung**
   - Splenomegalie,
   - Hypothermie.

3. **Mikroangiopathische Prozesse mit beschleunigtem Fibrinogenumsatz**
   - Hämolytisch-urämisches Syndrom,
   - Thrombotisch-thrombozytopenische Purpura,
   - arterielle und venöse Thrombosen
   - zyanotische Herzfehler,
   - disseminierte intravasale Gerinnung (DIC),
   - Kasabach-Merritt-Syndrom.
4. **Parainfektiös durch Bakterien, Viren, Parasiten**
5. **Immunologische Prozesse**
   - Immunthrombozytopenie,
   - SLE und ähnliche autoimmunologische Erkrankungen,
   - Evans-Syndrom,
   - neonatale Immunisierung,
   - posttransfusionelle Thrombozytopenie,
   - medikamentenindizierte Thrombozytopenie.

Grundsätzlich kann die Thrombozytopenie Ausdruck einer zu geringen Produktion, einer Verteilungsstörung, eines krankhaft erhöhten Konsums wie z.b. bei der Verbrauchskoagulopathie oder einer Fehlsteuerung des Erkennens zwischen Selbst und Fremd sein [6, 22].

Eine verminderte Neubildung kann angeboren sein und ist dann häufig ein wichtiges Symptom unterschiedlicher Syndrome. Die seltenen amegakaryozytären Thrombozytopenien ohne weitere Symptome treten familiär auf und sind meist mit einer Thrombozytopathie vergesellschaftet.

Bei Splenomegalien unterschiedlicher Genese können Thrombozytopenien durch eine Verteilungsstörung bedingt sein; eine Adrenalinzufuhr kann in diesen Fällen die Thrombozyten aus der Milz mobilisieren. Durch Unterkühlung kann es neben der vermehrten Speicherung der Thrombozyten in der Milz auch zu einer direkten Kälteschädigung kommen.

Mikroangiopathischen Prozessen mit Thrombozytopenie und beschleunigtem Fibrinogenumsatz liegen sehr unterschiedliche angeborene oder erworbene Erkrankungen zugrunde und bedürfen wie die parainfektiösen Thrombozytopenien einer kausalen Therapie, soweit dies möglich ist.

Bei den durch Antikörper bedingten Thrombozytopenien und bei der Immunthrombozytopenie (ITP) sind die Antikörper gegen Glykoproteine der Plättchenmembran gerichtet, beim Evans-Syndrom zusätzlich auch gegen erythrozytäre Antigene. Bei Kollagenosen sind multiple Antikörper vorhanden, unter denen im Einzelfall auch antithrombozytär wirksame sein können.

Medikamenteninduzierte Thrombozytopenien sind bei Kindern selten; bei Erwachsenen ist eine Vielzahl von auslösenden Medikamenten beschrieben worden. Infolge einer vorhergehenden Sensibilisierung besteht die Thrombozytopenie immer solange, wie das allergisierende Medikament in der Zirkulation vorhanden ist. Die posttransfusionelle Thrombozytopenie ist gleichfalls bei Kindern selten. Die größte klinische Bedeutung bei Kindern jenseits der Neugeborenenperiode hat die ITP, so daß dieses Krankheitsbild breiteren Raum verdient.

Thrombozytopenien – Differentialdiagnose und Therapie

Die klassischen Symptome sind verlängerte Blutungszeit, Petechien, Sugillationen, Schleimhautblutungen sowie Hirnblutungen. Die verstärkten Regelblutungen können zu einer schweren therapiebedürftigen Eisenmangelanämie führen. Gefürchtet sind bei der ITP Hirnblutungen, die bei 1–2% der Patienten auftreten und meist letal verlaufen [4, 22, 26].

Diagnostik der ITP

Die Diagnose der ITP beruht letztlich auf dem Ausschluß anderer Erkrankungen trotz differenter Untersuchungsmöglichkeiten:

- Anamnese,
- Klinik,
- Blutbild/Thrombozytenzahl,
- Thrombozytenform/ -größe,
- Knochenmarkpunktion,
- plättchenassoziierte Immunglobuline,
- Plättchenüberlebenszeit.

In der Anamnese findet sich meist ein vorausgegangener Infekt, der im Kindesalter bei jährlich bis zu 11 Infektionen jedoch als alterstypisch anzusehen ist.

Das klinische Bild ist mit Ausnahme der Blutungssymptome unauffällig. Das Blutbild zeigt neben der Thrombozytopenie höchstens eine Anämie, die dem Blutverlust entspricht. Immer muß das Differentialblutbild beurteilt werden, das bei der ITP unauffällig ist. Die Thrombozyten sind auch im Ausstrichbild nur spärlich zu sehen und als Ausdruck der Linksverschiebung größer als normal [4, 22, 27].

Das Knochenmark weist meist eine Vermehrung jugendlicher Megakaryozyten. Das Fehlen dieser Vermehrung jugendlicher Megakaryozyten schließt eine ITP nicht aus, da die Antikörper sowohl gegen Thrombozyten wie auch Megakaryozyten gerichtet sein können. Die Knochenmarkpunktion kann also die Diagnose ITP nicht sichern, trotzdem wird sie durchgeführt, um eine maligne Systemerkrankung nicht zu übersehen [26].

Pathogenese der ITP

Dieses 1775 durch Paul Werlhof [24] als Morbus haemorrhagicus maculosus bezeichnete Krankheitsbild wurde beschrieben, bevor die pathogenetische Abklärung schrittweise gelang:

Krauss [15] erkannte 1883 die Verminderung der Thrombozyten als Ursache der Blutungsneigung. Kaznelson [12] beobachtete 1916 nach Splenektomie das Verschwinden der Blutungssymptome, während 1951 und 1952 die 3 Arbeitsgruppen um Falcon [3], Jacobson [11] und Wilson [25] die Wirksamkeit von Glukokortikoiden und ACTH nachwiesen. 1951 wurde von Harrington [7] im Plasma ein Thrombozytopenie erzeugender Faktor beschrieben, der von Shulman [21] 1964 als Antikörper charakterisiert wurde. 1980 wiesen dann Kernoff [13] und Müller-Eckhardt [19] unabhängig voneinander nach, daß die Menge des plättchenassoziierten IgG (PAIgG) mit der Überlebenszeit der Plättchen korreliert. Da jedoch bei Patienten mit ITP normale Konzentrationen von PAIgG und vereinzelt bei Patienten mit Thrombozytopenien nichtimmunologischer Genese sowie bei Normalpersonen erhöhte Werte von PAIgG gemessen wurden, kann auch dieses aufwendige Untersuchungsverfahren nicht als beweisend eingestuft werden [18].

Die Messung der Thrombozytenüberlebenszeit ist allein auch nicht beweisend und nur bei grundlegenden wissenschaftlichen Fragestellungen verantwortbar.

Therapiemaßnahmen bei ITP

Allgemeine Therapiemaßnahmen

Die allgemeinen Therapiemaßnahmen gelten für jede Form der Thrombozytopenie mit Ausnahme der durch erhöhten Verbrauch [6]:

- Vermeidung blutungsfördernder Medikamente,
- lokale Behandlungsmaßnahmen,
- Antifibrinolytika,
- DDAVP 0,3–0,5 µg/kg KG,
- Thrombozytentransfusion.

An oberster Stelle sollte die Vermeidung blutungsfördernder Medikamente stehen. Aus Erfahrung ist hier auf die Azetylsalizylsäure hinzuweisen, die in einer Vielzahl fiebersenkender, schmerzstillender oder allgemein belebender Kombinationspräparate enthalten ist. Gerade bei thrombozytären Gerinnungsstörungen bedeutet dieser Punkt: nichts zu tun ist besser, als das Falsche zu geben! Positiv formuliert heißt dies: wegen der Blutungsneigung ist Paracetamol der Azetylsalizylsäure vorzuziehen.

Unter lokalen Behandlungsmaßnahmen sind Druckverbände, Nasentamponaden oder Fibrinkleber zu verstehen. Bei Blutungen im Rachen-Hals-Bereich sind Antifibrinolytika lokal wirksam, indem sie das Wiederauftreten einer Blutung verhindern können. Bei Menor- und Metrorrhagien können die Antifibrinolytika auch systemisch verabreicht werden.

Das Vasopressinanalogon DDAVP verkürzt bei unterschiedlichen Gerinnungsstörungen die Blutungszeit, so auch bei Thrombozytopenie [14, 17]. Dieser Effekt hält zwischen 3 und 72 h an, wie u.a. die Untersuchungen von Kobrinsky u. Tulloch [14] an 6 thrombozytopenischen Patienten mit unterschiedlichen Blutungen zeigten.

Thrombozytenkonzentrate sind indiziert bei aktuellen Blutungen oder Hochrisikopatienten. Carr et al. [2] fanden eine Effektivität bei 42 % der Transfusionen bei Patienten mit ITP. Sie widerlegten damit die allgemeine Ansicht, daß Thrombozytenkonzentrate bei ITP wirkungslos seien.

Thrombozytopenien – Differentialdiagnose und Therapie

Akute ITP

Therapiemaßnahmen bei akuter ITP

– Glukokortikoide:
  konventionelle Dosierung von 2 mg/kg KG über 3–4 Wochen,
  hohe Dosierung von 30 mg/kg KG über 3–4 Tage;
– i.v. Immunglobuline:
  0,4 g/kg KG am Tag 1–5 (7),
  dann 0,4 g/kg KG alle 3 (7) Tage über mehrere Wochen.

Bei akuter ITP wirken Glukokortikoide durch eine vermehrte Neuproduktion der Thrombozyten und zusätzlich durch eine Gefäßabdichtung [5]. Bei konventioneller Dosierung ist in 4–6 Tagen mit einem Thrombozytenanstieg zu rechnen, bei hoher Dosis in 1–2 Tagen [8]. Intravenöse Immunglobuline wurden durch Imbach et al. [9, 10] erstmals in einer kooperativen Studie geprüft und bewirken in 1–2 Tagen einen Thrombozytenanstieg. Die Versagerquote von hochdosiertem IgG ist niedriger als die von Glukokortikoiden in konventioneller Dosis.

Die Wirkung der IgG-Therapie beruht auf einer Blockade der Fc-Rezeptoren des retikuloendothelialen Systems. Fc-Rezeptoren vermitteln die Phagozytose antikörperbeladener Plättchen. Diese Therapie verlängert also die Überlebenszeit von Thrombozyten.

Bei der Bewertung dieser 3 Therapieansätze sollten potentielle Nebenwirkungen und Kosten mitberücksichtigt werden. Die hochdosierten Immunglobuline wirken zwar schneller als konventionell dosierte Glukokortikoide, können jedoch die Plättchenfunktionen beeinträchtigen, wie wir dies bei Kindern mit akuter lymphoblastischer Leukämie im Rahmen der passiven Infektionsprophylaxe nachweisen konnten [16]. Nach Gabe von Immunglobulinen kommt es zur Beeinträchtigung unterschiedlicher Plättchenfunktionen.

Im Rahmen einer Kosten-Nutzen-Analyse wäre es sinnvoll, die Therapie mit hochdosierten Glukokortikoiden gegenüber hochdosierten Immunglobulinen zu prüfen.

Chronische ITP

Therapiemaßnahmen bei chronischer ITP

– Glukokortikoide *und* Immunglobuline;
– Anti-D 10–20 µg/kg KG am Tag 1–3 (5),
  dann alle 7–10 (15) Tage als Dauertherapie;
– Danazol 20–30 mg/kg KG in 4 Dosen;
– Notfallmaßnahmen: Thrombozytenkonzentrate,
  Splenektomie.

Bei chronischer ITP und Blutung bzw. Blutungsgefahr können Glukokortikoide und IgG kombiniert verabfolgt werden, auch wenn sie als Einzelmaßnahmen versagt haben [6]. Von Salama et al. [20] wurde die Anti-D-Gabe bei Rhesus-positiven Thrombozytopenikern erstmals beschrieben. Dieser Effekt ist dosisabhängig und erhöht die Thrombozyten von unter 10000 auf 30000–60000 bei etwa 4 von 5 Patienten. Als Nebenwirkung dieser Therapieform kann eine Hämolyse leichten bis mittleren Grades auftreten.

Eine ähnliche Effektivität soll mit dem Androgen Danazol [23] zu erreichen sein, das wegen seiner Nebenwirkungen nur selten zum Einsatz kommt. Wahrscheinlich wird die Zahl der Fc-Rezeptoren auf den Makrophagen unter dieser Therapie verringert, so daß die Lebensdauer der Thrombozyten wieder zunimmt. Die Wirkung tritt in 1–4 Wochen ein.

Bei Verdacht auf Hirnblutung ist notfallmäßig die Indikation zur Splenektomie zu stellen [4, 6]. Das erste Symptom für eine Hirnblutung sind Kopfschmerzen, die jedoch wegen ihrer Unspezifität nicht zur Indikationsstellung führen.

Bei Auftreten einer Anisokorie oder anderer Lähmungserscheinungen ist der richtige Zeitpunkt fast immer überschritten und der letale Ausgang der Hirnblutung kann dann meist nicht mehr aufgehalten werden.

Prognose

ITP-Prognose

- Blutungssymptome meist erst bei < $30000/mm^3$,
- Hirnblutungen bis zu 1 % (< $10000/mm^3$),
- Spontanremissionsrate 70–80 %,
- Rezidivrate 3–4 %,
- Erstsymptom einer Kollagenose 1 %.

Allgemein ist die Prognose der ITP als sehr günstig einzustufen [4, 6, 22, 26].

Die Indikation zu einer Therapie richtet sich hauptsächlich nach Thrombozytenzahl und Blutungsneigung. Bei über $30000 mm^3$ Thrombozyten besteht keine nennenswerte Gefahr. Kritisch wird die Situation bei weniger als $10000 mm^3$ Thrombozyten. Wie schon von Werlhoff [24] beschrieben, besteht die Neigung zur Spontanheilung, die bei Kindern höher als bei Erwachsenen ist. Rezidive treten vereinzelt auf, die immer den Verdacht auf eine Kollagenose lenken sollten.

Eine Sondersituation besteht bei Neugeborenen [1], 2 % haben erniedrigte Plättchenzahlen. Bei Neugeborenen einer Intensivstation sind es 20 % bzw. 50 % der unreifen Frühgeborenen. Andrew et al. [1] verglichen auf ihrer Intensivstation kranke Neugeborene mit und ohne Thrombozytopenie. Die thrombozytopenischen Kinder waren insgesamt deutlich kranker und benötigten häufiger eine parenterale Ernährung. Sie hatten häufiger eine Verbrauchskoagulopathie und eine signifikant höhere Mortalität. Bei einem Teil der thrombozytopenischen Kinder konnte ein guter Substitutionseffekt mit Plättchenkonzentrat nachgewiesen werden. Hieraus folgern die Autoren, daß bei großzügigerem Einsatz von Thrombozytenkonzentraten die perinatale Mortalität und die Spätmorbidität durch die Verhinderung von Hirnblutungen gesenkt werden könnte.

Zusammenfassung

Zusammenfassend ist festzustellen, daß nur ein Teil der Patienten mit erniedrigter Thrombozytenzahl einer speziellen Therapie bedarf. Aufgrund der sehr heterogenen Pathogenese steht ein breites Arsenal an Interventionsmöglichkeiten zur Verfügung. Die Entwicklungen der letzten Jahre haben dazu geführt, daß auf die früher recht häufige Splenektomie bei Kindern mit Thrombozytopenie fast immer verzichtet werden kann und andererseits die akzidentelle oder spontane Blutungsgefährdung verringert wurde.

Bei chronischen oder rezidivierenden Thrombozytopenien sind wiederholt diagnostische Maßnahmen sinnvoll, um frühzeitig die Entwicklung einer Kollagenose zu erfassen.

Ungünstig sind die schweren Thrombozytopenien (< 50000/mm^3) bei kranken Neu- und Frühgeborenen, da sie in bis zu 80 % der Fälle zu Hirnblutungen führen und bei bis zu 40 % der Kinder Spätschäden verursachen [1]. Hier wäre der Einsatz von Thrombozytenkonzentraten in seiner Wirksamkeit zu prüfen.

Literatur

1. Andrew M, Castle V, Saigal S, Carter C, Kelton JG (1987) Clinical impact of neonatal thrombocytopenia. J Pediatr 110:457–464
2. Carr JM, Kruskall MS, Kaye JA, Robinson SH (1986) Efficacy of platelet transfusion in immune thrombocytopenia. Am J Med 80:1051–1054
3. Faloon WW, Greene RW, Lozner EL (1951) The hemostatic defect in thrombocytopenia as studied by use of ACTH and coritsone. Am J Med 13:12–20
4. Gadner H, Grümayer ER, Haas OA (1986) Entscheidungshilfen zur Therapie der idiopathischen thrombozytopenischen Purpura. Klin Pediat 198:299–305
5. Gernsheimer T, Stratton J, Ballem PJ, Slitcher SJ (1989) Mechanisms of response to treatment in autoimmune thrombocytopenic purpura. N Engl J Med 320:974–980
6. Göbel U (1990) Thrombozytäre Erkrankungen. In: Reinhardt D, Harnack G-A von (Hrsg) Therapie der Krankheiten des Kindesalters, 4. Aufl. Springer, Berlin Heidelberg New York Tokyo, S 368–382
7. Harrington WJ, Minnich V, Hollingsworth JW, Moore CV (1951) Demonstration of a thrombocytopenic factor in the blood of patients with thrombocytopenic purpura. J Lab Clin Med 38:1–10
8. Hoff JM van, Ritchey AK (1988) Pulse methylprednisolone therapy for acute childhood idiopathic thrombocytopenic purpura. J Pediatr 113:563–566
9. Imbach P, Barandun S, d'Appuzzo V, Baumgartner C, Hirt A, Morell A, Rossi E, Schöni M, Vest M, Wagner HP (1981) Highdose intravenous gammaglobulin for idiopathic thrombocytopenic purpura in childhood. Lancet 1:1128–1131
10. Imbach P, Gaedicke G, Joller P (1984) Interim evaluation of two cooperative studies assessing the effects of i.v. IgG on childhood ITP. Blut 48:357–361
11. Jacobson BM, Sohier WD (1952) The effects of ACTH and of cortisone on the platelets in idiopathic thrombocytopenic purpura. N Engl J Med 246:247–249
12. Kaznelson P (1916) Verschwinden der hämorrhagischen Diathese bei einem Fall von „essentieller Thrombopenie" (Frank) nach Milzexstirpation. Splenogene thrombolytische Purpura. Wien Klin Wochenschr 29:1451–1454

13. Kernoff LM, Blake KCH, Shackleton D (1980) Influence of the amount of platelet-bound IgG on platelet survival and site of sequestration in autoimmune thrombocytopenia. Blood 55:730–733
14. Kobrinsky NL, Tulloch H (1988) Treatment of refractory thrombocytopenic bleeding with 1-desamino-8-D-arginine vasopressin (desmopressin). Clin Lab Observ 112:993–996
15. Kraus E (1883) Über Purpura. Dissertation, Heidelberg
16. Kries R von, Jürgens H, Wahn V, Göbel U (1984) Plättchenfunktion nach Gammaglobulinfusionen bei Kindern mit akuter lymphatischer Leukämie während der remissionserhaltenden Dauertherapie. Immunität und Infektion 12/2 (Sonderdruck):119–122
17. Mannucci PM (1988) Desmopressin: a nontransfusional form of treatment for congenital and aquired bleeding disorders. Blood 72:1449–1455
18. Mueller-Eckhardt G, Breidenbach M, Mahn I, Mueller-Eckhardt C (1980) The role of alloimmunization in platelet survival studies. Blut 40:93–99
19. Mueller-Eckhardt C, Mueller-Eckhardt G, Kayser W, Voss RM, Wegner J, Küenzlen E (1982) Platelet associated IgG, platelet survival and platelet sequestration in thrombocytopenic states. Brit J Haematol 52:49–58
20. Salama A, Mueller-Eckhardt C, Kiefel V (1983) Effect of intravenous immunglobulin in immune thrombocytopenia. Competitive inhibition of reticuloendothelial system function by sequestration of autologous red blood cells? Lancet II:193–195
21. Shulman NR, Marder VJ, Hiller MC, Collier EM (..) Platelet and leucocyte isoantigens and their antibodies: serologic, physiologic and clinical studies. In: Moore CV, Brown EB (eds) Progress in hematology. Grune & Stratton, New York, pp 222–304
22. Stuart MJ, McKenna R (1981) Diseases of coagulation: the platelet and vasculature. In: Nathan DG, Oski FA (eds) Hematology of infancy and childhood. Saunders, Philadelphia London Toronto, pp 1234–1338
23. Weinblatt ME, Kochen J, Ortega J (1988) Danazol for children with immune thrombocytopenic purpura. Am J Dis Child 142:1317–1319
24. Werlhof PG (1775) Opera Medica, Impensis fratrum Helwingiorum Hannover
25. Wilson SJ, Eisenmann G (1952) The effect of corticotropin (ACTH) and cortisone on idiopathic thrombocytopenic purpura. Am J Med 13:21–26
26. Winkelmann M, Scharf RE, Schneider W (1986) Idiopathische thrombozytopenische Purpura (Morbus Werlhof) – Pathogenese – Klinik – Verlauf. Hämostaseologie 6:1–8
27. Winkelmann M, Scharf RE, Schneider W (1987) Diagnostik der chronischen idiopathischen thrombozytopenischen Purpura. Dtsch Med Wochenschr 112:219–221
28. Winkelmann M, Scharf RE, Schneider W (1987) Therapie der chronischen idiopathischen thrombozytopenischen Purpura. Dtsch Med Wochenschr 112:221–224

3. Blutungen durch medikamentös bedingte Thrombozytenfunktionsstörungen

W. Kotte, V. Scharfe

Wesen der Blutungen

Lebensbedrohliche Blutungen im Gastrointestinaltrakt nach Einnahme von Medikamenten, insbesondere nach nichtsteroidalen Antiphlogistika, sind seit langem bekannt. Nachdem man zunächst lokale Faktoren wie eine vermehrte Magensäureproduktion, eine verminderte Mukosadurchblutung, Erosionen oder Ulzerationen dafür verantwortlich gemacht hatte, konnte am Beispiel der Azetylsalizylsäure bewiesen werden, daß Thrombozytenfunktionsstörungen eine ganz entscheidende Rolle in der Pathogenese spielen.

In der Folgezeit wurden verschiedene Medikamentengruppen gefunden, die auf unterschiedliche Weise die Thrombozytenfunktionen beeinflussen und damit eine Störung der primären Hämostase herbeiführen. Blutungen größeren Ausmaßes werden besonders dann provoziert, wenn die Integrität des Gefäßsystems unterbrochen wird (Operationen, Zahnextraktionen, Verletzungen) oder wenn bereits vorher die Hämostase nicht intakt war (Gerinnungsstörungen, Thrombozytopenien, physiologische Thrombozytenfunktionsstörungen des Neugeborenen).

Von dieser medikamenteninduzierten Störung sind besonders die energieintensiven Thrombozytenfunktionen wie Formveränderung („shape change"), Aggregation und Freisetzungsreaktion betroffen, weniger beeinflußt ist die Adhäsion (Mustard u. Packham 1970).

Häufigkeit

In der Gastroenterologischen Abteilung des Bezirkskrankenhauses Dresden-Neustadt wurden in den letzten 5 Jahren 503 Notfallgastroskopien wegen lebensbedrohlicher Blutungen nach Einnahme nichtsteroidaler Antiphlogistika vorgenommen, darunter waren 5 Kinder bis zum Alter von 16 Jahren, das entspricht etwa 1% der Fälle. Das ist ein Beweis dafür, daß diese Medikamentennebenwirkung auch im Kindesalter vorkommt. Nicht genau zu eruieren war in unserem Krankengut, welchen Anteil medikamenteninduzierte Thrombozytenfunktionsstörungen bei Blutungskomplikationen nach kinderchirurgischen, HNO-ärztlichen oder zahnärztlichen Eingriffen hatten. Nicht immer wurde gezielt nach der Einnahme entsprechender Medikamente gefragt.

Wir nehmen aufgrund unserer Erfahrungen an, daß diese Art Blutungskomplikation nach operativen Eingriffen nicht selten ist.

Ätiopathogenese

Grundsätzlich sind unterschiedliche Möglichkeiten denkbar, wie Medikamente den Stoffwechsel der Thrombozyten und ihre Funktion beeinflussen können.

Hemmung der Thromboxansynthese

Am Besten untersucht ist die Wirkung der Azetylsalizylsäure, sie bewirkt eine irreversible Azetylierung der funktionswichtigsten Gruppe des Enzyms Prostaglandinendoperoxidsynthetase. Damit wird die Thromboxansynthese blockiert und die Thrombozytenaggregation gehemmt.

Auch andere Antiphlogistika wie Indometacin und Phenylbutazon blockieren dieses Enzym, aber im Gegensatz zur Azetylsalizylsäure nicht irreversibel.

Konzentrationsänderung des cAMP

Eine Erhöhung der Konzentration des zyklischen Adenosinmonophosphats (cAMP) in den Thrombozyten wird durch Steigerung der Synthese oder durch Hemmung des Abbaues bewirkt. Die Synthesesteigerung erfolgt über eine Aktivierung der Adenylatzyklase, z.B. durch Adenosin, Isoprenalin, Prostaglandin E_1, die Verzögerung des Abbaues durch Hemmung der Phosphodiesterase, z.B. durch Theophyllin, Dipyridamol oder Papaverin. Die Erhöhung der Konzentration des cAMP aktiviert die Proteinkinase, diese fördert die Phosphorylierung der Membranproteine und stabilisiert damit die Thrombozytenmembran. Das Ergebnis ist eine Hemmung der Aggregation (Abb. 1).

Umgekehrt kann eine niedrige cAMP-Konzentration die Thrombozytenaggregation fördern. Beispiel hierfür ist die Hemmung der Adenylatzyklase durch Heparin. Die Aggregationsförderung ist in Abb. 2 dargestellt.

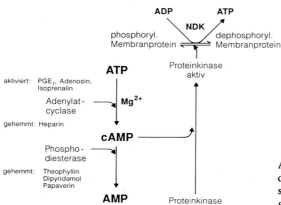

Abb. 1. Wirkung des cAMP auf die Membranproteinphosphorylisierung und damit auf die Aggregationsfähigkeit der Thrombozyten

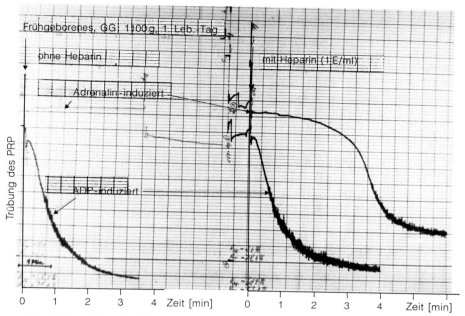

Abb. 2. Verstärkung der Thrombozytenaggregation durch Heparin

Die negative Beeinflussung der Aggregation durch Carbenicillin und Azlocillin gibt Abb. 3 wieder.

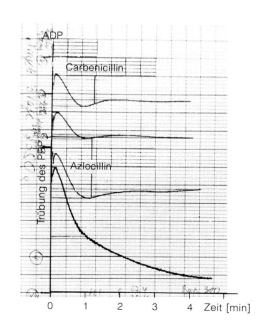

Abb. 3. Hemmung der Thrombozytenaggregation durch Carbenicillin und Azlocillin

Direkte Membranwirkung

Eine Blockierung der Membranrezeptoren an der Thrombozytenoberfläche, eine Veränderung ihrer elektrischen Ladung oder eine Erhöhung der Membranstabilität können die Funktionen Adhäsion und Aggregation hemmen. Dieser Weg wird für die hochmolekularen Dextrane und für hohe MTX-Konzentrationen diskutiert (Packham u. Mustard 1977, Städtler et al. 1984). Für Azetylsalizylsäure konnte eine Stabilisierung der Thrombozytenmembran (Abb. 4) nachgewiesen werden (Lachmann 1985).

Die Medikamente, bei denen eine gesicherte negative Wirkung auf die Thrombozytenfunktionen nachgewiesen werden konnte, sind im folgenden zusammengestellt:

— Antiphlogistika, Antirheumatika:
  Azetylsalizylsäure,
  Indometacin,
  Phenylbutazon.

— Antibiotika:
  Carbenicillin,
  Mezlocillin,
  Azlocillin,
  Ampicillin (+),
  Oxacillin (+),
  Gentamycin (+),
  Amikacin.

— Antikonvulsiva:
  Valproat,
  Dipropylessigsäure.

— Zytostatika:
  HD-MTX.

— Varia:
  hochmolekulare Dextrane,
  hyperosmolare Lösungen,
  wiederholte Gaben von Blut- und Plasmaderivaten.

Besonders hervorgehoben werden muß, daß die Medikamentenwirkung dann bedrohliche Folgen haben kann, wenn das thrombozytäre System von vornherein nicht optimal funktioniert. Das trifft für thrombozytopenische Zustände zu, aber auch für die funktionellen Besonderheiten der Neugeborenenthrombozyten. Hier muß daran gedacht werden, daß intrazerebrale Blutungen durch diese negative Beeinflussung der Thrombozytenfunktionen provoziert, zumindest aber verstärkt werden können. Ähnlich sind die Verhältnisse dann, wenn vorher Medikamente verabreicht wurden, die die Thrombozytenfunktionen von sich aus nur mäßig be-

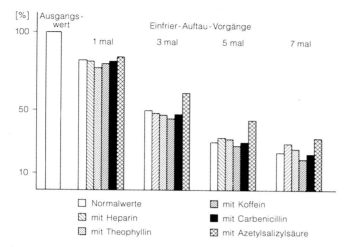

Abb. 4. Erhöhung der Membranstabilität der Thrombozyten durch Azetylsalizylsäure (verminderte Abnahme der Trübung des thrombozytenreichen Plasmas nach wiederholten Einfrier- und Auftauvorgängen)

einflussen, z.B. HD-MTX; kommt später aber eine weitere Beeinträchtigung der Thrombozytenfunktionen hinzu, z.B. durch Gabe von Analgetika, können schwere Blutungen auftreten.

Anamnese

Als Beweis für das Vorliegen medikamenteninduzierter Blutungen muß nachgewiesen werden, daß in den letzten 10 Tagen vor Beginn der Blutung Medikamente eingenommen wurden, die die Thrombozytenfunktionen beeinträchtigen. Die Patienten oder deren Eltern werden von sich aus kaum Angaben in dieser Richtung machen, da ihnen ein ursächlicher Zusammenhang nicht bekannt ist.

Bei jeder Blutung muß deshalb beim Erheben der Anamnese gezielt nach der Einnahme von Medikamenten gefragt werden.

Klinik und Symptomatik

In der Häufigkeit an erster Stelle stehen Blutungen im oberen Magen-Darm-Kanal, die sich in Bluterbrechen und Teerstuhl äußern. Häufig ist dadurch der Blutverlust so groß, daß es zur Schocksymptomatik kommt.

Haut- oder Schleimhautblutungen sind seltener, ebenso Blutungen im Bereich der Harnwege.

Starke Blutungen nach operativen Eingriffen, Zahnextraktionen oder Verletzungen können nicht selten Symptome einer medikamenteninduzierten Thrombozytenfunktionsstörung sein.

Diagnostik

Wenn bei klinischer Blutungssymptomatik die Thrombozytenzahl und die Gerinnungsuntersuchungen PTT und Thromboplastinzeit normal sind, die Blutungszeit jedoch verlängert ist, muß an eine Funktionsstörung der Thrombozyten gedacht werden. Der Beweis wird erbracht, wenn insbesondere für die energieverbrauchenden Thrombozytenfunktionen Aggregation und Freisetzungsreaktion pathologische Werte gefunden werden und in der Anamnese die Einnahme entsprechender Medikamente in den letzten 10 Tagen angegeben wird.

Eine weitergehende Diagnostik ist zur Feststellung der Ausdehnung von Blutungen angezeigt. Das betrifft bei Verdacht auf intrakranielle Blutungen die Computertomographie, bei Säuglingen mit offener Fontanelle die Schädelsonographie, bei intraabdominellen Blutungen sowie Weichteil- und Gelenkblutungen die Sonographie.

Differentialdiagnose

Wenn bei einer Störung der primären Hämostase (verlängerte Blutungszeit bei normalen Gerinnungstests) eine Thrombozytopenie ausgeschlossen werden konnte, ist an eine Thrombozytopathie zu denken. Allein das subtile Erheben der Anamnese erlaubt die Unterscheidung zwischen hereditärer und erworbener Thrombozytopathie. Durch die Thrombozytenfunktionsprüfung im Labor ist diese Unterscheidung nicht immer zu treffen.

Prophylaxe und Therapie

Bei allen Zuständen, bei denen anzunehmen ist, daß Störungen der Hämostase vorliegen oder auftreten können (Gerinnungsstörungen, Thrombozytopenien, Thrombozytenfunktionsstörungen, Störungen der Gefäßpermeabilität) sind alle Medikamente, die die Thrombozytenfunktionen negativ beeinflussen können, streng kontraindiziert.

Bei der Therapie steht die lokale Blutstillung, z.B. durch Kompressionsverbände, an erster Stelle. Bei schweren Blutungszuständen können Thrombozytentransfusionen notwendig werden. Sollte jedoch die Ursache der erworbenen Thrombozytenfunktionsstörung fortbestehen, z.B. nach massiven Kryopräzipitatgaben, würden auch die transfundierten Thrombozyten die gleiche Funktionsstörung aufweisen. In diesen Fällen müßte vorher eine Austauschtransfusion oder eine Plasmapherese vorgenommen werden.

Bei den medikamenteninduzierten Thrombozytenfunktionsstörungen ist nach Überstehen des akuten Ereignisses und Weglassen des auslösenden Medikamentes die Prognose grundsätzlich gut.

Zusammenfassung

Blutungen, die durch eine medikamentenbedingte Thrombozytenfunktionsstörung ausgelöst werden, sind auch im Kindesalter keine Seltenheit. Neben den Antiphlogistika spielen Antibiotika, Antikonvulsiva, Zytostatika sowie hyperosmolare und kolloidale Infusionslösungen eine besondere Rolle.

In allen Fällen, in denen die Hämostase primär nicht normal abläuft (Gerinnungsstörungen, Thrombozytopenien, Thrombozytenfunktionsstörungen, Gefäßpermeabilitätsstörungen), sind diese Medikament kontraindiziert.

Klinisch stehen Blutungen im Magen-Darm-Kanal im Vordergrund, Haut- und Schleimhautblutungen sind selten.

Literatur

Lachmann P (1985) Untersuchungen der Membranstabilität der Thrombozyten Neugeborener und deren Beeinflussung durch Medikamente. Med Dissertation Med Akademie Dresden

Mustard JF, Packham MA (1970) Factors influencing platelet function: adhesion, release and aggregation. Pharmacol Rev 22:97

Packham MA, Mustard JF (1977) Clinical pharmacology of platelets. Blood 50:555

Scharfe V, Kotte W (1982) Beeinflussung der Thrombozytenaggregation bei neugeborenen durch Antibiotika. Dtsch Gesundheitswes 37:2135

Städtler R, Kries R von, Göbel U (1984) Plättchenfunktion und hochdosierte Methotrexat-Behandlung mit Citrovorumfaktor-Rescue. Onkologie 7:238

4. Notfallbehandlung der Hämophilie und der Willebrand-Krankheit

L. Holmberg

Beim pädiatrischen Notfall werden sehr oft Blutungen beobachtet. Unter den erworbenen Gerinnungsstörungen ist eine Thrombozytopenie verschiedener Herkunft am häufigsten verbreitet. Angeborene Blutungskrankheiten sind jedoch keineswegs ungewöhnlich, und es ist wichtig, an solche Störungen zu denken, wenn ein Kind eine ungeklärte Blutung aufweist. In Schweden, bei einer Bevölkerung von 8,5 Mio. Einwohnern, gibt es ungefähr 600 Hämophiliepatienten und etwa 800 Patienten mit der Willebrand-Krankheit. Unter den anderen vererbbaren Blutgerinnungsstörungen werden auch Thrombozytopenien ziemlich häufig festgestellt. Ein angeborener Mangel an anderen Koagulationsfaktoren ist relativ selten. In diesem Kapitel werden nur die Hämophilie und die Willebrand-Krankheit besprochen.

Eine negative Familienanamnese schließt eine vererbbare Koagulationsstörung als differentialdiagnostische Möglichkeit nicht aus. Etwa die Hälfte der Hämophiliepatienten in Schweden sind sporadische Fälle, d.h. es findet sich sonst kein Krankheitsfall in der Familie. Die moderne DNS-Analyse hat es in vielen Fällen ermöglicht, genau festzustellen, wo die Mutation stattfand. Eine schwere Willebrand-Krankheit wird oft autosomal-rezessiv vererbt, so daß eine Diagnose anhand der Familienanamnese nicht zu erwarten ist. Es ist natürlich einfacher, die Diagnose bei einem Notfall zu stellen, wenn es bekannte Fälle in der Familie gibt.

Das klinische Bild der Hämophilie unterscheidet sich in einigen Aspekten von dem der Willebrand-Krankheit, doch gibt es viele Ähnlichkeiten. Die klassische Definition der Hämophilie ist eine an X-Chromosomen gebundene, vererbbare Gerinnungsstörung mit anormaler Blutungsneigung, die schon in der frühen Kindheit auftritt. Bekannt sind zwei Hämophilietypen – A und B – mit einem Gerinnungsfaktor-VIII- bzw. Gerinnungsfaktor-IX-Mangel. Die Hämophilie A ist etwa 4mal häufiger als die Hämophilie B.

Hämophilie

Klinisch können sowohl die Hämophilie A, als auch die Hämophilie B, in schwere, mäßige und milde Formen eingeteilt werden. In ein und derselben Familie haben die Betroffenen immer eine Hämophilie derselben Art und desselben Schweregrades.

Klinische Symptome

Die ersten Symptome der Blutung bei der schweren Hämophilie treten meist im Alter von 6–7 Monaten auf, und sie bestehen aus Hauthämatomen oder Blutungen nach einem Biß in die Zunge oder die Lippen. Die Hämatome befinden sich oft an der Stirn. Obgleich viele Kranke in diesem Alter Symptome aufweisen, ist es nicht ungewöhnlich, daß die Diagnose erst nach längerer Zeit gestellt wird. Blutungssymptome bei der Geburt sind nicht so geläufig, wie es zu erwarten wäre. In einer schwedischen Untersuchung bei 140 Jungen mit mäßiger oder schwerer Hämophilie hatten nur 28 in der Neugeborenenzeit Blutungen. Intrakranielle Blutungen sind selten und wurden fast ausschließlich in Verbindung mit einer traumatischen Entbindung beobachtet. Die häufigste Blutung war die Sickerblutung nach einer Impfung oder Blutentnahme.

Blutungen bei 140 männlichen Neugeborenen mit Hämophilie

Blutungen nach Injektionen oder Blutentnahmen	12
Kephalhämatom oder subgaleales Hämatom	7
Intrakranielle Blutungen	5
Andere Blutungen	4

Bei Hämophiliekranken kann ein leichtes Trauma große Weichteilblutungen verursachen. Solche Blutungen können sehr groß und äußerst schmerzhaft sein. Sie können auch Druckschäden an peripheren Nerven verursachen, die zu Lähmungen führen. Andere bei der Hämophilie festgestellten Blutungen sind: Nierenblutung, Magen-Darm,- Bauchhöhlen- und retroperitoneale Blutungen. Auch einfache chirurgische Maßnahmen wie Zähneziehen sind mit einem großen Risiko einer schweren Blutung verbunden. Die intrakranielle Blutung war früher die Todesursache bei der Hämophilie und stellt auch heute noch einen schweren Notfall dar.

Die typischsten Verletzungen bei der Hämophilie sind jedoch Hämarthrosen, welche v.a. am Knie, am Fußgelenk und am Ellenbogen vorkommen. Das Gelenk wird durch jede Blutung verletzt und bei unzureichender Behandlung dauergeschädigt, was zu verkrüppelnden Deformierungen führt.

Patienten mit milder Hämophilie weisen gewöhnlich weder spontane Blutungen noch Gelenkblutungen auf. Sie sind besonders durch Verletzungen und chirurgische Eingriffe gefährdet. Hämaturie und Magen-Darm-Blutungen sind jedoch nicht selten. Relativ häufig wird die milde Hämophilie z.B. nach heftigen postoperativen Blutungen festgestellt.

Labordiagnose

Typisch für die Hämophilie ist eine verlängerte PTT, die den Verdacht der Hämophilie aufkommen läßt. Bei einer milden Hämophilie kann die PTT etwas verlängert sein. Eine endgültige Diagnose wird anhand der Bestimmung der spezifischen Faktoren erstellt. Die PTT ist bei Neugeborenen weniger aufschlußreich, denn sie ist normalerweise nicht nur wegen der niedrigen Vitamin-K-abhängigen Faktoren, sondern auch wegen reduzierten Kontaktphasenfaktoren relativ lang. Bei neugeborenen Jungen stellt die wichtigste Differentialdiagnose der Vitamin-K-Mangel dar, der im Gegensatz zur Hämophilie einen erniedrigten Quick-Wert aufweist.

Der Notfall bei Hämophilie

Die Behandlung bei der Hämophilie ist heute gut etabliert. Die verschiedenen Faktorenkonzentrate lassen die Behandlung einer akuten Blutung oft weniger dramatisch oder sogar als klinische Routinebehandlung erscheinen. Eine prophylaktische Behandlung wird vielerorts zur Senkung der Häufigkeit und der Schwere von Blutungen durchgeführt. Ziel ist, Notfälle zu verhindern und wiederholte Hämarthrosen mit darauffolgenden Gelenkschäden zu vermeiden. Dennoch können trotz prophylaktischer Behandlung Notfälle auftreten:

- Blutungen bei Neugeborenen,
- intrakranielle Blutungen,
- intraabdominale Blutungen,
- Muskelblutungen mit Drucksymptomen
- Hüftgelenksblutungen,
- Blutungen bei Patienten mit Hemmkörpern.

Intrakranielle Blutungen waren früher eine häufige Todesursache bei Hämophilie. Es ist wichtig, bei jedem Hämophiliepatienten, der über akute Kopfschmerzen klagt, an eine intrakranielle Blutung zu denken, auch wenn keine Traumaanamnese vorliegt. Es ist besonders wichtig die Diagnose der intrakraniellen Blutung sofort zu stellen. Die angemessene diagnostische Maßnahme ist eine sofortige kranielle Computertomographie.

Intraabdominale Blutungen sind oft von anderen Ursachen eines akuten Bauchleidens schwer zu unterscheiden. Bauchhöhlenblutungen treten in verschiedenen Organen oft ohne erkennbares Trauma auf. Blutungen in den Harnwegen, retroperitoneale und Magen-Darm-Blutungen müssen in Erwägung gezogen werden. Auch eine spontane Milzruptur ist möglich (Abb. 1). Blutungen in der großen Muskulatur können bei Hämophilie auch als echter Notfall betrachtet werden (Abb. 2). Ohne intensive Behandlung können Dauerschäden verursacht werden. Wegen des intensiven Drucks in einem blutenden Muskel können Hautnekrosen auftreten.

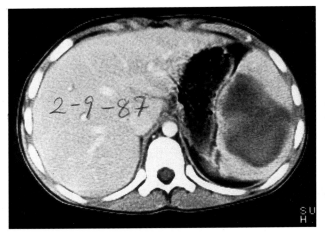

Abb. 1. Spontanruptur der Milz mit großer intrasplenaler Blutung bei einem Jungen mit mittelschwerer Hämophilie A

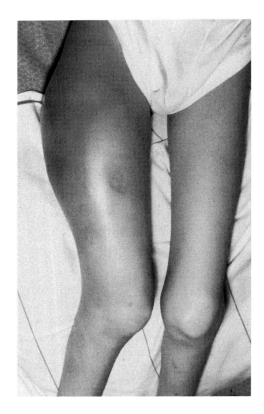

Abb. 2. Großes intramuskuläres Hämatom des rechten Oberschenkels bei einem Patienten mit schwerer Hämophilie

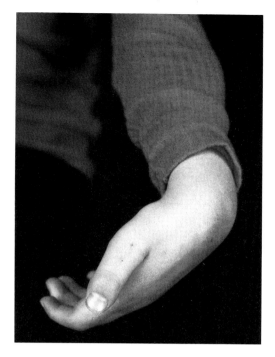

Abb. 3. Residuelle Paralyse nach Blutung in dem Unterarm

Wenn die Blutung an einer bestimmten Stelle, z.B. am Unterarm, stattfindet, kann der Druck auf die Nerven einen permanenten Nervenschaden bewirken (Abb. 3). Blutungen in der Mund- und Halsregion bilden auch Notfälle, die eine schnelle Behandlung erfordern, denn die Blutung kann auf den Kehlkopf übergreifen und den Patienten ersticken.

Gelenkblutungen bilden in der Regel keinen echten Notfall. Natürlich sollten Gelenkblutungen, soweit wie möglich, vermieden werden, denn wiederholte Blutungen schädigen die Gelenkflächen, aber Gelenkblutungen sind nicht lebensbedrohlich. Wenn der Druck im Hüftgelenk durch eine starke Blutung erhöht wird, entsteht das Risiko einer druckinduzierten Femurkopfnekrose. Es mag klinisch schwer sein, eine Hüftgelenkblutung von einer Blutung in den Hüftlendenmuskel zu unterscheiden, doch kann dies durch Ultraschall entschieden werden.

Behandlung

Der Hauptakzent bei der Hämophiliebehandlung liegt auch bei Notfallsituationen in der Substitutionstherapie. Eine ganze Reihe von Faktor-VIII- und Faktor-IX-Konzentraten steht heute zur Verfügung. Die Tendenz geht von unreinen Präparaten zu reineren Konzentraten. Der Vorteil der hochgereinigten Mittel ist, daß sie in kleineren Volumina gelöst werden können und der Anteil an Fremdeiweiß geringer ist. Es existieren Hinweise darauf, daß wiederholte Injektionen großer Mengen von Fremdeiweiß für das Immunsystem schädlich sind. Heute gibt es 2 Methoden zur Herstellung höchstgereinigter Präparate. Bei der ersten Methode werden monoklonale Antikörper eingesetzt. Alle monoklonalen Produkte können als Bolus- oder Dauerinfusion gegeben werden. Diese hochgereinigten Produkte haben sich als sicher und wirksam erwiesen, obgleich wenige Patienten nach der Behandlung gegen den Faktor VIII Antikörper bilden. Das andere hochgereinigte Präparat wird über ein rekombinantes DNS-Verfahren hergestellt. Solche Konzentrate sind generell noch nicht verfügbar. Sie werden noch auf klinische Sicherheit und Wirksamkeit geprüft. Es wird jedoch erwartet, daß Faktor-VIII-Konzentrate, die durch ein rekombinantes DNS-Verfahren hergestellt werden, bald auf dem Markt sind.

Es ist natürlich wesentlich, daß alle Faktorkonzentrate in Bezug auf Virusinaktivierung sicher sind. Eine große Zahl von Blutern zog sich in den frühen 80er Jahren eine HIV-Infektion durch den Gebrauch von unreinen, unbehandelten Faktorkonzentraten zu. Heute werden alle Konzentrate wärmeinaktiviert und sollten in Bezug auf HIV sicher sein. Doch gewähren die aktuellen Methoden der Virusinaktivierung noch keine Sicherheit in Bezug auf Nicht-A-Nicht-B-Hepatitis. Vielleicht wird die neuere Entdeckung des Hepatitis-C-Virus die Lage in dieser Beziehung verbessern.

Um eine hämostatische Wirkung bei der Hämophilie durch Faktorkonzentrate zu erreichen, ist es erforderlich, den Faktorspiegel auf wenigstens 15–25% des Normalspiegels zu erhöhen. Dieser Spiegel reicht nicht aus, wenn der Patient an einer schweren Blutung, wie intrakranieller oder Bauchhöhlenblutung leidet. In solchen Fällen sollte der Spiegel auf 50–100% erhöht werden. Die Halbwertszeit von Faktor VIII beträgt in den meisten Konzentraten 10–12 h, die von Faktor IX etwa 20 h. Wegen dieser kurzen Halbwertszeit ist es oft erforderlich, wiederholte tägliche Dosen bei Notfällen zu verabreichen und auch Laboreinrichtungen zu haben, um die Entwicklung des Blutspiegels zu beobachten. Die Behandlung muß weitergeführt werden, bis die Blutungen aufhören und die Heilung eingetreten ist.

Alle Arten von chirurgischen Eingriffen können an Hämophiliekranken, vorausgesetzt, sie erhalten eine ausreichende Substitution durch Konzentrate, vorgenommen werden. Damit treffen die allgemeinen chirurgischen Grundsätze auch bei Hämophilen zu. In einigen Situationen wie z.B. bei akuten abdominellen Leiden kann es ratsam sein, einen chirurgischen Eingriff um ein paar Stunden zu verschieben und zuerst die Wirkung der Substitutionstherapie zu beobachten. Eine retroperitoneale Blutung kann z.B. eine akute Blinddarmentzündung vortäuschen.

Das größte Problem der Hämophiliebehandlung betrifft heute Patienten mit Antikörpern. Etwa 15% der Patienten bilden nach der Substitutionstherapie Antikörper gegen den Faktor, der ihnen fehlt. Die akute Behandlung solcher Patienten ist schwierig. Wenn der Patient nur einen niedrigen Antikörpertiter hat oder eine sog. niedrige Reaktion aufweist, ist es möglich, die Wirkung des Antikörpers mit größeren Mengen Faktorkonzentrat zu neutralisieren und zu überwinden. In solchen Fällen kann eine zufriedenstellende Hämostase erreicht werden. Bei Patienten, die einen hohen Antikörpertiter aufweisen („high responder"), genügt diese Maßnahme nicht. Hier muß der Antikörper zuerst aus dem Blut eliminiert werden, damit der Patient behandelt werden kann. Im Hämophiliezentrum vom Malmö wurde zu diesem Zweck die extrakorporale Absorption auf Protein-A-Säulen verwendet. Das Plasma wird von den Blutkörperchen getrennt und durch eine Säule geleitet, die die Immunglobuline absorbiert. Danach werden Zellen und Plasma wieder vermischt und reinfundiert. Das Verfahren dauert in der Regel 1–2 Tage. Nach dieser Behandlung bekommt der Patient Faktorkonzentrate und wird mit Immunsuppressiva behandelt.

Willebrand-Krankheit (von Willebrand-Jürgens-Syndrom)

Die Willebrand-Krankheit ist die zweithäufigste vererbbare Gerinnungsstörung. Wie die Hämophilie tritt es in schweren und in milden Formen auf. Im Gegensatz zu der Hämophilie wird die Willebrand-Krankheit autosomal vererbt und betrifft sowohl Mädchen als auch Jungen. Bei der Willebrand-Krankheit fehlt der Willebrand-Faktor (WF) ganz, teilweise oder er ist qualitativ verändert. Dieser Faktor ist ein Eiweiß mit hohem Molekulargewicht. Er wird in den Endothelzellen und in den Megakaryozyten produziert und ist im Plasma und in Blutplättchen enthalten. Im Plasma erscheint er in Form einer Multimerreihe mit variablem Molekulargewicht (Abb. 4). Der Willebrand-Faktor hat eine doppelte biologische Funktion. Er ist für eine normale Plättchenadhäsion an der geschädigten Gefäßwand notwendig und bildet dadurch eine molekulare Brücke zwischen Bestandteilen des Gefäßes

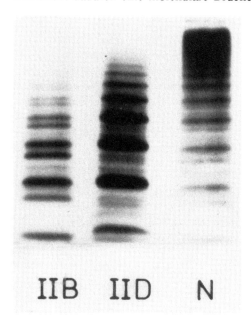

Abb. 4. Willebrand-Faktormultimere im Plasma. Die Plasmaelektrophorese wurde in SDS-Agarose durchgeführt und der WF mit radiomarkierten Anti-WF-Antikörpern dargestellt. *N* Normalplasma mit einer Serie von Multimeren, *IIB* und *IID* pathologische multimerische Muster im Plasma von Patienten mit Willebrand-Krankheit Typ II

und den Plättchenrezeptoren. In zweiter Funktion ist er Träger des Faktors VIII im Blut. Man nimmt an, daß er so den Faktor VIII stabilisiert und dessen Halbwertszeit erhöht.

Ein Mangel des Willebrand-Faktor zeigt sich auf zweierlei Weise. Die Plättchenadhäsionsfähigkeit wird beeinträchtigt und ergibt eine längere Kapillarblutungszeit mit einer klinischen Tendenz zu Schleimhautblutungen. Die Nebenwirkung eines niedrigen Willebrand-Faktors ist eine Senkung von Faktor VIII, die zu hämophilieähnlichen Symptomen führt. Doch ist hier der Faktor-VIII-Spiegel selten so erniedrigt wie bei der schweren Hämophilie A.

Heute sind verschiedene genetische Typen der Willebrand-Krankheit bekannt. Das ist nicht nur von theoretischen Interesse, denn die Behandlung unterscheidet sich je nach Typ. Typ I zeigt einen mäßigen Abfall des Willebrand-Faktors im Blut, eine autosomal-dominante Vererbbarkeit und in der Regel milde bis mäßige Symptome. Bei Typ II wird eine qualitative Abnormität des Willebrand-Faktors festgestellt, der in ganz normalen Mengen vorhanden sein kann. Dieser Typ kann mit milden oder schweren Symptomen einhergehen. Bei Typ III ist der Willebrand-Faktor nur noch in Spuren vorhanden oder er fehlt ganz. Patienten mit Typ III zeigen von früher Kindheit an die schwersten Symptome. Dieser Typ ist autosomal-rezessiv vererbbar und kann daher als sporadischer Fall auftreten.

Diagnose

Es gibt eine Reihe von Untersuchungen, um die Willebrand-Krankheit festzustellen und zu klassifizieren. Die Blutungszeit ist verlängert, sehr lang bei schwerer Willebrand-Krankheit, weniger lang in der milden Form. Die PTT ist normalerweise verlängert und hängt von der Erniedrigung des Faktor-VIII-Spiegels ab. Um eine spezifische Diagnose zu stellen, muß der Willebrand-Faktor gemessen werden. Das ist anhand von verschiedenen immunologischen Untersuchungen, wie z.B. Elektroimmunoassay, immunoradiometrische Assay oder ELISA und auch durch einen Funktionsversuch, die sog. Ristocetin-Kofaktor-Aktivitätsuntersuchung, möglich. Um den Typ der Willebrand-Krankheit genau zu klassifizieren, sind manchmal weitere Untersuchungen erforderlich, wie z.B. die ristocetininduzierte Plättchenaggregation und die Analyse der Willebrand-Faktor-Multimeren im Plasma.

Methoden zur Diagnose und Klassifizierung der Willebrand-Krankheit

– Blutungszeit (Ivy, Simplate),
– aPT-Zeit,
– Faktor VIII,
– WF: Antigen (EIA, IRMA, ELISA),
– WF: Ristocetin-Kofaktor,
– RIPA (Ristocetininduzierte Plättchenaggregation),
– WF: Multimeren,

– In vivo:
Ansprechen auf WF-Konzentrate, Ansprechen auf DDAVP.

Notfallsituationen entstehen bei der Willebrand-Krankheit v.a. beim Typ III, sind aber bei Typ II nicht selten und können auch bei Typ I vorkommen. Besonders häufig sind verlängerte Blutungen an Schleimhäuten, z.b. der Nase und der Mundhöhle. Dazu trägt die hohe fibrinolytische Aktivität der Mundhöhle, bei der das Gerinnsel aufgelöst wird, bei. Ein Blutungsschock kann nach wenigen stunden durch Nasenbluten entstehen. Mädchen mit schwerer Willebrand-Krankheit haben während der Menarche durch anämisierende Blutungen große Probleme.

Da die Behandlung sich bei den verschiedenen Arten der Willebrand-Krankheit etwas unterscheidet, werden diese jetzt getrennt besprochen.

Typ III

Typ III wird rezessiv vererbt und kann deshalb bei Geschwistern auftreten. Die klinischen und die Laborbefunde bei Typ III werden in der folgenden Übersicht vorgestellt. In diesen Fällen ist der WF im Blut meistens nicht meßbar. Die Blutungszeit ist stark verlängert und der Faktor VIII sehr erniedrigt. Die Diagnose ist also nicht schwierig.

Schwere rezessive Willebrand-Krankheit (Typ III)

Prävalenz (in Schweden):   3 auf 1 Mio Einwohner

Blutungen aus: Nase,
Mundschleimhaut,
Gastrointestinaltrakt,
Menorrhagien,
Hämarthrosen.

Laborwerte: Blutungszeit > 30 min,
WF-Antigen ≤ 0,01 U/ml,
Faktor VIII 0,02–0,10 U/ml.

Die Patienten sind homozygot oder doppelt heterozygot. Die Eltern sind meist asymptomatisch.

Pathogenese: Unfähigkeit, den Willebrand-Faktor zu synthetisieren, Gendeletionen sind bekannt.

Blutungen bei Typ III können nur mit Faktorkonzentrat behandelt werden. Einige Faktor-VIII-Konzentrate enthalten auch WF in aktiver Form. Wesentlich ist, daß das Konzentrat die WF-Formen mit dem höchsten Molekulargewicht enthält.

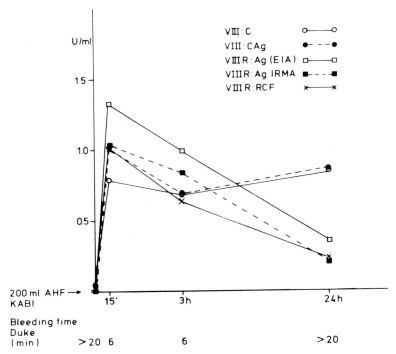

Abb. 5. Typischer Response nach Infusion von WF-Konzentraten bei einem Patienten mit Typ III der Willebrand-Krankheit. Die Blutungszeit hat sich normalisiert, und der Faktor VIII-Anstieg ist nach 24 h höher als 3 h nach der Infusion

Wenn diese molekularen Formen nicht vorhanden sind, ist das Konzentrat weniger effektiv. Abbildung 5 zeigt den Behandlungseffekt eines guten Faktorkonzentrates. Die Blutungszeit normalisiert sich und der Faktor-VIII-Spiegel wird erhöht. Die Wirkung auf den Faktor VIII dauert wesentlich länger als die auf die Blutungszeit. Der zugeführte WF stimuliert nämlich den Patienten zu eigener Bildung von Faktor VIII. Als wichtigstes therapeutisches Kriterium gilt die Normalisierung der Blutungszeit, wozu oft mehrere Infusionen in 24 h erforderlich sind. Die Behandlung muß oft über mehrere Tage vorgenommen werden, bis eine sichere Hämostase vorhanden ist. Ein antifibrinolytisches Mittel hat auch eine fördernde Wirkung. Antikonzeptionelle Mittel sollen bei anämisierenden Menstruationen versucht werden.

Typ I

Der Typ I der Willebrand-Krankheit ist die gewöhnlichste Form. In diesen Fällen ist die Vererbung dominant, d.h. wir finden in der Regel in der Familie weitere Fälle. Der Typ I hat mehr oder weniger, (oft 5–40%) WF im Blut und damit eine gewisse Fähigkeit, den WF zu synthetisieren. Diese Eigenschaft kann man in der

Behandlung nutzen. Vor vielen Jahren wurde gezeigt, daß das Vasopressinanalogon DDAVP die Eigenschaft hat, den WF aus der Gefäßwand freizusetzen und den Blutspiegel des WF sowie Faktor VIII zu erhöhen. DDAVP wird als i.v.-Injektion (0,3 µg/kg KG) gegeben. Die Injektion kann 2mal täglich erfolgen. Die antidiuretische Wirkung ist meistens kein Problem, aber das Körpergewicht sollte kontrolliert werden. Wenn man DDAVP benutzt, soll man auch einen Inhibitor der Fibrinolyse wie z.b. Cyklokapron geben, denn DDAVP erhöht auch die fibrinolytische Aktivität. Cyklokapron soll 3- bis 4mal täglich verabreicht werden. DDAVP kann auch als intranasaler Spray zugeführt werden. Man benutzt dabei eine konzentrierte DDAVP-Lösung 1,5 mg/ml und gibt 100 µl in jedes Nasenloch. Es ist aber wichtig daran zu erinnern, daß die DDAVP-Behandlung nicht bei allen Patienten wirksam ist. Es gibt auch genetische Varianten innerhalb des Typs I. Deshalb soll man DDAVP zunächst bei jedem Patienten testen, wenn die Diagnose gestellt wird, um die richtige Behandlung unmittelbar in einer Notfallsituation vornehmen zu können.

Typ II

Die letzte Form der Willebrand-Krankheit ist der Typ II. Diese Form nimmt etwa 10 % der Fälle in Schweden ein. Kinder mit diesem Typ haben oft schwere Blutungen derselben Art wie bei Typ III. Die Diagnose ist manchmal nicht einfach, denn der WF- und Faktor-VIII-Spiegel im Blut können normal sein. Es handelt sich hier um eine qualitative Störung des WF, wobei der Faktor die Thrombozytenadhäsion nicht unterstützen kann. Die Blutungszeit ist stark verlängert. DDAVP ist manchmal wenig wirksam. Deshalb müssen die WF-Konzentrate oft zugeführt werden. Die Diagnose sowie die Behandlung dieser Kinder sollen dem Spezialisten vorbehalten sein.

Auch beim Typ II unterscheidet man mehrere Subtypen. Eine besondere Form ist der Typ II B. Dieser ist interessant, weil er mit einer Thrombozytopenie verknüpft sein kann. Eine Verwechslung mit Thrombozytopenien anderer Ursache ist möglich. Die Thrombozytopenie kann schon zum Zeitpunkt der Geburt vorhanden sein, wechselt aber oft von Zeit zu Zeit. Der Typ II B ist in der Regel dominant erblich. Die Thrombozytopenie beruht darauf, daß der WF die abnorme Eigenschaft hat, die Thrombozyten in vivo zu aggregieren. Die Diagnose dieses Typs II B ist wichtig, da durch eine DDAVP-Behandlung die Thrombozytopenie verstärkt würde (DDAVP ist kontraindiziert). Statt dessen ist ein WF-Konzentrat zu verabreichen und bei einem Notfall auch Thrombozyten.

Es gibt damit gute Möglichkeiten Kinder mit erblichen Gerinnungsstörungen auch in Notfallsituationen erfolgreich zu behandeln. Voraussetzung ist jedoch, daß die Diagnose schon vorher bekannt ist, denn es ist schwierig in einer Notfallsituation eine schnelle korrekte Diagnose zu stellen. Es ist deshalb sehr wichtig, daß jedes Kind, bei dem ein Verdacht auf eine angeborene Gerinnungsstörung vorliegt, wenigstens einmal zu einer vollständigen Gerinnungsuntersuchung im Speziallabor vorgestellt wird. Die richtige Behandlung kann, falls das Kind einen Unfall erleidet, dann sofort erfolgen.

5. Blutung bei Infektionen unter Berücksichtigung der fulminanten Meningokokkensepsis

A. H. Sutor

Einleitung

Notfallsituationen durch Blutungen und/oder Mikroembolien werden nicht selten durch Infektionen ausgelöst. Als Beispiele für infektionsbedingte Blutgerinnungsstörungen in der Pädiatrie werden die *Neugeborenensepsis* und die *fulminante Meningokokkensepsis* angeführt. Die Neugeborenensepsis kommt in einer Häufigkeit von 1–10 auf 1000 Geburten vor. Die hohe Letalität von 20–75% (Cairo 1984) wird vor allem durch Blutungs- oder Thrombosekomplikationen verursacht. Bei der fulminanten Meningokokkensepsis handelt es sich um eine durch Endotoxinschock ausgelöste Störung der Mikrozirkulation, die als seltene, aber fast immer infauste Komplikation einer gramnegativen Sepsis beim älteren Kind auftritt. Vom Kliniker wird diese fulminante Meningokokkensepsis auch Waterhouse-Friderichsen-Syndrom (WFS) genannt. Strenggenommen versteht man aber unter dem WFS ein Krankheitsbild, bei dem eine autoptisch nachgewiesene hämorrhagische Nebennierennekrose obligat ist (Böhm 1982).

Interaktion von Hämostase und Infektabwehr

Hämostase und Infektabwehr sind eng verbunden. Bekannt ist die zentrale Rolle des aktivierten Hageman-Faktors, der nicht nur Gerinnung und Fibrinolyse, sondern auch Entzündungsreaktionen stimuliert (Übersicht bei Reese 1988). Aber auch bei Blutzellen besteht ein enger Zusammenhang von hämostatischer Funktion und Infektabwehr: Nach einer Gefäßverletzung tragen sowohl Leukozyten als auch Thrombozyten zur Blutstillung bei (Sutor u. Hoever 1980). Granulozyten setzen einen plättchenaggregierenden Faktor (PAF) frei (van den Berg et al. 1989) und umgekehrt stimulieren Thrombozyten die Granulozyten zur Infektabwehr (Tzeng et al. 1984). Die Interaktion von Gerinnung und Infektabwehr ist sinnvoll, weil dieselben Vorgänge, die ein verletztes Gefäß abdichten, bei einer *lokalen* Infektion durch Strömungsverlangsamung und durch Leukozytenstimulation die zellulären und plasmatischen Abwehrmechanismen am Ort der Infektion konzentrieren und notfalls mit Fibrinbildung den ganzen Infektionsherd abkapseln (Beck u. Dejana 1989).

Anders ist die Situation, wenn die Infektion nicht *lokal*, sondern *systemisch* im Blut abläuft, wenn eine *Bakteriämie und Toxinämie* vorliegt. Zuerst kommt es zur *zellulären* Reaktion, an der nicht nur *Makrophagen* und *Granulozyten*, sondern auch *Thrombozyten* beteiligt sind, die Bakterien direkt oder indirekt mit Antikörperkomplexen bindet (Wilson et al. 1982). Es kommt zum Abfall von Thrombozyten, der bei 30–50% aller Neugeborenenseptitiden zu einer *Thrombozytopenie* führt. Im peripheren Blut findet man vermehrt große Thrombozyten, die eine junge Generation darstellen und darauf hinweisen, daß das Knochenmark mit der Ausschüttung von jungen Thrombozyten auf die Bakterieninvasion reagiert. Die Phagozytose von Bakterien durch Granulozyten kann man als Vakuole im peripheren Blutausstrich erkennen (Sutor 1990) und somit einen Frühhinweis auf eine Sepsis erhalten. Beim Phagozytieren verliert der Granulozyt einen Teil seiner lysosomalen Enzyme nach außen, wodurch für den Organismus eine äußerst gefährliche Situation entsteht, da z.B. die Elastase, eine Proteinase, die Endothel und andere native Funktionsproteine angreift (Übersicht bei Egbring et al. 1986). Diese Komplikation wird durch die sofortige Inaktivierung der Elastase durch den α_1-Proteinaseinhibitor (früher α_1-Antitrypsin genannt) verhindert (Speer et al. 1988). Eine Hyperkoagulämie entsteht aus stimulierten Makrophagen (Übersicht bei Müller-Berghaus 1987). Die potentielle Thrombinämie wird aber durch Antithrombine neutralisiert; selbst wenn es bis zur Bildung von löslichem Fibrin kommen sollte, bereinigt ein intaktes RES die gefährliche thrombogene Situation, wobei Granulozyten und Makrophagen durch Phagozytose beitragen. *Leukozyten spielen eine wichtige Rolle für die Erhaltung der Eukoagulämie* (Zimmermann 1988).

Neugeborenensepsis

Besonderheiten des Neugeborenen bei der Infektabwehr

Leukozyten des Neugeborenen weisen im Vergleich zu denen des Erwachsenen eine verzögerte Phagozytose auf (Krause et al. 1982; Cairo 1989). Weiterhin besteht eine verminderte Fähigkeit, phagozytierte Bakterien abzutöten, weil ein Mißverhältnis von primärem zu sekundärem Granula vorliegt (Malech u. Gallin 1987), das noch verstärkt wird, wenn nach Bakterienstimulation vermehrt unreife Formen aus dem Knochenmark ausgeschüttet werden (Kleihauer 1978). Dazu kommt, daß beim Neugeborenen der Speicherpool von Granulozyten vermindert ist, so daß als Antwort auf eine Bakterieninvasion nicht selten eine Leukopenie entsteht (Christensen et al. 1981).

Pathophysiologie der Hämatologie und Hämostaseologie bei Neugeborenensepsis

Bei einer massiven Bakteriämie kommt es zunächst zur multiplen Phagosomenbildung in den Granulozyten, anschließend zur Degranulation des Zellinhalts, dann zur Zellselbstzerstörung und dann zur massiven Freisetzung von Leukozytenenzymen, darunter Elastase. Die morphologischen Veränderungen sind im peripheren Blutbild in den Granulozyten gut zu erkennen: als massive Ansammlung von primären, elastasehaltigen Granula (toxische Granulation) und als multiple Vakuolen und Degranulationen (Sutor 1990), die eine Zellzerstörung anzeigen (Eschenbach u. Höltermann 1980).

Bei dieser massiven Zerstörung wird das Inhibitorpotential der ausströmenden proteolytischen Leukozytenenzyme überspielt (Weiss 1989). Dadurch kommt es zu der zerstörerischen Wirkung der Elastase auf das Endothel, auf Blutzellen, auf Gerinnungs- und antikoagulatorische (Fibrinogen, Fibrin, Faktor V, VII, VIII, XI, XIII, AT III, α_2-Antiplasmin) Faktoren (Egbring et al. 1986). Am gefährlichsten ist die Zerstörung des Endothels. Thrombozyten haften an dem exponierten Subendothel, über den aktivierten Faktor XII werden Gerinnungsvorgänge und Reaktionen ausgelöst, die zur Strömungsverlangsamung und zur lokalen Durchlässigkeit von Gefäßen führen (Colman 1989). Die lokalen Gerinnungsereignisse werden noch potenziert durch die Neogenese von Gewebsthromboplastin, das von Makrophagen am verletzten Endothel gebildet wird (Müller-Berghaus 1987). Besonders gefährdet sind die Kapillaren von Lunge, Niere und Leber, den typischen Schockorganen. Der Zerfall von Granulozyten und Makrophagen führt nun dazu, daß wichtige Zellen für die Clearance der Fibrinämie durch das RES fehlen. Thrombogene Mechanismen, die das bereits physiologischerweise beim Neugeborenen reduzierte antithrombotische Potential an Plasminogen, AT III, sowie von Protein C und S (Künzer et al. 1990) aufbrauchen, und fibrinolytische Gegenregulationen führen zu einem Gerinnungschaos, das im Endzustand das Vollbild der Verbrauchskoagulopathie bietet. Bei der Pathogenese spielen *Leukozyten eine entscheidende Rolle, denn ohne Leukozyten ist eine disseminierte intravasale Gerinnung – zumindest im Tierversuch – nicht auslösbar* (Müller-Berghaus 1987).

Informationswert von Blutbild und Gerinnungstesten zur Diagnose und Prognose der Neugeborenensepsis

Das Zusammentreffen von Schock und thrombohämorrhagischen Komplikationen wurde früher häufig bei der Neugeborenensepsis, insbesonders bei der Streptokokken-B-Sepsis beobachtet. Das lag vor allem daran, daß die Diagnose zu spät gestellt wurde, da die Klinik unauffällig sein kann (Leititis 1988). Heute stehen uns mit der mikroskopischen Untersuchung des Magensekrets und der sorgfältigen Blutbildanalyse auf quantitative und qualitative Neutrophilenveränderungen Laborhilfen zur Verfügung, die eine Frühdiagnostik mit großer Treffsicherheit ermöglichen (Peuckert 1988). Die Bestimmung der Plättchenzahl und des Fibrinogens ist weniger beweisend (Reese 1988; Leititis 1988). Die Bestimmung von anderen Gerinnungs- oder Fibrinolysefaktoren erscheint nach Reese zur Frühdiagnostik keinen Beitrag zu leisten, dagegen hat die mikroskopische Untersuchung auf hämatologische und mikrobielle Parameter einen hohen Stellenwert (Tabelle 1).

Tabelle 1. Informationswerte zur Sepsisdiagnose des Neugeborenen (*GBS* Group B Streptokokken)

	Sensitivität [%]	Spezifität [%]	Vorhersagewert pos. [%]	Vorhersagewert neg. [%]	Autor
Bakteriennachweis					
(Magensaft, Ohrabstrich)	88	79	23	99	Leititis et al. (1988)
Magensaftmikroskopie	71	53	54	58	Peuckert (1988)
Latexagglutination (GTS)	95		87		Peuckert (1988)
Granulozytenreaktion					
Vakuolen	81	93	59	98	Liu et al. (1984)
Elastase	95	68	71	94	Speer et al. (1988)
Unreife Formen I:T > 0,2	83	78	24	92	Philipp (1984)
I:T = 0,3–0,8	88	79	67	93	Peuckert (1988)
Leukopenie	67	97	20	97	Kind (1986)
Thrombopenie	29	95	24	96	Leititis et al. (1988)
Fibrinogenämie	50	78	12	96	Leititis et al. (1988)
CRP erhöht	54	85	24	97	Philipp (1984)
Klinik					
„septisches Aussehen"	19	97			Leititis et al. (1988)
Apnoe, Bradykardie, Tachypnoe	23–27	85–95			Leititis et al. (1988)

Diagnose von Komplikationen der Neugeborenensepsis

Die Unsicherheit der Diagnosestellung einer Verbrauchskoagulopathie geht schon daraus hervor, daß Angaben über die Häufigkeit enorm schwanken, nämlich zwischen 0% (Easa 1978) und 50% (Göbel 1973). Für diese Diskrepanz sind mehrere Erklärungen vorstellbar, nämlich Probleme der Labordiagnostik eine DIC beim Neugeborenen und unterschiedliche Stadien der Erkrankung zum Zeitpunkt der Diagnosestellung.

Präanalytische Fehlerquellen und Laborinterpretationsfehler

Bei ungefähr einem Viertel unserer Neugeborenen mit Verdacht auf Sepsis kommt das Zitratblut im *angeronnenen* Zustand ins Labor. Manchmal kann man Koagel schon mit bloßem Auge erkennen, häufig finden wir aber erst dann einen Hinweis auf angeronnenes Blut, wenn Plättchen gezählt und im venös abgenommenen Zitratblut eine Thrombozytopenie, im Kapillarblut dagegen normale Thrombozytenzahlen festgestellt werden. Dieses Phänomen des „angeronnenen Zitratbluts" spiegelt möglicherweise eine *Hyperkoagulämie* beim Patienten wider; im *Reagenzglas* dagegen finden wir einen *Hypokoagulämie*, einen Verbrauch von Gerinnungs- und Fibrinolysefaktoren. Zu dieser präanalytischen Fehlerquelle kommen noch *Interpretationsfehler*, wenn man mit den Normalwerten von Neugeborenen nicht vertraut ist, wo z.B. ein AT-III- oder Plasminogengehalt oder Quick-Wert oder ein Protein-C- oder S-Spiegel von 30% durchaus noch im physiologischen Normalbereich liegt (Künzer et al. 1990). Weitere Interpretationsfehler ergeben sich, wenn die Kombination Sepsis und Thrombozytopenie als Laborhinweis für eine Verbrauchskoagulopathie gedeutet wird. Tatsächlich ist die Thrombozytopenie, wie eingangs dargestellt, zumeist nur Ausdruck des Plättchenverbrauchs im Rahmen der Bakterienabwehr. Das haben immunologische Studien gezeigt und wird auch dadurch unterstrichen, daß in den meisten Fällen außer der Thrombozytopenie keine anderen Hämostaseveränderungen gefunden wurden (Mitterstieler et al. 1975). Selbst wenn Gerinnungs- oder Fibrinolysefaktoren erniedrigt sein sollten, kann man auch daraus allein noch nicht als Ursache eine vorausgegangene intravasale Gerinnung ableiten, weil z.B. Elastase allein, eine große Anzahl von Gerinnungs- und Fibrinolysefaktoren proteolytisch spaltet, darunter Fibrinogen, V, VII, VIII, XI, XII, aber auch AT III und α_2-Antiplasmin.

Wegen der präanalytischen Fehlerquellen und der Interpretationsschwierigkeiten sollte die Diagnose „Verbrauchskoagulopathie" *nie allein im Labor* gestellt werden. Immer müssen klinische Kriterien herangezogen werden, hier vor allem thrombohämorrhagische Symptome von Schockorganen.

Wir haben deshalb einen „Schock-Score" zusammengestellt, der die klinischen und laboranalytischen Parameter kombiniert, denen eine prognostische Bedeutung zugeschrieben wird (Sutor 1983/84).

Score zur Schweregradeinteilung der Neugeborenensepsis (modifiziert nach Sutor 1984)

Klinik: Schockorgane

Haut	(Temperaturdifferenz anal-dermal > 3 °C oder kalte Extremität, oder Kapillarfüllzeit > 2 s)
Gefäße	(Hypotonie)
Niere	(Oligurie, metabolische Azidose, pH < 7,25)
Lunge	(supportive Beatmung erforderlich oder Röntgenbefund wie bei hyalinen Membranen)
Leber	(direktes Bilirubin > 2 mg/dl)
ZNS	(Koma, Konvulsionen, apnoeische Krämpfe)
Blutung	(aus Punktionsstellen, Hämatome, Petechien, Hb-Verlust)

Labor:

Leukopenie (< 3 000/µl, oder Neutropenie: < 500/µl)

Linksverschiebung der Neutrophilen (unreife/gesamt > 0,5)

große Granulozytenvakuolen, Granulozytenfragmente > 50 %

Thrombozytopenie (< 50 000/µl)

reduzierte Gerinnung (Quick-Wert < 20 %, Splits > 160 µg/ml)

reduzierte Antikoagulation (Plasminogen, AT III < 20 %)

Klinische Symptome schließen alle Organe ein, die Zeichen eines thrombohämorrhagischen Syndroms zeigen. Mikrozirkulationsstörungen lassen sich am besten an der Haut erkennen und z.B. am Nagelbett objektivieren durch die Verlängerung der Kapillarfüllzeit. Eine Schocklunge erkennt man an Dyspnoe, röntgenologisch an einem Befund wie bei hyalinen Membranen. Schocknieren zeichnen sich durch Oligo- und Hämaturie aus, sowie durch metabolische Azidose. Mikrothrombosen im ZNS führen zu Konvulsionen, apnoeischen Krämpfen und zum Koma. Bei den Laborwerten kommt eine besondere Bedeutung dem Blutausstrich zu, hier vor allem den Granulozyten. Nach Christensen u. Rothstein (1980) spiegelt eine ausgeprägte Neutropenie von weniger als 500/µl und eine Linksverschiebung von mehr als 80 % einen Verbrauch der Neutrophilenreserve im Knochenmark wider, der meist mit einer schlechten Prognose verbunden ist. Auf die Bedeutung der Vakuolen und der lysierten Granulozyten wurde bereits eingangs hingewiesen. Die Laborteste erfordern einen Minimalaufwand an Blut und können größtenteils mit Kapillarblut durchgeführt werden. Weniger geeignet sind Testkombinationen, die viel Blut erfordern, weil die präanalytischen Fehlerquellen mit jedem Tropfen Blut, den man aus einem Neugeborenen im Schock herausquetschen muß, zunehmen.

Dieser Score dient nicht zur Diagnosestellung der Sepsis, sondern zur Beurteilung des Schweregrades von Komplikationen, so daß daraus eine Basis für die Beurteilung von prophylaktischen und therapeutischen Maßnahmen entsteht.

Prophylaxe und Therapie

Bei der Diagnose Neugeborenensepsis sehen wir keine Notwendigkeit, supportive gerinnungsoriente Maßnahmen zu ergreifen. In der Literatur findet man aber dazu diametral entgegengesetzte Vorschläge, es werden sowohl gerinnungsfördernde als auch gerinnungshemmende Maßnahmen, sowohl fibrinolytische als auch antifibrinolytische Richtlinien angegeben. *Tatsache ist, daß es bis heute keinen Beweis für die Wirksamkeit irgendeiner gerinnungsorientierten Behandlung gibt.* Den enthusiastischen Berichten über die Wirksamkeit der Heparintherapie folgte eine Ernüchterung, als kontrollierte Studien vorlagen (Übersicht bei Schmidt 1983). Ähnliches gilt für die Behandlung mit Frischplasma, Frischplasma plus Plättchen, die Austauschtransfusion (Übersicht bei Schmidt 1983) und die fibrinolytische Behandlung mit Streptokinase (Künzer et al. 1974). Als Ursache für die erfolglosen Therapieversuche ist anzunehmen, daß bei einer Sepsis mit Schock durch lokal toxische Substanzen, wie z.B. Endotoxine oder Leukozytenproteasen die Gefäße der Endstrombahn zerstört werden, die nicht mehr durch gerinnungsorientierte Maßnahmen zu reparieren sind. Prophylaktische Maßnahmen mit AT III, mit und ohne Heparin (Kreuz et al. 1987; Kries v. et al. 1985), mit Leukozytentransfusionen und Immunglobulinen (Übersicht bei Cairo 1989; Haque et al. 1988) bedürfen der Bestätigung an einer größeren Patientenzahl in kontrollierten Studien. Zur besser objektivierbaren Beurteilung der Wirksamkeit dieser Maßnahmen kann der angeführte Score dienen (s. S. 44).

Künzer (1988) hat das Vorgehen bei Verdacht auf Sepsis zusammengestellt: Es richtet sich auf die Behandlung der Grundkrankheit mit geeigneten Antibiotika sowie auf die Beseitigung von Komplikationen des pH-Status, des Elektrolythaushalts, der Beatmung und des Kreislaufs. Wichtige Hinweise erhält man durch den Quick-Wert, die PTT (ggf. das Fibrinogen) und vor allem durch das Blutbild.

Als einzige gerinnungsorientierte Maßnahme wird, falls der Quickwert unter die Altersnorm erniedrigt ist, Vitamin K gegeben. Denn differentialdiagnostisch muß bei einem kranken Neugeborenen auch immer an eine Vitamin-K-Mangel-Blutung gedacht werden, die mit massivem Blutungsverlust, intrathorakaler Blutung oder Hirnblutung ähnliche Symptome wie bei Sepsis aufweist (Sutor et al. 1988). Weiterhin kann bei Sepsis durch die Cholostase und parenteraler Ernährung (Wolf u. Polandt 1989) sowie durch Antibiotikabehandlung, hier besonders durch Latamoxef, Cefmetazol, Cefoxam, Cefmetoxin als direkte Hemmer des Vitamin-K-Stoffwechsels, und Piperacillin, Azlocillin, Mezlocillin sowie Latamoxof als Breitbandantibiotika, sehr schnell ein Vitamin-K-Mangel entstehen (Bechtold u. Andrassy 1988).

Als Beispiel sei ein Neugeborenes angeführt, das klinische Schockzeichen und pulmonale Infektionszeichen bot; die Ursache war jedoch nicht eine Sepsis mit disseminierter intravasaler Gerinnung sondern ein reiner Vitamin-K-Mangel, der zu massivem Blutverlust und Blutungen in die Lunge geführt hatte. Eine sofortige intravenöse Vitamin-K-Therapie hat Schlimmeres verhindert; beim Neugeborenen wirkt Vitamin K, im Gegensatz zum Erwachsenen innerhalb von etwa 20 min (Sutor et al. 1986).

Beim Vorliegen einer bedrohlichen Blutung, die nicht durch einen Vitamin-K-Mangel bedingt ist, wird gezielt entsprechend dem plasmatischen oder zellulären Defizit substituiert (Übersicht bei Künzer 1988), z.B. mit Thrombozyten, wenn die Anzahl unter 20000/µl abgefallen ist (1–2 E alle 12 h, wobei 1 E in 40–60 ml $4-6 \cdot 10^{10}$ Thrombozyten enthält oder frisch gefrorenes Plasma (10–15 µl/kg), wenn der Quick-Wert auf unter 15 % abgefallen ist, gegebenenfalls Kryopräzipitat (30 E/kg), das neben dem Faktor VII auch Fibrinogen enthält (Künzer 1988). Von der Cohn-Fraktion (Sutor 1983/84) und PPSB ist abzuraten, da darin kein AT III enthalten ist und eine thrombogene Wirkung beschrieben wurde. Fibrinolysehemmer sollten nur dann eingesetzt werden, wenn eine reaktive Hyperfibrinolyse, erkenntlich an einer massiven Erhöhung der Spaltprodukte auf Werte bis zu 1000 µg/ml und höher, als Ursache für die massive Blutung verantwortlich ist. Nur unter diesen seltenen Umständen ist therapeutisch als polyvalenter Serinproteinaseinhibitor (auch gegen Plasmin) Aprotinin indiziert, der die Fibrinolyse stoppt. Epsilon-Aminokapronsäure und deren Derivate sind weniger geeignet (Künzer 1988).

In den letzten Jahren sind sepsisbedingte Hämostasekomplikationen an unserer Klinik, im Gegensatz zu früher (Sutor et al. 1977), selten geworden. Die Ursache dafür liegt nicht an gerinnungsorientierten Maßnahmen, sondern an der Effizienz der Frühdiagnostik, wobei der an unserer Klinik durch Peuckert (1988) entwickelte Latexagglutinationstest zur Untersuchung des Magensekrets und die Auswertung des Blutbilds besonders erwähnt werden muß. 75 % aller Streptokokken-B-Septitiden wurden durch diese Diagnostik bereits innerhalb der ersten 4 Lebensstunden erkannt, 90 % am ersten Lebenstag, so daß eine sofortige gezielte Antibiotikabehandlung erfolgen konnte. Diese Frühbehandlung und die Betreuung durch eine kompetente Intensivstation sind die Hauptursachen dafür, daß wir heute eine disseminierte intravasale Gerinnung (DIC) bei Neugeborenensepsis nur selten sehen. Und dies bestätigt, daß die beste Behandlung der DIC die Behandlung der Grundkrankheit ist.

Fulminante Meningokokkensepsis

Ähnlich wie bei der Neugeborenensepsis ist die Beurteilung einer Therapie bei der fulminanten Meningokokkensepsis dadurch erschwert, daß Meningokokkenseptitiden durch denselben Erreger unterschiedliche Verlaufsformen aufweisen und kontrollierte Studien fehlen.

Definition und Vorkommen

Bei der fulminanten Meningokokkensepsis (von Klinikern, nicht aber von Pathologen, auch Waterhouse-Friderichsen-Syndrom genannt) liegt eine Meningokokkensepsis mit fulminantem Endotoxinschock und folgender disseminierter intravasaler Gerinnung und Verbrauchskoagulopathie vor (Übersicht bei Sutor

1987/1988). Die Verbrauchskoagulopathie ist ein sekundäres Ereignis, das durch eine primäre Übergerinnbarkeit und nachfolgender Mikrothrombosierung mit anschließendem Verbrauch von Gerinnungs- und Fibrinolysefaktoren bedingt ist. Die Übergerinnbarkeit ist durch die Freisetzung thromboplastischer Substanzen aus gramnegativen Bakterien und Leukozyten, die wegen der RES-Blockade nicht eliminiert werden können, verursacht. Zu erwähnen ist, daß die Pathologen unter dem WFS ein Krankheitsbild verstehen, bei dem autoptisch eine hämorrhagische Nebennierennekrose obligat ist (Böhm 1982).

Über Risikofaktoren, die die Komplikationen der fulminanten Meningokokkensepsis auslösen, ist wenig bekannt; wichtig erscheinen in diesem Zusammenhang Beobachtungen von Powars et al. (1987) und Mingers (1990), die bei Patienten mit fulminanter Meningokokkensepsis eine Funktionsminderung von Protein C und S beobachteten.

Symptome, Labordiagnostik und Differentialdiagnose

Die fulminante Meningokokkensepsis geht einher mit einer foudroyant sich entwickelnden Schocksymptomatik, während die weitaus häufigere Meningokokkensepsis ohne DIC sich mehr protrahiert entwickelt, wobei meningitische Zeichen im Vordergrund stehen. In Tabelle 2 wird versucht, die beiden Krankheitsbilder mittels eines Punktsystems abzugrenzen, wobei das vorhin erwähnte Punktsystem integriert ist. Dieses Punktsystem kombiniert anamnestische (Foudroyanz), klinische (thrombohämorrhagisches Syndrom von Schockorganen) und laboranalytische (Verbrauchskoagulopathie mit Leukozytenverbrauch) Kriterien, wobei das Schockorgan Haut das gleichzeitige Auftreten von Mikrothromben und Blutungen in Form von sogenannten intravitalen Totenflecken besonders eindrucksvoll vor Augen führt. Diese intravitalen Totenflecke sind deutlich zu unterscheiden von lokalen Bakterieninvasionen in die Haut, die ebenfalls bei Meningokokkensepsis vorkommen können. Hierbei handelt es sich um kleinfleckige Effloreszenzen, die von bizarren Linien begrenzt sind. Sie haben weißliche Innenhöfe, die einer leukozytären Reaktion entsprechen. Die Haut fühlt sich warm an. Ganz anders sind die Livores bei fulminanter Meningokokkensepsis. Es handelt sich um ineinanderfließende intravitale Totenflecke mit unscharfer Begrenzung und blauvioletter Verfärbung. Sie treten v.a. an abhängigen Körperstellen auf und werden schnell größer. Sie fühlen sich eiskalt an. Typischerweise werden in einem frühen Stadium Leukozyten verbraucht, so daß man bei der fulminanten Meningokokkensepsis, im Gegensatz zur Meningokokkensepsis ohne DIC, im peripheren Blut keine Leukozytose findet. Charakteristisch für die fulminante Meningokokkensepsis ist die Leukopenie im Liquor trotz massiven Bakterienbefalls. Die betroffenen Schockorgane erkennt man durch Oligo- und Hämaturie (Schockniere), Atemnot (Schocklunge), cholestatischen Ikterus (Schockleber), und als Folge von thrombosierten Hirngefäßen, kommen Krämpfe und Somnolenz vor. Die Symptome treten innerhalb weniger Stunden auf.

Nur beim Vorliegen einer fulminanten Meningokokkensepsis mit DIC, die bei einer Punktezahl von 6 und mehr wahrscheinlich ist, erscheint eine gerinnungsorientierte Therapie überhaupt diskussionswürdig. Es muß nochmals betont werden, daß es sich bei der DIC um ein sekundäres Ereignis handelt. Deshalb müssen an erster Stelle Behandlungsmaßnahmen gegen die Grundkrankheit (gramnegative Bakterien) und lebensbedrohliche Komplikationen (Azidose, Krämpfe, Anurie, Dehydration) stehen.

Die Einzelberichte über eine erfolgreiche Therapie mit Streptokinase bzw. mit der Kombination von anti- und prokoagulatorischen Präparaten lassen zwar vermuten, daß durch einen rechtzeitigen Einsatz irreversible, durch Mikrothromben verursachte Organschädigungen vermieden werden können (Übersicht bei Sutor 1987/1988; Egbring et al. 1986). Es fehlen allerdings kontrollierte Studien und eine Übersicht über erfolglose Behandlungen, die vermutlich nicht so häufig publiziert werden wie erfolgreiche. Die Durchführung einer kontrollierten Studie ist problematisch, da die fulminante Meningokokkensepsis zu selten vorkommt, um die Wirksamkeit einer gerinnungsorientierten Therapie an einer Klinik mit einheitlichen Antibiotika- und Schockbehandlungsrichtlinien zu beurteilen. Andererseits wird eine multizentrische Studie an einer größeren Anzahl dieser Patienten dadurch erschwert, daß unterschiedliche Vorstellungen über die optimale Antibiotika- und Schockbehandlung bestehen, so daß der Wert einer zusätzlichen antikoagulatorischen oder fibrinolytischen Behandlung nicht exakt abzuleiten ist.

Die Beantwortung nach dem Sinn einer gerinnungsorientierten Therapie erfordert deshalb die Mitteilung aller Erfahrungsberichte, positiver und negativer Art. Wegen der Seltenheit der fulminanten Meningokokkensepsis sind auch gut doku-

Tabelle 2. Punktsystem zur Abgrenzung einer fulminanten Meningokokkensepsis, die dann wahrscheinlich ist, wenn sie die Addition der Punkte 6 erreicht oder überschreitet. Bei Grenzwerten ist eine engmaschige Kontrolle erforderlich, um den Verlauf von Übergangsformen zu erkennen. (Nach Sutor 1987/1988)

Merkmal	Objektivierung	Punkte
Schock	Kalte Extremitäten, systol. RR < 80 mmHG Kapillarfüllzeit (Nagelbett) > 1 s	2
Foudroyanz	Kurzes Intervall (< 8 h) zwischen Wohlbefinden und Schockzustand	2
Livores	Sog. intravitale Totenflecke (kalt ineinanderfließend)	2
Nierenversagen	Oligo- Anurie, Kreatininanstieg	1
Keine Pleozytose in Liquor	Leukozyten < 200/ml trotz Nachweis von gramnegativen Bakterien	2
Keine Leukozytose	Leukozyten < 8000/ml	1
Hypokoagulämie	PTT > 55 s	1
Hypofibrinolyse	Plasminogen < 60 %	1

mentierte Einzelberichte von großem Wert. Entscheidend für die Beurteilung ist die Diagnosestellung nach einheitlichen Kriterien, wozu unser Punktsystem (s. Tabelle 2) beitragen kann.

Literatur

Alebouyeh M, Remien A, Marget W (1971) Incidence of disseminated intravascular coagulation in the course of septicemia in newborn infants. Z Kinderheilkd 109:326–332
Anderson DC (1989) Neonatal neutrophil dysfunction. Am J Pediatr Hematol/Oncol 11:224–226
Bechtold H, Andrassy K (1988) Vitamin K und medikamenteninduzierte Hypothrombinämie. Hämostaseologie 8:8–17
Beck EA, Dejana E (1988) Thrombohemorragic phenomena associated with infectious diseases. Semin Hematol 25:91–100
Berg W van den, Breederveld C, ten Cate JW, Peters M, Borm JJJ (1989) Low antithrombin III: accurate predictor of idiopathic respiratory distress syndrome in premature neonates. Eur J Pediatr 148:455–458
Böhm N (1982) Adrenal, cutaneous and myocardial lesions in fulminating endotoxemia (Waterhouse-Friderichsen Syndrome). Pathol Res Pract 174:92–105
Bremm KD, König W (1989) Die Rolle der neutrophilen Granulozyten bei der mikrobiellen Infektabwehr. Dtsch Med Wochenschr 113:392–402
Cairo MS (1989) Neonatal neutrophil host defense. Prospects for immunologic enhancement during neonatal sepsis. Am J Dis Child 143:40–46
Christensen RD (1987) Morphology and concentration of circulating neutrophils in neonates with bacterial sepsis. Pediatr Infect Dis J 6:429–430
Christensen RD, Rothstein G (1980) Exhaustion of mature marrow neutrophils in neonates with sepsis. J Pediatr 96:316–318
Christensen RD, Bradley PP, Rothstein G (1981) The leukocyte left shift in clinical and experimental neonatal sepsis. J Pediatr 98:101–105
Colman RW (1989) The role of plasma proteases in septic shock. N Engl J Med 320:1207–1209
Easa D (1978) Coagulation abnormalities associated with localized hemorrhage in the neonate. J Pediatr 92:989–994
Egbring R, Seitz R, Blanke H, Leititis J, Kesper HJ, Burghard R, Fuchs G, Lerch L (1986) The proteinase inhibitor complexes (antithrombin III-thrombin, α_2-antiplasmin-plasmin and α_1-antitrypsin-elastase) in septicemia, fulminant hepatic failure and cardiac shock: Value for diagnosis and therapy control in DIC/F syndrome. Behring Inst Mitt 79:87–103
Engle WA, McGuire WA, Schreiner RL, Yu P-L (1988) Neutrophil storage pool depletion with sepsis and neutropenia. J Pediatr 113:747–749
Eschenbach C, Höltermann W (1980) O_2-abhängige Wirkungen von Lipopolysaccharid-Endotoxin auf neutrophile Granulozyten. Blut 40:197–208
Göbel U (1973) Hämostase und Sepsis. Blutgerinnungsbefunde bei Kindern mit bakterieller Sepsis. In: Butenandt I, Mantel K, Schöber JG (Hrsg) Pädiatrische Intensivpflege. Enke Stuttgart, S 109–112
Haque KN, Zaidi MH, Bahakim H (1988) IgM-Enriched intravenous immunoglobulin therapy in neonatal sepsis. Am J Dis Child 142:1293–1296
Hendrickson KJ, Powell KR, Ryan DH (1988) Evaluation of acridine-stained buffy coat smears for identification of becteremia in children. J Pediatr 112:65–66
Kind C (1986) Was sagt eine Neutropenie über das Vorliegen einer Neugeborenensepsis aus. Helv Paediatr Acta 39:419–438

Kleihauer E (1978) Der Granulozyt. In: Kleihauer E (Hrsg) Hämatologie. Springer, Berlin Heidelberg New York, S 217

Krause PJ, Maderazo EG, Scroggs M (1982) Abnormalities of neutrophil adherence in newborns Pediatrics 69:184–187

Kreuz WD, Nowak-Göttl U, Krackhardt B, Wolff H, Breddin HK, Kornhuber B (1987) Therapy of acquired antithrombin III deficiency in childhood. Biol Clin Hematol [Suppl 1] 9:105–111

Kries R v, Stannigl H, Göbel U (1985) Anticoagulant therapy by continous heparin-antithrombin III infusion in newborns with disseminated intravascular coagulation. Eur J Pediatr 144:191–194

Künzer W (1988) Therapie der Verbrauchskoagulopathie. Monatsschr Kinderheilkd 136:788–794

Künzer W, Sutor AH, Niederhoff H, Pringheim W, Karitzky D, Altemeyer KH, Schenck W, Schreiber R (1974) Gerinnungsphysiologische Aspekte und fibrinolytische Aspekte des Schocks. Monatsschr Kinderheilkd 122:116–126

Künzer W, Niederhoff H, Sutor AH (1990) Hämostase des Neugeborenen. Hämostaseologie 10:104–115

Leititis JU (1988) Postnatale Entwicklung der Nierenfunktion unter Berücksichtigung pharmakokinetischer Aspekte. Habilitationsschrift, Universität Marburg

Leititis JU, Burghard R, Nagel S, Heeg D, Müller H, Prinz H (1988) Laboratory screening for neonatal sepsis. In: Grauel EL, Syllm-Rapoport I, Wauer RR (eds) Research in perinatal medicine. Thieme, Leipzig pp 343–355

Liu C-H, Lehan C, Speer ME, Fernbach DJ, Rudolph AJ (1984) Degenerative changes in neutrophils: An indicator of bacterial infection. Pediatrics 74:823–827

Malech HL, Gallin JJ (1987) Neutrophils in human diseases. N Engl J Med 317:687–694

Mingers A-M, (1990) Über Beziehungen zwischen angeborenem Protein C-Protein S-Funktionsstörungen und Verbrauchskoagulopathie bei fulminanter Meningokokkensepsis. Monatsschr Kinderheilkd 138:517

Mitterstieler G, Waltl H, Kurz R (1975) Verbrauchskoagulopathie und isolierte Thrombozytopenie bei Sepsis im Kindesalter. Dtsch Med Wochenschr 100:342–355

Müller-Berghaus G (1987) In: Verstraete M, Vermylen J, Lijnen R, Arnout J (eds) Thrombosis and haemostasis. Leuven Univ Press, Leuven, pp 619–671

Niederhoff H, Künzer W (1985) Physiologie der Hämostase des Neugeborenen, Teil I. Monatsschr Kinderheilkd 133:130–136

Peters M, ten Cate JW, Koo LH, Breederveld C (1984) Persistent antithrombin III deficiency: Risk factor for thromboembolic complications in neonates small for gestational age. J Pediatr 105:310–313

Peuckert W (1988) Streptokokken der Gruppe B. In: Hillemanns HG, Schillinger H (Hrsg) Das Restrisiko gegenwärtiger Geburtshilfe. Springer, Berlin Heidelberg New York Tokyo, S 266–274

Philipp AGS (1984) A screening score in the diagnosis of neonatal sepsis. In: Betke K (ed) Diagnosis in perinatal infections. Medizinische Verlagsgesellschaft, Marburg/Lahn pp 147–153

Powars DR, Rogers ZR, Patch MJ, McGehec WG, Francis FB (1987) Purpura fulminans in meningococcemia: Association with acquired deficiency of protein C and S. N Engl J Med 317:572–575

Reese T (1988) Veränderungen der plasmatischen Gerinnung bei Erkrankungen des Neugeborenen unter besonderer Berücksichtigung der Neugeboreneninfektion. Med Dissertation, Marburg Universität

Rozycki HJ, Stahl GE, Baumgart S (1987) Impaired sensitivity of a single early leukocyte count in screening for neonatal sepsis. Pediatr Infect Dis J 6:440–442

Schlag G, Redl H (1989) Wandel im Sepsisverständnis der klinischen Medizin. Dtsch Med Wochenschr 114:475–478

Schmidt B (1983) Verbrauchskoagulopathie – häufig behandelt, selten verifiziert. In: Polandt F (Hrsg) Pädiatrische Intensivmedizin V. Thieme, Stuttgart New York 100–103

Schmidt B, Wais U, Pringsheim W, Witt I, Künzer W (1981) Decreased production or increased turnover of antithrombin III in severe acquired coagulopathy. Klin Wochenschr 59:1349–1351

Speer CP, Rethwilm M, Tegtmeyer F (1988) Elastase-α_1-Proteinase-Inhibitor bei Erkrankungen der Neonatalperiode. Monatsschr Kinderheilkd 136:256–259

Storm W (1981) Early detection of bacteremia by peripheral blood smears in critically ill newborns. Acta Paediatr Scand 70:415–416

Sutor AH (1983/84) Warnung vor Blutungsprophylaxe bei Frühgeborenen mit Cohn-I-Fraktion. Pädiatr Prax 29:215

Sutor AH (1987/88) Beurteilung der gerinnungsorientierten Therapie beim Waterhouse-Friderichsen-Syndrom. Pädiatr Prax 36:95–100

Sutor AH (1990) Blutgerinnungsstörung und Infektion in der Pädiatrie. In: Tilsner V, Mathias FR (Hrsg) Infektion, Entzündung und Blutgerinnung (ohne Immunologie). Editiones Roche, Grenzach-Wyhlen Basel, S 135–150

Sutor AH, Hoever C (1980) Intravenöse Blutungszeit (VBZ). Ein neuer in vivo-Test zur Beurteilung der Hämostase. In: Deutsch E, Lechner K (Hrsg) Fibrinolyse. Thrombose, Hämostase. Schattauer, Stuttgart New York, S 367–370

Sutor AH, Staudt F, Pringsheim W, Künzer W (1977) Disseminierte intravasale Gerinnung bei durch Streptokokken verursachter Neugeborenen-Sepsis. In: Göbel U (Hrsg) Erworbene Gerinnungsstörungen im Kindesalter. Enke, Stuttgart, S 52–56

Sutor AH, Pancochar H, Künzer W (1984) Coagulation parameters in the diagnosis of infections in the newborn. In: Betke K (ed) Diagnosis in perinatal infections. Medizinische Verlagsgesellschaft, Marburg/Lahn pp 165–172

Sutor AH, Thaiss H, Künzer W (1986) Zeitintervall zwischen Vitamin-K-Gabe und hämostatischer Wirksamkeit. Monatsschr Kinderheilkd 134:603

Sutor AH, Pollmann H, Kries R von, Brückmann C, Jörres H, Künzer W (1988) Spätform der Vitamin-K-Mangelblutung. Bericht über 57 Fälle. Sozialpädiatrie 10:557–560

Tzeng DY, Deuel TF, Huang FJS, Senior RM, Boxer LA, Baehner RL (1984) Platelet-derived growth factor promotes polymorphonuclear leukocyte activation. Blood 64:1123–1128

Weiss SJ (1989) Tissue destruction by neutrophils. N Engl J Med 320:365–378

Wilson JJ, Neame PB, Kelton JG (1982) Infection-induced thrombocytopenia. Semin Thromb Hemost 8:217–233

Wolf A, Polandt F (1989) Bacterial infection: The main cause of acute cholestasis in newborn infants receiving short-term parenteral nutrition. J Pediatr Gastroenterol Nutr 8:297–303

Zimmermann JJ (1989) Sepsis und Leukozytenfunktion. In: Eyrich K, Reichart K (Hrsg) Sepsis. Springer, Berlin Heidelberg New York Tokyo, S 198–222

Zipursky A, Palko J, Milner R, Akenzua GI (1976) The hematology of bacterial infections in premature infants. Pediatrics 57:839–853

6. Die Bedeutung des Protein-C-Mangels in der Pathogenese der Purpura fulminans

H. Seipelt, K. E. von Mühlendahl

Die Purpura fulminans ist die schwerste Form des vaskulär-koagulatorischen Blutungsübels.

Sugillationen und Suffusionen werden zunächst an der Haut sichtbar, nehmen rasch an Größe zu und lassen im weiteren Verlauf die Einbeziehung tieferer Weichteilbereiche erkennen. Bis vor reichlich 10 Jahren war ihre Ursache besonders dann Gegenstand erklärender Vermutungen und Spekulationen, wenn die Blutungen nicht im Rahmen von schweren, septischen Zuständen, sondern ohne Vorboten, in der Neonatalperiode in den ersten Lebenstagen, später im Zusammenhang mit anderen, offensichtlich keine Gemeinsamkeiten aufweisenden Ereignissen auftraten [21, 45].

Man erwog ein Sanarelli-Shwartzman-Phänomen bzw. eine Angiitis, evtl. toxischer oder immunologischer Genese mit disseminierter intravaskulärer Koagulation (DIC) [20, 21, 37, 69, 77].

Eine Krankheit, die am ehesten als Purpura fulminans gedeutet werden könnte, wurde zum erstenmal 1884 von Guelliot (zit. bei [59]) beschrieben. 1887 gab Henoch eine klinische Definition, die auch heute noch im Prinzip Gültigkeit hat [31].

Mit der Entdeckung des Protein-C/S-Systems und seiner Rolle in der Balance zwischen Fluidität und Koagulation des Blutes ergaben sich völlig neue Aspekte für die Einsicht in die ätiopathogenetischen Zusammenhänge und damit auch für eine rationelle Therapie dieser Krankheit [49].

1960 entdeckten Mammen H. et al. (zit. bei [16]) einen neuen Faktor im Gerinnungsprozeß und nannten ihn Autothrombin II A. 1967 wies Marciniak et al. (zit. bei [16]) seine gerinnungsverlangsamende Wirkung nach. 1974 konnten Wetmore u. Gurewich ([zit. bei 80]) die antikoagulatorische Wirkung von Protein C zeigen. 1976 isolierte Stenflo diese Substanz und identifizierte sie als ein in der Leber synthetisiertes, Vitamin-K-abhängiges Protein. Im gleichen Jahr gelang wiederum Seegers et al. der Nachweis, daß das von Stenflo entdeckte Protein C mit dem sog. Autothrombin II A identisch ist [16, 17, 82].

Beim *Protein C* handelt es sich also um ein Vitamin-K-abhängiges, in der Leber synthetisiertes Glykoprotein mit einem Molekulargewicht von etwa 62000 Dalton[1] und einer durchschnittlichen plasmatischen Halbwertszeit von 6–8 h [65]. Der Normalspiegel liegt bei $4,0 \pm 1,0$ µ/100 ml (100% ± 30%) und wird erst im Laufe der ersten 4 Lebensjahre erreicht [55]. Im Neugeborenenalter beträgt die Konzentration nur etwa 30% der Erwachsenenwerte.

---

[1] Veraltete atomare Masseneinheit: 1 Dalton = $1,66018 \cdot 10^{-27}$ kg

Der *Nachweis von Protein C* ist relativ schwierig und nur in hochspezialisierten Laboratorien möglich. Prinzipiell sind für die Messung der Konzentration 3 Methoden eingeführt:

1. Laurell-Immunassay,
2. zweidimensionale Elektrophorese,
3. ELISA-Test.

Für die Bestimmung der *Aktivität von Protein C* im Plasma wurden ebenfalls unterschiedliche Methoden eingeführt, die in der Spezialliteratur nachzulesen sind [6, 7, 47].

Protein C liegt zunächst in einer inaktiven Form vor und wird durch einen endothelständigen Thrombomodulin-Thrombin-Komplex unter Mitwirkung von Kalzium aktiviert (Protein C, a = aktiviert). Der Thrombomodulin-Thrombin-Komplex wird durch AT III gehemmt, was noch durch Heparin verstärkt wird.

Das aktivierte Protein C ist nun in der Lage, wiederum bei Anwesenheit von Kalziumionen, an der Oberfläche von Phospholipiden die aktivierten Faktoren V a und VIII a proteolytisch zu spalten und zwar sowohl ihre plättchengebundenen als auch die freien Fraktionen. Protein C katalysiert die Karboxylierung von Glutaminresten zu γ-Karboxyglutamin. Niedrige Konzentrationen von Faktor V a aktivieren, höhere hemmen Protein C in seiner Aktion.

Darüber hinaus fördert dieses Enzym die Fibrinolyse durch die Hemmung eines Inhibitors der Plasminogenaktivierung.

Die allein von Protein C a katalysierten Reaktionen verlaufen allerdings sehr langsam, werden aber durch einen Kofaktor, das *Protein S*, wesentlich beschleunigt [16, 80, 81]. Auch bei diesem Protein handelt es sich um eine Vitamin-K-abhängige, in der Leber synthetisierte Substanz mit einem Kohlenhydratanteil von 5% und einem Molekulargewicht von 69000 Dalton. Sie braucht für ihre Wirksamkeit nicht aktiviert zu werden. Ihre Funktion besteht im wesentlichen in einer Erleichterung der Bindung von Protein C an die Phospholipidpartikel. Im Plasma sind 40% des Protein S an einen Inhibitor des Komplementsystems, das C 4b-PB („binding protein") gebunden, 60% frei gelöst. Nur letzterer Anteil, der mit dem gebundenen in einem dynamischen Gleichgewicht steht, ist biologisch aktiv. Seine Normalkonzentration im Plasma beträgt 10–30 µ/ml. Eine Defizienz von Protein S führt ebenfalls zu dem beim Protein-C-Mangel beschriebenen Krankheitsbild [38].

Bei der hereditär bedingten Defizienz des Protein C werden, wie bei sehr vielen anderen Enzymopathien auch, 2 Typen unterschieden [81].

Typ 1: Das Unvermögen der Synthese von Protein C. Der herabgesetzte oder fehlende Gehalt an Protein C im Blut geht mit einem entsprechenden Verhalten seiner Aktivität parallel.

Typ 2: Die Synthese eines falsch zusammengesetzten Proteins (Strukturvariante), das zwar im Assay immunreaktiv als solches erkannt werden kann, aber die Funktion vom Protein C nicht oder nicht ausreichend auszuüben vermag. Verfahren, die auf einem immunologischen Nachweis von

Protein C beruhen, werden annähernd normale Werte ergeben, ohne daß aber diesen eine entsprechende Aktivität zuzuordnen ist.

Alle anderen Vitamin-K-abhängigen Gerinnungsfaktoren sind bei Vorliegen eines Protein-C-Mangels in der Regel normal.

Nach den derzeitigen Erkenntnissen sind 2 Vererbungsmodi zu unterscheiden [23, 51]:

1. der autosomal-rezessive Erbgang: bei diesem wäre zu erwarten, daß die Heterozygoten keine klinischen Symptome zeigen, eine Homozygotie allerdings bereits im Neugeborenenalter zu schweren Gerinnungsstörungen führt (Erstbeschreibung 1962 durch van der Horst, [35]). Die Genhäufigkeit dieser Form wird mit 1:200 bis zu 1:300 vermutet [33, 41].
2. Die autosomal-dominant vererbte Form mit unterschiedlicher Expressivität [10], bei der auch bei Heterozygoten mit einem Protein-C-Spiegel unter 50% Veränderungen der Gerinnung als Thrombophilie mit Thromben der tiefen Bein- und Beckenvenen, in über 50% der Fälle oberflächliche Thrombophlebitiden [10, 42] und in 40% der Fälle Lungenembolien in Erscheinung treten [3, 30, 42, 50, 53, 75, 81]. Darüberhinaus wurden bei Befall des Sinus cavernosus Krämpfe, Hydrozephali, Mikrophthalmien, Katarakte und Netzhautablösungen, ferner aber auch Infarkte der Nieren sowie des gastrointestinalen und genitorenalen Systems durch Thrombosen bzw. Thromboembolien beobachtet [62].

Diese Thrombophilie bei Verwandten von Patienten mit Purpura fulminans tritt aber kaum vor dem 10. Lebensjahr auf, hat sich jedoch mit Erreichen des 30. Lebensjahres bei über 50% der Patienten manifestiert. Die Häufigkeit letzterer Form wird mit 1:16000 [67] vermutet.

Gentechnologisch lassen sich diese vererbbaren Defekte neuerdings ebenfalls nachweisen, damit ist auch eine pränatale Diagnose möglich geworden.

Exogene Faktoren, wie z.B. Traumen, Dehydratation, Kälteexposition, Nikotinabusus, Kontrazeptiva, Schwangerschaft können die Krankheit in Erscheinung treten lassen [67].

Eine Herabsetzung des Protein-C-Gehalts im Plasma wird auch bei Vitamin-K-Mangel, bei Anwendung indirekter Antikoagulanzien, bei Leberschäden sowie Behandlung mit l-Asparaginase festgestellt [75]. Schließlich scheinen auch in einzelnen Fällen Protein-C-Hemmkörper für die Auslösung dieser Gerinnungsstörungen eine Rolle zu spielen [73].

Anzumerken ist jedoch, daß sich unter den Patienten mit Neigung zur Thrombose nur in 1–10% der Fälle ein angeborener Protein-C- oder Protein-S-Mangel als Ursache findet [67, 80].

Bei einer Nephrose z.B. mit der typischen Thrombosegefahr wurde sogar eine erhöhte Plasmakonzentration von Protein C gefunden, allerdings aber auch eine Verringerung anderer Gerinnungsinhibitoren (AT III, Protein S), eine Steigerung plasmatischer Gerinnungsfaktoren wie Faktor I, V, VIII und X sowie α_2-Antiplasmin [40].

Die besonders im Kindesalter auftretenden Blutungen bei einem Protein-C-Mangel sind Ausdruck einer DIC, die die Blutversorgung der betroffenen Gewebspartien durch intravaskuläre Thromben und Extravasate aufhebt und so Nekrosen bewirkt.

Die Erniedrigung des Protein C bei einer Purpura fulminans im Rahmen einer septischen Erkrankung ist wohl am ehesten durch einen Verbrauch oder eine Inaktivierung erklärbar. Sie wurde ebenfalls bei oder nach anderen Ereignissen beschrieben. Für eine toxische Synthesehemmung ist die Zeit zwischen Krankheitsbeginn und dem Auftreten der Blutungen trotz der relativ kurzen Halbwertszeit von Protein C meist nicht ausreichend, zumal andere Leberfunktionen ungestört bleiben. Andere Ursachen, wie eine Inaktivierung durch Bakterientoxine oder Zerfallsprodukte, erscheinen spekulativ [16].

Die Beziehungen zu den Formen der disseminierten intravasalen Gerinnung (DIC) bei schweren Infektionen (z.b. Waterhouse-Friderichsen-Syndrom) sind offenbar [37].

Fälle von Purpura fulminans, lediglich von der Blutungssymptomatik definiert, wurden beschrieben bei

- *Infektion durch Bakterien* [4, 15, 21, 22, 25, 37, 39, 45, 78]:
    - häufig: Meningokokken (wobei der Schweregrad der Blutungskomplikation von der Serogruppe unabhängig zu sein scheint; Keime der Gruppe B sowie X, Y und Z waren allerdings am häufigsten),
    Hämophilus aegyptius (Hämophilus influenzae Typ III) (Purpura fulminans brasiliensis),
    Hämophilus influenzae anderer Typen,
    Pneumokokken,
    - seltener: Staphylokokken
    β-hämolysierende Streptokokken (Scharlach)
    gramnegative Bakterien,
    Klebsiellen,
- *Infektionen durch Viren* [5, 19, 21, 30, 44, 45, 63, 72, 79]:
    Varizellen,
    Masern.

Zudem wurden Bilder der Purpura fulminans im Zusammenhang mit mannigfaltigen anderen Störungen gesehen [11, 15, 18, 22, 26, 27, 29, 34, 36, 66, 67, 68, 69]:

- Hypernatriämie,
- Nikotinabusus,
- Antikonzeptivaanwendung,
- Adipositas,
- Gravidität bzw. Abort,
- Traumata, Operationen,
- Colitis ulcerosa,
- Diphtherie- und Pockenimmunisierung,

- Schlangenbisse,
- schließlich sogar nach einem zu heißen Bad.

Auch im Rahmen einer Purpura Schoenlein-Henoch konnten Komplikationen mit Nekrosenbildung beobachtet werden.

In den wenigen auf die Protein-C-Verhältnisse untersuchten Fällen wurde dieses Enzym besonders in den ersten 24 h der Infektion, meistens aber auch noch später, weit unter die Norm erniedrigt gefunden [8, 39, 61]. Da es sich durchweg um ältere Publikationen handelt, muß offen bleiben, ob dem Geschehen nicht immer ein Defekt im Gerinnungssystem mit latent vorhandener Hyperkoagulobilität zugrunde gelegen hat, oder ob nicht sekundäre Störungen im Protein-C/S-System, durch die primäre Noxe bedingt, zu dem morphologisch immer wieder identischen Bild mit sich rasch ausbreitenden Thrombosen und resultierenden Hämorrhagien Anlaß gab [54].

Die histologischen und immunologischen Untersuchungen an den betroffenen Gewebspartien zeigen Schwellungen der Endothelien mit vakuoligen Veränderungen, bei septischem Verlauf mit phagozytierten Bakterien, sowie Nekrosen, die dann auch auf andere Gefäßwandteile ausgedehnt sind. Wandständige Thromben blockieren das Gefäßlumen. Perivaskuläre Extravasate komplettieren das Bild. Häufig finden sich lineare Ablagerungen von IgM sowie C3.

Die sich an die Blutungen anschließenden Nekrosen können so ausgedehnt sein, daß Nekrektomien, mitunter große Amputationen notwendig werden [78]. Häufig treten danach Wachstumsstörungen in benachbarten Regionen auf, zurückzuführen wohl auf eine durch Thrombosenbildung beeinträchtigte Blutversorgung in den betreffenden Wachstumszonen [12, 56, 64, 74, 76].

Die *Therapie* verfolgt folgende Ziele:
1. Behandlung des Schocks,
2. Unterbrechung der intravasalen Gerinnung,
3. Ersatz von Protein C, Ersatz von Gerinnungsfaktoren,
4. antibiotischer Schutz.

Während Dextran, obzwar selbst ein Hemmer der Protein-C-Bildung, beim Schock mit seiner Antisludgewirkung ein nützliches Pharmakon auch bei der Purpura fulminans ist [32, 59], werden alle anderen Schritte kontrovers diskutiert.

Von vielen Autoren wird Heparin favorisiert [1, 2, 14, 34, 77], dessen Nützlichkeit jedoch nicht unangefochten geblieben ist [24, 28, 32, 51, 61], zumal hohe Heparindosen zu einer beschleunigten Inaktivierung von Protein C führen [17]. Zumindest bei den nichthereditären Formen scheint es sich bewährt zu haben.

Dosierung: 75–100 E/kg alle 4 h, so daß die PTT auf das 1,5 fache der Norm verlängert ist; über 2–3 Wochen.

Neuerdings wird aber auch wieder der Einsatz von Hirudin diskutiert [57].

Als Ersatz für Protein C und Gerinnungsfaktoren werden Frischplasma („fresh frozen plasma", FFP) Cohn-Fraktion I, Faktor-IX-Konzentrat oder, weniger wirksam, Kryopräzipitat eingesetzt [51, 70, 77].

Das Vorschalten von Streptokinaseinfusionen wird von einigen Autoren vertreten [65].

Steronobol soll die Protein-C-Synthese anregen, wird aber wegen seiner vielfältigen Nebenwirkungen ebenfalls abgelehnt.

Mit wenig oder gar keinem Erfolg wurden angewandt [37]:

- Hyperbarer Sauerstoff
- Plättchenkonzentrat
- Prostaglandin E_1
- Vitamin K
- Aprotinin
- Faktor VIII
- AT III
- ε-Aminokapronsäure
- Dipyridamol
- Sulfinpyrazon

Für die *Dauerprophylaxe* bei disponierten Patienten (hereditärem Protein-C-Mangel) wird einhellig der Einsatz von indirekten Koagulationshemmern empfohlen [9, 60, 77, 81].

Phenprocoumon, Dosierung: 0,35 mg alle 12 h in steigender
Dosierung bis zu 0,03–0,08 mg/kg KG 3–5 mal wöchentlich.

Bei disponierten Patienten soll vor einem belastenden Eingriff oder anderen zusätzlichen Risiken eine Prophylaxe mit niedrig dosiertem Heparin günstig sein [58].

Für die Korrektur des Synthesedefekts ist auch schon die Lebertransplantation mit Erfolg eingesetzt worden [13, 60].

Da die Nekrosen und die nach ihrer Demarkierung großflächigen Wundgebiete Eintrittspforten für Bakterien darstellen, ist eine sorgfältige Wundtoilette und eine systemische antibiotische Breitspektrumtherapie angezeigt.

Eine europäisch-amerikanische Arbeitsgruppe hat 1989 nach Durchsicht der Daten von 17 Patienten therapeutische Richtlinien entwickelt [51]. Diese Empfehlungen dürften derzeit die am besten fundierten sein und sollen auszugsweise wiedergegeben werden: auch hier verfolgt die Therapie konsequent 2 Prinzipien: den Ersatz von Protein C und die Unterbrechung bzw. die Verhinderung des Wiederingangkommens der Gerinnungskaskade durch Vitamin-K-Antagonisten.

Für die Versorgung mit Protein C stehen frisches Gefrierplasma (FFP) und Prothrombinkonzentrat zur Verfügung.

Zwölfstündliche Infusionen von 10–20 ml/kg von FFP oder Prothrombinkonzentrat können die Thromboseneigung wirksam verhindern, aber bereits das Aussetzen der Medikation einen Tag lang beschwört wieder die Gefahr der Thrombenbildung herauf.

Unmittelbar nach diesen FFP-Infusionen werden Protein-C-Werte von 20–35% der Norm erreicht, die aber 24 h später auf nur 3–10% abgesunken sind.

Mit Prothrombinkonzentrat lassen sich Protein-C-Spiegel von 100% und mehr erzielen, bei intraperitonealen Gaben, die dann notwendig werden, wenn ein i.v.-Zugang nicht mehr aufrecht erhalten werden kann, immerhin noch 30–50%. Aber die Therapie mit diesen Blutfraktionen birgt, neben der Gefahr der Hyperproteinämie, auch die der viralen (Hepatitis, Aids) oder bakteriellen Infektionen in sich.

Die Behandlung mit Vitamin-K-Antagonisten sollte erst nach Abheilen der Blutungen und Nekrosen und erst nach der Neonatalperiode begonnen werden.

Warfarin wird dann in einer Dosis von 0,15–0,4 mg/kg gegeben, wobei die Prothrombinzeit in der Spanne zwischen dem Normalwert und seiner Verdopplung, die INR zwischen 2,5 und 4,4 liegen soll.

Die orale Koagulanzientherapie muß so geführt werden, daß

1. die minimalste Dosis, die eine Symptomfreiheit bewirkt, gegeben wird,
2. diese aber den Veränderungen durch Wachstum und Entwicklung, aber auch interkurrent auftretende Krankheiten und zusätzliche Infektionen anzupassen ist.

Eine Dosiskorrektur muß z. B. erfolgen, wenn durch andere Pharmaka (Antibiotika, Antikonvulsiva) Interferenzeffekte zu erwarten sind bzw. auftreten.

Für die ersten 7 Tage der Einführung der oralen Therapie empfiehlt sich eine überlappende Gabe von FFP und Warfarin, dabei und in den folgenden 2 Wochen ist es wichtig, die Prothrombinzeit täglich zu messen, um die individuelle Pharmakokinetik und die Reaktionen des Kindes kennenzulernen. Danach genügen wöchentliche oder auch noch weiter auseinandergezogene Bestimmungen.

Sollten wieder die Zeichen der Purpura fulminans, gewöhnlich in Form frischer Hautläsionen, auftreten, ist es notwendig, erneut FFP in der üblichen Dosis einzusetzen.

Für die Zukunft sind Präparate zu wünschen, die definierte Mengen von Protein C sowie niedrige Konzentrationen von Faktor VII und anderen Vitamin-K-abhängigen Substanzen enthalten.

Es ist weiterhin zu empfehlen, unter Antikoagulanzientherapie Wachstum und Entwicklung in relativ kurzen Intervallen anthropometrisch zu verfolgen, da die Langzeitnebenwirkungen dieser Pharmaka noch nicht genügend bekannt sind.

Ohne praktische Bedeutung ist u. E. auch die *Vorhersage* aus einzelnen Symptomen. Negativ belastende Faktoren sind Schock, Koma, Körpertemperatur unter 36 °C, fehlender Meningismus, Leukozyten unter 10000, Thrombozyten unter 100000, Fibrinogen unter 1,5 g/l, Hyperkaliämie, weniger als 20 Zellen im Liquor [46]. Auch ein aus den Kriterien abgeleitetes Punktesystem hat für die Praxis wohl kaum Konsequenzen, da in jedem Fall jeder Patient mit allen verfügbaren Mitteln behandelt werden muß.

Die Prognose ist unter derzeitigen Aspekten von der raschen Diagnosestellung und der zielgerichteten Therapie abhängig, die sofort nach Verdachtserhebung und Gewinnung des notwendigen Untersuchungsgutes begonnen werden muß. Eine Korrektur ist eventuell nach endgültiger Befundevaluierung vorzunehmen.

Literatur

1. Allen DM (1966) Heparin therapy of purpura fulminans. Pediatrics 38:211–214
2. Antley RM, MacMillan CW (1976) Sequential coagulation studies in purpura fulminans. N Engl J Med 276:1287–1290

3. Auletta MJ, Headington JT (1988) Purpura fulminans – A cutaneous manifestation of severe protein C deficiency. Arch Dermatol 124:1387–1391
4. Barbierineto J (1988) Brazilian purpuric fever. Lancet 16:883–884
5. Batch JW, Sepkowitz S (1952) Varicella complicated by gangrene of the lower extremities. US Armed Forces Med J 3:759–764
6. Bertina RM, Broekmans HW (1986) Funktionelle Bestimmungsmethoden für Protein C im Plasma. In: Witt I, Zimmer E (Hrsg), Protein C: Klinische Bedeutung und Bestimmungsmethoden. De Gruyter, Berlin, S 17–22
7. Bertina RM, Broekmans WW, Krommenhoeke-van Es C, Wijngaarden A van (1984) The use of a functional and immunologic assay for plasma protein C in the study of the heterogeneity of congenital protein C deficiency. Thromb Haemost 51:1–5
8. Blanco A, Guisasola JA, Solis P, Bachiller R, Gonzales H (1990) Fibronectin in meningococcal sepsis. Correlation with AT III and protein C. Acta Paediatr Scand 79:73–76
9. Branson HE, Katz J, Marble R, Griffin HJ (1983) Inherited protein C deficiency and coumarin responsive chronic relapsing purpura fulminans in a newborn infant. Lancet II:1165–1168
10. Broekmans AW, Veltkamp JJ, Bertina RM (1983) Congenital protein C deficiency and venous thromboembolism. A study of three Dutch families. N Engl J Med 309:340–344
11. Brühl H (1913) Beitrag zum Krankheitsbild der Purpura fulminans. Z Kinderheilkd 50:547–552
12. Caffey J (1970) Traumatic cupping of the metaphyses of growing bones. AJR 108:451–460
13. Casella JF, Bontempo FA, Markel H, Lewis JH, Zitelli BJ (1988) Successful treatment of homozygous protein C deficiency by hepatic transplantation. Lancet I:435–437
14. Chenaille PJ, Horowitz ME (1989) Purpura fulminans. A case for heparin therapy. Clin Pediat 28:95–98
15. Chu DZJ, Blaisdell FW (1982) Purpura fulminans. Am J Surg 143:356–362
16. Clouse LN, Comp PC (1984) Decrimination of functional levels of protein C, an antithrombotic protein, using thrombin-thrombomodulin complex. Blood 63:15–21
17. Comp PC, Nixon RR, Esmon CT (1986) The regulation of haemostasis: The protein C system. N Engl J Med 314:1298–1304
18. Derot M, Tanret P, Brochen G (1948) Purpura necrotique et nephrite anurique par intolerance aux monles. Bull Soc Med Hop Paris 64:26–31
19. Dingman RO, Grabb WC (1963) Postinfectious intravascular thrombosis with gangrene. Plast Reconstr Surg 31:58–65
20. Dominey A, Kettler A, Viannias J, Tschen JA (1988) Purpura fulminans and transient protein C and S deficiency. Arch Dermatol 124:1142–1143
21. Dudgeon DL, Kellogg DR, Gilchris GS, Wolley MM (1971) Purpura fulminans. Arch Surg 103:351–358
22. Dyggve H (1947) A case of purpura fulminans with fibrinogenopenia in association with scarlatina. Acta Med Scand 127:382–395
23. Estelles A, Garcia-Plaza I, Dasi A et al. (1984) Severe inherited „homozygous" protein C deficiency in a newborn infant. Thromb Haemostas 52:53–56
24. Feinstein DI (1982) Diagnosis and management of disseminated intravascular coagulation, the role of heparin therapy. Blood 60:284–289
25. Fomarola D, Miragliotta G (1987) Brazilian purpura fever, haemophilus aegyptius and endotoxin. Lancet II:1157
26. Frank A (1961) Auffallende Purpura bei artifiziellem Abort. Dtsch med Wochenschr 86:1618–1620
27. Friedrich H (1961) Purpura necroticans. Z Gesamte Inn Med 16:630–636
28. Garcia-Plaza I, Jimenez-Astorga C, Borrego D, Marty MJ (1985) Coumarin prophylaxis for fulminant purpura syndrome due to homozygous protein C deficiency. Lancet I:634–635

29. Goldgraber MB, Kirsner JB (1960) Gangrenous skin lesion associated with ulcerative colitis. Gastrenterology 39:94–103
30. Griffin JH, Evatt B, Zimmerman TS, Kleiss AJ, Wideman C (1981) Deficiency of protein C in congenital thrombotic disease. J Clin Invest 68:1370–1373
31. Henoch E (1887) Über Purpura fulminans. Berl Klin Wochenschr 24:8–10
32. Hichcock CR, Kiser JC, Telander RL (1964) Effect of low molecular weight dextran on organ perfusion and sludging. Surgery 56:533–536
33. Hinz H, Well J, Buchman S, Azzam S, Auberger K, Beck C (1987) Homozygote Säuglinge in einer Sippe mit erblichem Protein-C-Mangel. Klin Wochenschr 65:576–589
34. Hjort PF, Rapaport SJ, Jorgensen L (1964) Purpura fulminans: Report of a case successfully treated with heparin and hydrocortison – review of 50 cases from the literature. Scand J Haematol 1:169–192
35. Horst RL van der (1962) Purpura fulminans in a newborn baby. Arch Dis Child 37:436–441
36. Huber EA (1983) Beitrag zur Purpura fulminans. Neue Österreich Z Kinderheilkd 38:416–424
37. Isaakman SH, Heroman WM, Lightsey AL (1984) Purpura fulminans following group B β-haemolytic streptococcal sepsis. Am J Dis Child 138:915–916
38. Israels SJ, Seshia SS (1987) Childhood stroke associated with protein C or S deficiency. J Pediatr 111:562–569
39. Jacobs RS, HSI S, Wilson CB, Benjamin D (1983) Apparent meningococcemia. Clinical features of disease due to haemophilus influenzae and neisseria meningitidis. Pediatrics 72:469–476
40. Kemkes-Matthes B (1989) Heterozygous protein C deficiency type I. Blut 58:201–206
41. Keusch G (1989) Thrombotische Komplikationen beim nephrotischen Syndrom. Schweiz Med Wochenschr 119:1080–1085
42. Klingemann HG, Broekmans BW, Bertina RM, Egbring R, Loeliger EA (1984) Protein-C-Mangel – Risikofaktor für venöse Thrombosen. Klin Wochenschr 62:975–978
43. Knauer H (1927) Das Krankheitsbild der Purpura fulminans. Z Kinderheilkd 118:1–16
44. Laurent LJM (1933) Extensive purpura simplex following measles. Br J Child Dis 30:104–11
45. Leclerc F (1987) Le purpura fulminans de l'enfant – Aspects actuelles. Arch Fr Pediatr 44:137–143
46. Leclerc F, Benscart R, Guillois B et al. (1985) Prognostic factors of severe infectious purpura in children. Intensive Care Med 11:140–146
47. Löbermann H, Kolde H-J, Deubel R, Peter R, Tourte E, Becker V (1986) Determination of protein C in plasma. Behring Inst Mitt 79:112–120
48. Lubach D, Bartels M (1984) Flächige Purpura mit Nekrosen bei schwer verlaufender Verbrauchskoagulopathie. Hautarzt 35:152–158
49. Marciniak E, Wilson HD, Marlar RA (1985) Neonatal purpura fulminans: A genetic disorder related to the absence of protein C in blood. Blood 65:15–20
50. Marlar RA, Montgomery RR, Broekmans AW (1985) Protein C in thromboembolic disease. Semin Thromb Hemost 11:387–393
51. Marlar RA, Montgomery RR, Broekmans AW (1989) Diagnosis and treatment of homozygous protein C deficiency. J Pediatr 114:528–534
52. McGovern JP, Dawson JP (1954) Purpura fulminans. Report of a case coincident with varicella. Clin Proc Child Hosp 10:114–118
53. Melissari E, Kakkar VV (1989) Congenital severe protein C deficiency in adults. Br J Haematol 72:222–228
54. Mingers AM, Bartels H, Stockhausen HB von (1990) Inborn protein C deficiency in a 15-years-old girl with dissiminated intravascular coagulopathy (DIC) due to fulminant meningococcemia. Blut 60:113–119
55. Nardi M, Karpatkin M (1986) Prothrombin and protein C in early childhood: Normal adult levels are not achieved until the 4th year of life. J Pediatr 109:843–848

56. Nogi J (1989) Physeal arrest in purpura fulminans. J Bone Joint Surg 71:929–931
57. Nowak G (1990) Hirudin versus heparin in endotoxin induced DIC. Blood 60:158–163
58. Pabinger-Fasching I, Bertina RM, Lechner K (1983) Protein C deficiency in two Australian families. Thromb Haemost 50:810–813
59. Patterson JH, Pierce B, Amerson JR, Lorraine W (1965) Dextran therapy of purpura fulminans. N Engl J Med 273:634–638
60. Peters C, Casella JF, Marlar RA, Montgomery RR, Zinkham WH (1988) Homozygous protein C deficiency: Observations on the nature of the molecular abnormality and the effectiveness of warfarin therapy. Pediatrics 81:272–276
61. Powars DR, Rogers ZR, Patch MJ, McGehee WG, Francis FB (1987) Purpura fulminans in meningococcemia: Association with acquired deficiency of protein C and S. N Engl J Med 317:572–575
62. Pulido JS, Lingua RW, Christol S, Byrne S (1987) Protein C deficiency associated with vitreous hemorrhage in a neonate. Arch J Ophthalmol 104:546–547
63. Radl H, Hekele K (1957) Purpura fulminans im Anschluß an Varizellen. Arch Kinderheilkd 155:43–50
64. Robinow M, Johnson F, Nanagas MT (1983) Skeletal lesions following meningococcemia and disseminated intravascular coagulation. Am J Dis Child 137:279–281
65. Rogers PCJ, Silva MP, Carter JEJ, Wadsworth LD (1989) Renal vein thrombosis and response to therapy in a newborn due to protein C deficiency. Eur J Pediatr 149:124–125
66. Roze JC, Mouzard A (1987) Etude epidemiologique des formes graves de purpura infectieux en 1984. Arch Fr Pediatr 44:379–384
67. Schwieder G, Vieregge P, Wiedemann G, Wagner T (1987) Kongenitaler Protein-C-Mangel und thromboembolische Erkrankungen. Dtsch Med Wochenschr 112:425–428
68. Seinefeld RH, Henningar G, Hellman LM (1960) Purpura fulminans complicating pregnancy. Am J Obstet Gynecol 80:161–166
69. Sheldon JH (1947) Purpura necrotica. A possible clinical application of the Shwartzman phenomenon. Arch Dis Child 22:7–13
70. Sills RH, Marlar RA, Montgomery RR, Ganesh N, Humbert JR (1984) Severe homozygous protein C deficiency. J Pediatr 105:409–413
71. Spicer TE, Rau JM (1976) Purpura fulminans. Am J Med 61:566–571
72. Stamey CC, Manley JH, London AH (1956) Purpura fulminans following chicken-pox. N C Med J 17:115–119
73. Suzuki K, Nishioka J, Hashimoto S (1983) Characterization of protein C inhibitor purified from human plasma. Thromb Haemost 50:342–349
74. Tochen ML (1970) Bone lesion in a child with meningococcal meningitis and disseminated intravascular coagulation. J Pediatr 91:342–343
75. Vogel G, Lauten G, Machulik M, Fischer C (1989) Protein-C-Defekte als Ursache thrombophiler Zustände. Folia Haematol 116:901–905
76. Watson CHC, Ashworth MA (1983) Growth disturbance and meningococcal septicemia. Report of two cases. J Bone Joint Surg [Am] 65:1181–1183
77. Wehinger H, Geiger E, Freudenberg V, Schürmann J, Alexandrakis E, Witt I (1985) Schwerer hereditärer Protein-C-Mangel bei einem Neugeborenen mit Purpura fulminans – erfolgreiche Behandlung mit Phenprocoumon. Klin Pädiatr 197:116–120
78. Weiner HA (1950) Gangrene of the extremities. A recently recognized complication of severe meningococcic infection. Arch Intern Med 86:877–890
79. Wishik SM, Bullowa JG (1935) Complications of varicella. II. Surface complications. Am J Dis Child 49:927–932
80. Witt I (1990) Zusammenhang zwischen Dysregulationen im Hämostasesystem und der Thrombogenese. Z med Lab Diagn 31:3–11
81. Yuen P, Cheung A, Hsiang Julin, Faith HO (1986) Purpura fulminans in a chinese boy with congenital protein C deficiency. Pediatrics 77:670–676

7. Notfallsituationen bei Vasopathien

H. Niederhoff, A. H. Sutor

Vasopathien

Definition

Unter Vasopathien versteht man Blutungsübel mit einer isolierten Schädigung der Gefäße. Thrombozytenzahl und -funktion sowie plasmatische Gerinnungsteste sind im Normbereich.

Ursachen und Differentialdiagnosen

Die Ursache kann in einem hereditären Defekt der Gefäße liegen wie z.B. beim *Ehlers-Danlos-Syndrom*, bei der *Telangiectasia hereditaria* (M. Osler-Rendu), beim *Marfan-Syndrom*, beim *M. Down*, beim *M. Davis* und beim *Groenblad-Strandberg-Syndrom* (Dallapiccola et al. 1971; Lechner 1968; Sutor u. Künzer 1973).

Im Vergleich dazu sind erworbene Gefäßschäden häufiger. Zwar spielt in unseren Breitengraden ein *Vitamin-C-Mangel (infantiler Skorbut)* zahlenmäßig keine große Rolle; die Blutungen in das Periost können jedoch so schmerzhaft sein, daß gelegentlich eine Unbeweglichkeit in Außenrotation (Pseudoparalyse) und ein Zusammenzucken bei der leisesten Berührung (Hampelmannphänomen) resultiert. Das *Kawasaki-Syndrom* (mukokutanes Lymphknoten-Syndrom) ist die häufigste multisystemische Vaskulitis im frühen Kindesalter (Cremer 1990), deren Notfallsymptomatik im Beitrag Zens u. Muntean (S. 221) abgehandelt ist. Im folgenden wird eine andere Vaskulitis, die *Purpura Schönlein-Henoch* ausführlich besprochen werden, da hierbei Blutungssymptome Komplikationen nach sich ziehen können, die zu Notfallsituationen führen.

Purpura Schönlein-Henoch

Definition

Bei der Purpura Schönlein-Henoch liegt eine immunkomplexvermittelte allergische Vaskulitis vor, die im Vorschul- und Schulalter nach vorangegangenem Infekt oder durch einen anderen Auslöser akut beginnt und in einem oder mehreren Schüben verläuft. Beteiligt sind in wechselndem Ausmaß die kleineren, nicht muskelhaltigen Gefäße und Kapillaren, die sich vor allem in der *Haut* (mit polymorphen Exanthemen, Blutungen und Ödemen), in den *Gelenken* (mit Schwellungen und Schmerzen), im *Gastrointestinaltrakt* (mit kolikartigen Bauchschmerzen und Darmblutungen), im *Urogenitaltrakt* (mit Hämaturie und Proteinurie als Ausdruck einer Nephritis sowie seltener mit geschwollenen und schmerzhaften Testes), sowie im *Nervensystem* und *anderer Organen*, manifestiert.

In der überwiegenden Mehrzahl der Fälle heilt das Krankheitsbild spontan und folgenlos aus.

Extremvarianten sind die Purpura necroticans und schließlich die Purpura fulminans, die mit disseminierter intravasaler Gerinnung einhergeht und eine wesentlich ernstere Prognose hat.

Ätiologie und Pathogenese

Anamnestisch findet sich bei rund 2/3 der Patienten ein Infekt der oberen Luftwege, insbesondere durch Influenza-A-Viren (Niederhoff et al. 1979) oder auch eine andere Viruserkrankung (Hepatitis B u.a.) oder bakterielle Infektion (Yersiniose, Shigellose, Streptokokken? u.a.), in seltenen Fällen eine Vakzination oder eine andere Impfung, und zwar meist 1–2 Wochen vor Erscheinen der ersten Purpurasymptome. Es sind ferner zahlreiche, recht unterschiedliche Medikamente und deren Kombination mit einer Infektionskrankheit sowie Insektenstiche und eine Reihe von Nahrungsmitteln als auslösendes Allergen angeschuldigt worden; deren ätiologische Rolle ist jedoch fragwürdig.

Besser sind wir über die Pathogenese unterrichtet (Macher u. Sommer 1983): Licht- und elektronenmikroskopische sowie immunfluoreszenzoptische Befunde – zum Teil im Tierexperiment gewonnen – sprechen dafür, daß sich bei der Purpura Schönlein-Henoch eine Immunreaktion vom Typ III (generalisierte Arthus-Reaktion) an den Arteriolen, Kapillaren und Venolen der Haut und anderer Organe sowie in einem Teil der Fälle auch an den Basalmembranen der Nierenglomeruli abspielt. Bei der generalisierten Arthus-Reaktion lagern sich Antigen-Antikörper-Komplexe unter bestimmten Bedingungen (Antigenüberschuß, besondere Größe und Verweildauer der Immunkomplexe im zirkulierenden Blut, gesteigerte Gefäßwandpermeabilität, etwa infolge von Immunadhärenzphänomenen) an den genannten Gefäßwänden ab und aktivieren dadurch das Komplementsystem.

Die vaskulären Prostaglandine sind auch beteiligt; dies führt seinerseits zu weiterer Erhöhung der Gefäßpermeabilität und chemotaktischem Anlocken von Granulozyten, die die Immunkomplexe phagozytieren und dabei zugrunde gehen (Leukozytoklasie). Hierdurch frei werdende proteolytische Enzyme sind für den weiteren morphologisch nachweisbaren Gewebeschaden verantwortlich. Makrophagen, die die Gewebstrümmer schließlich phagozytieren, beherrschen die letzte Phase dieser allergischen Entzündungsreaktion am Gefäßsystem. Das geschilderte Bild wird durch Einflüsse seitens der Blutgerinnung und des fibrinolytischen Systems (extravasale Fibrinablagerungen, Verminderung der fibrinolytischen Aktivität im betroffenen Gewebe (Bianchini et al. 1983) noch modifiziert. Außerdem können anstelle der granulozytären Zellinfiltration granulomatöse Entzündungsreaktionen eintreten. Zu nekrotischen Herden kommt es nur ausnahmsweise, die sich noch am ehesten als winzige schwarze Punkte im Zentrum einzelner Hauteffloreszenzen zeigen.

Klinik

Symptomatik und Verlauf sind sehr variabel. Der Beginn ist akut, meist innerhalb eines Tage.

Das Allgemeinbefinden ist in unterschiedlichem Ausmaß gestört, die Stimmungslage der Kleinkinder oft weinerlich und abwehrend, abhängig vor allem von der Intensität der Gelenk- und der Bauchschmerzen. Es kann aber auch das Sensorium infolge der Beteiligung des ZNS beeinträchtigt sein. Fieber steht nicht im Vordergrund des klinischen Bildes; wenn eine Temperaturerhöhung auftritt, ist sie flüchtig und geht selten über 38° C hinaus.

Die Hauterscheinungen gehören meistens zu den ersten Symptomen; sie können jedoch mitunter völlig fehlen.

Die typischen purpuriformen *Hauterscheinungen* vornehmlich an den Streckseiten der unteren Extremität und am Gesäß bieten selten Anlaß zu einer Notfallsituation, können dem Unerfahrenen jedoch erhebliche differentialdiagnostische Schwierigkeiten bereiten (Übersicht bei Niederhoff 1989 und Fischer et al. 1990).

Dagegen führen die *gastrointestinalen Symptome* (Purpura abdominalis), die bei mehr als der Hälfte der Patienten auftreten mit Erbrechen und z.T. kolikartigen Bauchschmerzen mit okkulten oder sichtbaren Blutbeimengungen im Stuhl zur Notfalleinweisung in die Klinik. Verursacht werden diese Symptome durch ödematöse Schwellungen und Blutungen der Darmmukosa und der übrigen Darmwand sowie des Mesenteriums, die auch zu Darmperforationen und Invaginationen führen können und Anlaß zu einer Appendektomie bieten (Fischer et al. 1990). Stehen die Bauchschmerzen oder andere Hinweise auf ein akutes Abdomen im Vordergrund, so muß immer an eine Invagination gedacht und gegebenenfalls sofort chirurgisch eingegriffen werden. Chirurgische Interventionen erfordern auch die selten beobachteten Fälle von Darmperforation und massiver Magenblutung, wobei sich als Quelle jeweils umschriebene Schleimhautläsionen nachweisen ließen (Weber et al. 1983).

Neben den bekannten *Symptomen des Urogenitaltrakts* mit temporärer Mikro- oder Makrohämaturie sowie – selten – einer progressiven Glomerulonephritis mit Niereninsuffizienz und Blutdrucksteigerung können auch operationsbedürftige Ureterabgangsstenosen und Schwellungen des Hodens auftreten, die mit einer Hodentorsion verwechselt wurden (Niederhoff 1989).

Die *Gelenkbeteiligung* (Purpura rheumatica) ist zwar zumeist temporär, kann aber wegen schmerzhafter Schwellungen der Sprunggelenke mit periartikulärem Ödem und Bewegungseinschränkung zu einer plötzlichen Gehbehinderung führen.

Eine weitere, früher wenig beachtete Organmanifestation mit Notfallcharakter betrifft das *Nervensystem*. Kopfschmerzen werden bei 8,9 % der Patienten mit Purpura Schönlein-Henoch beobachtet, davon haben 50 % Krampfanfälle (Übersicht bei Elinson et al. 1990). Bewußtseinseintrübungen bis hin zur Somnolenz und Koma, Kopfschmerzen, Meningismus, ferner Paresen der Hirnnerven (N. facialis), aber auch der peripheren Nerven sowie tonisch-klonische generalisierte, halbseitige und fokale zerebrale Anfälle mit und ohne Bluthochdruck, mitunter sogar ein status epilepticus, wurden beobachtet (Belman et al. 1985). Im Computertomogramm wurde eine okzipitale Blutung nachgewiesen (Scattarella et al. 1983). Bei neurologischen Komplikationen kann die Vaskulitis am besten durch eine NMR-Untersuchung nachgewiesen werden (Elinson et al. 1990).

Ausgesprochen seltene Organmanifestationen mit Notfallcharakter betreffen *Herz* und *Lungen* (Perikarditis, Myokarditis, pulmonale Hämorrhagien), *Pankreas* und *Muskulatur*.

Diagnose

Die Diagnosestellung hängt in erster Linie vom klinischen Bild, von der Vorerkrankung, den typischen Beschwerden und dem Verlauf ab. Unspezifisch verändert kann das Blutbild [Thrombozytose v.a. bei gastrointestinaler Beteiligung (Saulsbury u. Kessler 1983), Thrombozytopenie zu Beginn oder bei schwerem Verlauf als Hinweis für eine Verbrauchskoagulopathie, leichte Leukozytose mit Linksverschiebung, gelegentlich Eosinophilie], die gering bis mäßig beschleunigte BKS und der erhöhte IgA-Immunkomplexspiegel sein. Plasmatische Gerinnungsuntersuchungen sind – bis auf eine Verminderung der F-XIII-Aktivität in schweren Fällen – unauffällig, die Plättchenfunktion normal. Die Kapillarresistenz kann dagegen häufig reduziert sein. Häufig findet sich eine zumindest mikroskopisch nachweisbare Erythrozyturie und Proteinurie.

Therapie

Die Purpura Schönlein-Henoch ist eine in sich begrenzte Krankheit, die keiner medikamentösen Therapie bedarf. Wichtig ist aber das Erkennen von chirurgischen Komplikationen, die einer sofortigen Intervention bedürfen. Bei stärkeren, kolikartigen Bauchschmerzen empfiehlt sich der Einsatz eines Steroidpräparats (2–3 mg Prednison/kg KG als einmalige Gabe oder täglich morgens in einer Dosis für meist nur wenige Tage). Die Bauchschmerzen werden dadurch oft prompt gebessert, eine Invagination soll sogar verhindert werden. Auf Verlauf und Ausgang der Nephritis haben Kortikosteroide keinen Einfluß.

Literatur

Allen DM, Diamond LK, Howell DA (1960) Anaphylactoid purpura in children (Schönlein-Henoch syndrome). Am J Dis Child 99:833–854

Belman AL, Leicher CR, Moshé, Mezey AP (1985) Neurologic manifestations of Schönlein-Henoch purpura: report of three cases and review of the literature. Pediatrics 75:687–692

Bianchini G, Lotti T, Fabbri P (1983) Fibrin deposits and fibrinolytic activity in Schönlein-Henoch syndrome. Int J Dermatol 22:103–106

Cremer HJ (1990) Das Kawasaki-Syndrom (Mukokutanes Lymphknoten-Syndrom). Dtsch Ärztebl 87:1526–1531

Dallapiccola B, Alboni P, Ballerini S (1971) Capillary fragility in Down's syndrome. Coagulation 4:217

Elinson P, Foster KW, Kaufman DB (1990) Magnetic resonance imaging of central nervous system vasculitis. A case report of Henoch-Schönlein purpura. Acta Paediatr Scand 79:710–123

Fischer PJ, Hagge W, Hecker W (1990) Purpura Schönlein-Henoch. Eine klinische Studie an 119 Patienten unter besonderer Berücksichtigung ungewöhnlicher Komplikationen. Monatsschr Kinderheilkd 138:128–134

Lechner K (1968) Morbus Osler. In: Zuckschwerdt L, von Thies HA, Landbeck G (Hrsg) Vasogene Blutungsneigungen. Schattauer, Stuttgart, S 45–52

Macher E, Sommer G (1983) Haut. In: Vorlaender K-O (Hrsg) Praxis der Immunologie, Grundlagen-Methoden-Klinik, 2. Aufl. Thieme, Stuttgart, S 444–474

Niederhoff H (1989) Vasopathien. In: Bachmann K-D, Ewerbeck H, Kleihauer E, Rossi E, Stalder G (Hrsg) Pädiatrie in Praxis und Klinik, Bd 2. Fischer, Thieme, Stuttgart New York, 2. Aufl. S 22–28

Niederhoff H, Pernice W, Sedlacek H, Schindera F, Schütte H, Straßburg M (1979) Purpura Schönlein-Henoch. Elektroenzephalographische, hämostaseologische und immunologische Befunde. Dtsch Med Wochenschr 104:1567–1571

Saulsbury FT, Kesler RW (1983) Thrombocytosis in Henoch-Schönlein purpura. Clin Pediatr 22:185–187

Scattarella V, Pannarale P, D'Angelo V, Contratti F, Penza R (1983) Occipital hemorrhage in a child with Schönlein-Henoch syndrome. J Neurosurg Sci 27:37–39

Sutor AH, Künzer W (1973) Klinik der kongenitalen Blutstillungsstörungen. Gelbe Hefte 13:1–11

Weber TR, Grosfeld JL, Bergstein J, Fitzgerald J (1983) Massive gastric hemorrhage: an unusual complication of Henoch-Schönlein purpura. J Pediatr Surg 18:576–578

8. Gerinnungsstörungen bei onkologischen Erkrankungen unter besonderer Berücksichtigung der tumorinduzierten Blutung

H. Reddemann

Definition und Wesen der Krankheit

Blutungen und Thrombosen durch Veränderungen der Hämostase bei onkologischen Erkrankungen im Kindesalter stellen eine zusätzliche und in Abhängigkeit vom Grad ihrer Ausprägung zuweilen auch lebensbedrohliche Situation dar. Störungen der Blutgerinnung und der Fibrinolyse können bereits zur Diagnose des Tumorleidens führen, d.h. sie sind primär bei Stellung der Diagnose vorhanden (Anders et al. 1988; Sutor 1988). Hämostaseologische Veränderungen treten aber auch im Verlauf der Erkrankung besonders bei Tumorprogression auf oder können durch die Therapie ausgelöst bzw. verstärkt werden (Gastpar 1976; Vogel 1988). Darüber hinaus hat die Blutung nach einem Trauma beim onkologischen Patienten einen wesentlich anderen Stellenwert als beim gesunden Kind. Ausmaß der Blutung und Dauer können stärker ausgeprägt sein und mit schwerwiegenderen Folgen verlaufen.

Von wesentlicher Bedeutung für die Gerinnungsstörungen bei Malignomen erscheint die Fähigkeit maligner Gewebe, in vitro und in vivo Gewebsthromboplastine und zwar in höherer Aktivierung als normales Gewebe, zu exprimieren (Gralnick u. Sultau 1975).

Häufigkeit – Prävalenz

Blutungsdiathesen und Thrombosen sind aus pathophysiologischer Sicht bei Kindern mit Malignomen im engen Zusammenhang mit verschiedenen sich auch wechselseitig beeinflussenden Faktoren zu sehen. Pathologische Veränderungen sind auf den verschiedenen Ebenen wie der plasmatischen Gerinnung, der Fibrinolyse, der Thrombozytenzahl und der Thrombozytenfunktion sowie in einer Störung der Mikrozirkulation mit partieller oder totaler Organinsuffizienz möglich. Erst durch die Fortschritte in der Hämostaseologie wurde die Bedeutung pathologischer Veränderungen durch den Tumor und/oder die Therapiewirkung ätiopathogenetisch aktualisiert und differenzierter betrachtet.

Hämostaseologische Veränderungen mit Thrombose- und/oder Blutungsneigung als Folge einer Hyperkoagulolabilität mit disseminierter intravasaler Gerinnung (DIC) treten akut oder chronisch, d.h. bei längerer Krankheitsdauer, praktisch bei jedem Tumorpatienten in unterschiedlichem Schweregrad auf. Das betrifft nicht nur das Erwachsenen- sondern auch das Kindesalter (Saggau 1975). Nach Marx 1975 (Abb. 1) sind die klinischen Phänomene Thrombose und/oder

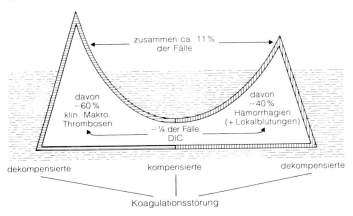

Abb. 1. Thrombosen und Blutungen bei Tumor-DIC: „Eisbergphänomen". (Nach Marx 1976)

Blutung als Eisberg anzusehen; nur etwa bei 11%–18% der Patienten mit einer Koagulationsstörung tritt diese klinisch manifest in Erscheinung (Gastpar 1976; Lit. s. Sutor et al. 1986). Obwohl bei Kindern sicher seltener, sollen die Reaktionen der Gerinnungsmechanismen auf eine maligne Erkrankung bei Kindern und Erwachsenen gleichartig sein (Pochedly et al. 1973; Hathawy u. Hays 1975). Bereits mit akuter Blutungsneigung beginnende Tumorerkrankungen sind bei Kindern erfreulicherweise selten. Die mit einer akuten Veränderung einhergehenden Blutungskomplikationen mit und ohne Anämie, kommen v.a. bei malignen hämatologischen Systemerkrankungen, wie z.B. der Leukämie oder beim Non-Hodgkin-Lymphom vor. Veränderungen der Hämostase in der Induktionstherapie bei der akuten lymphoblastischen Leukämie (ALL) mit signifikantem Abfall der meisten Gerinnungsfaktoren, sind häufig zu beobachten (Gadner u. Riehm 1977). Ein besonderes Risiko muß bei Hyperleukozytose im Zusammenhang mit der T-Zell-Leukämie gesehen werden. Bei 151 Kindern mit akuter myeloischer Leukämie (AML), die nach einem BFM-Protokoll behandelt wurden, traten sogar innerhalb der ersten 2 Wochen nach Diagnosestellung bei 50% Blutungsereignisse auf. An Frühblutungen starben 10% der Kinder, davon 15 Patienten an Hirnblutungen (Sutor 1988). Solide Tumoren gehen eher mit einer allmählichen Steigerung verschiedener Komponenten des Hämostasemechanismus einher. Trotz erheblicher Fortschritte im Bereich der Supportivtherapie zählen Blutungen und venöse Thromboembolien auch heute noch zu den wesentlichen Todesursachen bei erwachsenen Tumorpatienten (Rasche 1988).

Ätiopathogenese

Die Ätiopathogenese von Blutungen, Mikro- und Makrothrombosen bei Tumorpatienten bedarf einer weiteren dringenden Klärung, denn die zahlreichen pathophysiologischen Abläufe einschließlich der sich wechselseitig beeinflussenden Faktoren, sind noch nicht völlig geklärt (Jakob et al. 1987/88). Sicher ist, daß sowohl unter dem Tumorwachstum, als auch unter der die Hämostase vielfältig beeinflussenden Chemotherapie, das Blutungs- und Thromboserisiko für Patienten größer wird. Vor allem schnellwachsende Tumoren, wie z.b. Keimzelltumore beim Kind zeigen eine nicht nachkommende Gefäßneubildung. Dadurch kann es schnell zum lokalen Sauerstoffmangel und zur Nekroseblutung kommen.

Im wesentlichen müssen für den Tumorpatienten als zusätzliche Gefahrenmomente unterschieden werden:

1. Hyper- und Hypokoagulopathie;
2. Hyperfibrinolyse (primär und sekundär);
3. quantitative und qualitative Thrombozytenstörungen;
4. Gefäßschädigungen;
5. Tumor- und Nekroseblutungen

Alle diese Ereignisse können einzeln oder kombiniert bzw. auch in zeitlicher Phasenverschiebung auftreten.

Einflußfaktoren, die beim Malignompatienten zur Blutung führen können

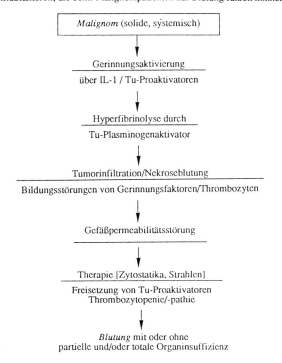

Im Vordergrund steht jedoch das Hyperkoagulabilitätssyndrom, welches offensichtlich durch zahlreiche Faktoren ausgelöst werden kann. Dieses Syndrom, das durch eine Aktivierung der Gerinnungsfaktoren und anderer Plasmaproteine, v.a. Faktor VIII sowie des Fibrinogens gekennzeichnet ist, und mit einer Vermehrung von Leukozyten und Monozyten einhergeht, schließt auch die Aktivierung des Immunsystems mit ein (Wada et al. 1982).

Diese Hyperkoagulabilität kommt nach heutigen Auffassungen u.a. auch im Rahmen der akuten Phasenreaktion zustande. Sie beruht auf einer vermehrten Sekretion von Interleukin-1 durch das aktivierte Monozyten-Makrophagen-System mit einer Stimulation der Leberzellen zur Proteinsynthese; einer Aktivierung der Kollagensynthese und der Megakaryozyten usw. (Schneider 1988). Es handelt sich damit um eine unspezifisch-reaktive und häufige Erscheinung mit einem Wundheilungsprogramm, das sich nicht selbst limitiert.

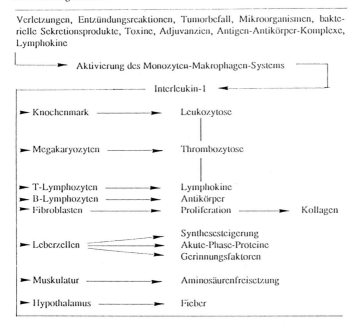

Biologische Wirkungen des Monozyten-Makrophagensystems und Aktivierung der Gerinnungsfaktoren

Andere Tumorzellen verschiedener Malignomentitäten (akute myeloische Leukämie vom Subtyp M_3, Lymphome, Osteosarkome, Gliome und auch Melanome) können ebenfalls gewebsthromboplastinartige proteolytisch wirksame Aktivatoren bilden. Diese stimulieren das Gerinnungssystem über die Aktivierung der Faktoren VII und X bis zur Auslösung einer Verbrauchskoagulopathie (DIC) mit den möglichen Folgen einer partiellen oder totalen Organinsuffizienz, (Gralnick u. Sultau 1975).

Auslösung der DIC über die Stufen Faktor VII und Faktor X durch Aktivator aus der Tumorzelle

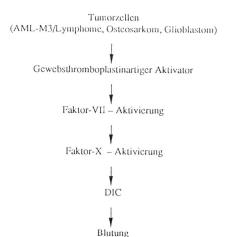

Manche Tumorzellen, wie z.B. die der Adenokarzinome exprimieren eine „Cancer procoagulant activity" (CPA), die nicht mit dem Aktivator bei der akuten myeloischen Leukämie übereinstimmt. Sie kommt auch in fetalen Zellen vor. Dieses Tumorprokoagulanz verhält sich wie ein Enzym und aktiviert bei Anwesenheit von Kalziumionen direkt den Faktor X, d.h. es bedarf nicht der Mitwirkung von Faktor VII (Gordon u. Cross 1981).

Direkte Aktivierung der Gerinnung über den Faktor X

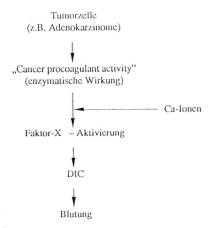

Bei Tumorpatienten sind naturgemäß die Zeichen einer intravasalen Gerinnung häufig schwer zu beurteilen. Da es im Laufe der Erkrankung zu einer Aktivierung der Gerinnungsmechanismen in verschiedenem Ausmaß kommen kann, muß natürlich auch das klinische Bild sehr verschieden sein. Eine DIC kann als Plus-Hämostaseopathie mit Thrombose oder als Minus-Hämostaseopathie mit Blutungen auftreten (Marx 1975; Reitz et al. 1984). Letzteres bedeutet dann:

1. verminderte Aktivität der Faktoren II, V, VII;
2. Abfall der neutrophilen Granulozyten und der Thrombozyten im peripheren Blut;
3. Auftreten von Fragmentozyten im peripheren Blut;
4. Abfall von Antithrombin III (AT III) und von Protein C.

Bei Kindern mit Tumoren nimmt die DIC jedoch selten so schwere Ausmaße an, wie beim Erwachsenen.

Außer der Verbrauchsstörung kommt bei malignen Tumoren auch der Bildungsstörung plasmatischer Gerinnungsfaktoren und des Fibrinogen Bedeutung zu (Benkö u. Laki 1969). Zum Beispiel sind Leukämien, solide Tumoren, primäre Lebertumoren oder Lebermetastasen in der Lage, die Bildung von Gerinnungsfaktoren zu hemmen und/oder die Fibrinogensynthese qualitativ zu stören (Lyman et al. 1978; Schöndorf 1988). Das Reaktionsvermögen des Fibrinogens ist herabgesetzt, die Halbwertszeit des Fibrinogens ist verkürzt (Ambrus et al. 1983). Es treten damit bereits primär vermehrt Fibrinogenspaltprodukte mit fibrinolytischer Wirkung auf.

Neben einer verstärkten Blutungsgefahr soll eine verminderte Gerinnung die Metastasierungsrate von Tumoren senken. Die gestörte oder fehlende Fibrinbildung soll möglicherweise eine Schlüsselstellung einnehmen. Marx (1988) definierte die Rolle des Fibrins für das Tumorwachstum so: „In der 1. Entwicklungsphase des Tumors ist das Fibrin ein Stimulanz, in der 2. Wachstumsphase ein Stabilisator und zuletzt ist das Fibrin ein Würger des Tumors". Diese Auffassung wurde jedoch auch widersprüchlich diskutiert. Während Antithrombin III kaum eine Beeinflussung bei Leberfunktionsstörungen zeigt, war das Protein C mit 50 % deutlich erniedrigt (Rubin et al. 1980; Zurbon 1989). Damit erweist sich das Protein C empfindlicher als das AT III. Ein dysfunktionelles vitaminabhängiges Gerinnungsprotein „Des-Gamma-Carboxyprothrombin" wurde von Liebman et al. 1984 beschrieben.

Tumorzellen ektodermaler und mesenchymaler Herkunft besitzen vermehrt die Fähigkeit, Plasminogenaktivatoren zu bilden und so direkt zu erhöhter fibrinolytischer Aktivität beizutragen. Bei der Freisetzung von Plasminogenaktivatoren ist der Unterschied zwischen gesundem und malignem Gewebe nur quantitativ (Lit. bei Kase et al. 1985). In der Mehrzahl der Fälle scheint der Aktivator vom Urokinasetyp (u-PA) zu sein. Die Folge sind ein zunehmender Anstieg von Fibrinopeptid A (FPA), sowie weiterer proteolytischer Reaktionspeptide von Faktor X und Protein C.

Das Fibrinopeptid A (FPA) stellt ein direktes Maß einer ablaufenden Gerinnungsaktivierung dar (HWZ 4^5) und gibt die Anwesenheit von intravasalem Thrombin wieder, d.h. es ist ein Maß für den aktuellen Stand der Aktivierung der Gerinnung (Rohdeghiero et al. 1989). Das Fibrinopeptid A (FPA) verhält sich außerdem wie ein Tumormarker; Anstieg bedeutet Tumorprogression und Abfall

Aktivierung der Fibrinolyse bei Tumoren ektodermaler und mesenchymaler Herkunft

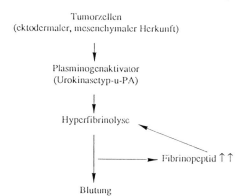

Regression unter erfolgreicher Tumortherapie (Meyers et al. 1981: Ambrus et al. 1983; Rickles et al. 1983).

Zacharski (1987) konnte durch tierexperimentelle Untersuchungen den ursächlichen Zusammenhang von Tumorprogression und Gerinnungsaktivierung nachweisen. Zum anderen gelang auch der Nachweis einer Korrelation von freigesetzter gerinnungsaktiver Substanz mit der Tumormasse; bei 95% der Patienten mit metastasierendem Tumor, bei 20% der Patienten mit lokalisiertem Tumor und bei 10% der Patienten in Remission war die gerinnungsaktive Substanz erhöht. Eine signifikante Korrelation zwischen initialer Gesamtleukozytenzahl (Tumormasse) und vermehrtem Umsatz der Gerinnungsfaktoren wird auch von Gadner u. Riehm 1977 bei kindlichen ALL-Patienten erwähnt. Ein FPA-Anstieg als Tumormarker kann auch hier verwendet werden, obwohl sich eine Einschränkung auf Grund mangelnder Spezifität ergibt. Ein weiterer Zusammenhang scheint sich zwischen Tumorausbreitung und Fibrin- sowie Fibronektinbildung der Makrophagen zu ergeben (Anders et al. 1987). Patienten mit Malignom im Endstadium zeigten ein erniedrigtes Fibronektin, was mit einer latenten oder manifesten DIC verbunden sein kann (Mosher u. Williams 1978).

Die Proliferation und die Infiltration maligner Zellen in das Knochenmark führen zu einer Beeinträchtigung seiner Funktion. Damit verbunden ist eine Störung der Thrombopoese (Bildungsstörung), wie sie insbesondere bei Leukämien, Non-Hodgkin-Lymphomen, Neuroblastomen und anderen Malignomen zu beobachten ist.

Thrombozytenzahlen im Blut bis zu einem unteren Grenzwert von 50 Gpt/l werden noch gut kompensiert und führen nur unter besonderer Belastung (leichte Traumen, Zahnextraktion) zu Blutungen an Haut, Schleimhäuten oder inneren Organen. Bei Thrombozytenzahlen von weniger als 20 Gpt/l im peripheren Blut können bereits Spontanblutungen und u.U. auch lebensgefährliche Notfallsituationen auftreten (intrakranielle Blutung).

Da die Thrombozytenzahlen sich auch zur Tumorzellmasse proportional verhalten sollen, wird von einem Haften der Thrombozyten an der Tumorzellmembran ausgegangen. Eine weitere Ursache für eine Thrombozytopenie kann auch

Einfluß der Tumorzelle auf Thrombozytenzahl und Funktion

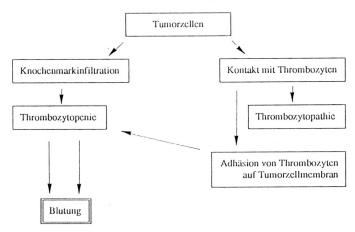

die verkürzte Halbwertszeit der Thrombozyten durch direkte, z.B. toxische Tumoreinwirkung sein (Gastpar 1976; Romos et al. 1981; Ambrus et al. 1983). Dieses Phänomen wurde jedoch nur bei 11% der erwachsenen Krebspatienten beobachtet. Durch intensive Forschungen konnte auch nachgewiesen werden, daß die Kontakte mit malignen Zellen nicht nur die Zahl und Überlebenszeit, sondern auch die Funktion der Thrombozyten beeinflußt (Lit. bei Woodcock et al. 1984; Kase et al. 1985; Anders 1988).

Zum einen sind mikroangiopathische Schädigungen und Störungen der Kapillarresistenz durch Freisetzen eines „Vascular Permeability Factor" aus den Tumorzellen sowie toxische permeabilitätssteigernde Stoffwechselprodukte in ihrer Pathogenese für die Gefäßintegrität noch weitgehend ungeklärt. Zum anderen wirken die bei der Hyperfibrinolyse auftretenden kleineren Fragmente der Fibrinmonomere und Peptide schädigend auf die Gefäßpermeabilität (Takaki et al. 1974). Daneben stehen die akuten Blutungsereignisse durch direkten Tumoreinbruch in die Gefäße mit Rupturblutungen oder durch zentrale Tumornekroseblutungen. Diese Blutungen können neben einer akuten schweren Anämie eine vitale Bedrohung für den Patienten darstellen. In diesem Zusammenhang sind v.a. Pyelonblutungen bei Nierentumoren, Makrohämaturie bei Blasentumoren oder Blutungen von Tumoren des Magen-Darm-Kanals von besonderer Bedeutung. Für die Frühtodesfälle bei der AML im Kindesalter sollen sie eine weitaus größere Rolle spielen, als die Thrombozytopenie (Sutor et al. 1986). Tumorblutungen bei Hirntumoren sind häufiger als angenommen, bleiben aber im Kindesalter eine Rarität (Eberhardt et al. 1983)

Unter einer zytostatischen Monotherapie und insbesondere durch eine intensive kombinierte Tumortherapie sind bei Kindern Blutungen unterschiedlichster pathophysiologischer Abläufe zu beobachten.

1. Die Zytostase und die Antibiotika führen, neben einer Schädigung der Leberfunktion mit verminderter Bildung von Gerinnungsfaktoren zu einer Veränderung der Darmflora mit Zottenatrophie. Durch diese mit Durchfällen einherge-

hende Malabsorption kommt es zu einer Mangelsituation an Vitamin K. Folglich ist die Synthese der vitamin-K-abhängigen Faktoren II, VII, IX und X vermindert. Zusätzlich besteht die Möglichkeit, daß die toxisch geschädigte Leber mit einer verminderten Aktivität anderer Gerinnungsfaktoren über die Hemmung der Proteinsynthese reagiert. Auch diese Situation kann mit im Ursachenkomplex der Koagulationsstörung eine nicht unbedeutende Rolle spielen.
2. Unter einer zytostatischen Monotherapie und/oder einer Strahlenbehandlung kann es ebenso wie unter einer kombinierten intensiven Chemo-/Strahlentherapie zu einer graddifferenzierten Verbrauchsreaktion mit erheblichen Blutungen kommen (Gastpar 1976; Anders et al. 1988). Der mehr oder minder starke Tumorzerfall (Zytolyse, Tumorzellnekrose) führt zu einer massiven Freisetzung gerinnungsaktiver Phospholipide. Diese können eine DIC auslösen (Marx 1976). Es scheint sich dabei nicht um eine spezifische Wirkung einzelner Zytostatika, sondern vielmehr um eine von der Zytostatikasensibilität des Tumors abhängige Erscheinung zu handeln.

Auslösung einer Blutung durch direktes Freisetzen von gerinnungsaktiven Substanzen der Tumorzellen

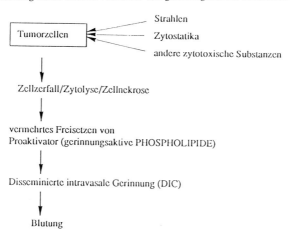

Einige Beispiele seien angeführt:
Hohe MTX-Konzentrationen führen zur Veränderung der elektrischen Ladung oder einer Erhöhung der Membranstabilität, die die Aggregation und Adhäsion der Thrombozyten hemmen (Städler et al. 1984). Bei einer hochdosierten Metothrexattherapie mit Citrovorumfaktor rescue wurden bei 50 Behandlungen 4mal Blutungen durch eine Verbrauchskoagulopathie beobachtet. Eine Erniedrigung der Vitamin-K-abhängigen Faktoren (< 50% der Norm) wiesen dagegen 1/3 der Patienten auf (Göbel et al. 1981).
Nach Applikation von Asparaginase steht eine selektive Hemmung der Proteinsynthese in der Leber im Vordergrund, wovon prokoagulatorische, fibrinolyti-

sche und thromboseprotektive Gerinnungsproteine betroffen sind. Neben einer Hypokoagulabilität besteht gleichzeitig eine Tendenz zur Thrombosebildung und außerdem kommt es durch das verstärkte fibrinolytische Potential zu Auswirkungen auf die Hämostase. Hier können als Nebenwirkungen beobachtet werden (Priest et al. 1982; Anders et al. 1987, 1988; Jakob et al. 1987/88):

1. Gerinnungsveränderungen durch Synthesehemmung
   - Fibrinogenabfall,
   - konsekutiver Abfall von Plasminogen,
   - Abfall von Protein C,
   - Abfall von Plasmafibronektin,
   - Abfall von AT III,
   - Abfall von Faktor IX und XI;
2. Blutungen oder Thrombosen, letztere traten bei 1,14% von 1400 kindlichen ALL-Patienten und in 10%–27% bei jüngeren erwachsenen Patienten auf (Schöndorf 1988);
3. Verminderung der Plättchenaggregation (Pui et al. 1983).

Bei Kombination von Asparaginase mit Prednison und Vincristin wird die Tendenz zur Thrombose verstärkt (Miniero et al. 1986). Insbesondere traten z.B. eine akute Verbrauchskoagulopathie während der Induktionstherapie der akuten Leukämie oder arterielle Thrombosen unter der Cisplatintherapie auf (Gralnick und Abrell 1973; Licci et al. 1985). Patienten mit Mammakarzinom hatten in den Phasen der Chemotherapie eine signifikant höhere Rate an Thromboembolien. Ein zytostatikainduziertes Thromboserisiko wurde auch 24 h nach Chemotherapiebeginn durch einen signifikanten Faktor-VIII-Aktivitätsanstieg beobachtet. Dieses Verhalten wird auch typischer Weise für Akute-Phase-Proteine gefunden (Licci et al. 1985; Levine et al. 1988). Tiefe Venenthrombosen sind bei Kindern selten, bei onkologischen Erkrankungen ist jedoch mit einem höheren Risiko zu rechnen (Jakob et al. 1987/88).

Vincristin und Ifosfamid rufen in geringer Dosierung keine Veränderungen des Gerinnungspotentials hervor (Neidhardt u. Hartwich 1975). Cyclophosphamid (Endoxan) und Ifosfamid (Holoxan) stellen durch ihre Zwischen- und Abbauprodukte vesicotoxisch wirkende, eine hämorrhagische Zystitis auslösende Belastung dar. Von 314 Kindern mit ALL hatten 8% eine hämorrhagische Zystitis nach Cyclophosphamid. Ein Kind verstarb an einer Blasenblutung (Lawrence et al. 1975). Außerdem kann eine Makrohämaturie auch Erstsymptom einer DIC bei einer akuten Promyelozytenleukämie sein (Sutor et al. 1986). Durch eine ausreichende Flüssigkeitszufuhr (3 $1/m^2$ KOF i.v.) und Mesna (Uromitexan) kann die hämorrhagische Zystitis heute vermieden werden. Anders (1988) fand in der Kombinationstherapie Daunorubicin/6-Thioguanin/Cytosinarabinosid/Vincristin/Prednison bei Leukämiepatienten eine Zunahme der Hyperkoagulabilität.

Während bei der Zytostatikatherapie schon nach 4 h ein Effekt auf die Gerinnung erkennbar ist, reagiert die Zelle auf die Strahlung im Sinne einer Gerinnungsaktivierung erst protrahiert nach 3 Tagen. Gesteigerte Thromboseneigung unter radiotherapeutischen Maßnahmen sind insbesondere bei gynäkologischen

Tumoren bekannt (Ludwig 1974). Bei malignen Lymphomen und Bronchialkarzinomen konnten am 3. Bestrahlungstag ein signifikanter Anstieg von FPA als auch von Thrombin-Antithrombin-III-Komplex als Hinweis auf thrombininduzierte Gerinnungsaktivierung gefunden werden. Die Befunde sind vergleichbar mit der Tumorzellyse unter Chemotherapie. Auch eine Aktivierung von Plättchenfaktor 4 ist zum gleichen Zeitpunkt anzunehmen. Auch das faktor-VIII-assoziierte Antigen stieg entsprechend einem Akuten-Phase-Protein bereits nach 24 h und blieb während des gesamten Bestrahlungszeitraumes erhöht. AT III zeigte keine Abweichungen (Bruhn et al. 1988).

Eine konstante Nebenwirkung zahlreicher effektiver Tumorprotokolle stellt die therapiebedingte Thrombozytopenie, die mit unterschiedlicher Intensität und Dauer auftreten kann, dar. Von 1274 behandelten Tumorpatienten unterschiedlichster Entität und Therapie hatten 24 % eine Thrombozytopenie. Nur 44 Patienten (13 %) zeigten eine schwere Blutung: 26mal aus dem Magen-Darm-Kanal. Bei 15 Patienten lag zusätzlich ein Mangel an Gerinnungsfaktoren vor, ein Todesfall trat nicht auf (Dutcher et al. 1983). Bei thrombopenischen Blutungen von Leukämiepatienten (< 10 GPT/l) wurden in 21 % der Fälle gastrointestinale und urogenitale Blutungen beobachtet. Eine Blutung in das ZNS fand sich bei 58 % der letalen Verläufe (Anders 1988). Unter gewissen Voraussetzungen ist heute eine ambulante Führung von onkologischen Patienten mit Thrombozytopenie durchaus üblich und zu verantworten. Plötzlich auftretende Blutungen sind jedoch nicht sicher auszuschließen und sollten zu einer prophylaktischen Thrombozytensubstitution bei Werten von < 20 GPT/l Anlaß geben.

Eine weitere Ursache für Blutungskomplikationen ergibt sich bei multitransfundierten Krebspatienten aus serogenen Unverträglichkeitsreaktionen durch präformierte Antikörper der IgM-Klasse des Empfängers über die Aktivierung des Komplementsystems (Trobisch u. Wüst 1987). Über diesen Weg kann es auch zur Auslösung einer DIC kommen, die auch dann noch möglich ist, wenn der Patient bereits aus der stationären Behandlung in die ambulante Betreuung entlassen worden ist. Andere multitransfundierte Patienten, die eine hochdosierte zytostatische Therapie (HD-MTX-Therapie) erhalten, sind zusätzlich gefährdet. Bei ihnen können immunkompetente transfundierte Zellen eine akute Graft-versus-Host-Reaktion auslösen. Die Symptome können unterschiedlich schwer sein (Grad 1–4) und beinhalten Erythem, exfoliativen Hautausschlag, Diarrhö, Leber- und Nierendysfunktion sowie Blutungen. Aus diesem Grunde ist heute eine Bestrahlung jeder Blut- bzw. Blutderivatkonserve mit 20–30 Gy empfehlenswert.

Therapie

Eine Therapie der Blutungen, d.h. die supportive hämatologisch- hämostaseologische Notfallbehandlung ergibt sich aus der jeweiligen besonderen Situation. Es gibt dafür keine allgemein gültige Regel. Neben dem Hämoglobin, dem Hämatokrit und den Gerinnungsparametern ist die Akuität einer Blutung mit entscheidend für das Ausmaß und die Art der Therapiemaßnahmen. Von entscheidender Bedeutung für das therapeutische Vorgehen ist selbstverständlich auch die Lokalisation der Blutung. Bei einer Sickerblutung aus der Nase sind lediglich lokal-hämostyptische Maßnahmen erforderlich, bei einer schweren Blutung eine Tamponade und Substitutionstherapie. Eine schwere Makrohämaturie mit fortgeschrittenem Harnblasentumor erfordert neben einer selektiven Embolisation der Aa. iliaca interna als Alternative die Frage nach der Radikaloperation (Karlowski et al. 1987).

Tumorkinder mit Fieber, hoher Blutsenkung, starker Erhöhung des c-reaktiven Proteins und Thrombozytopenien zeigten einen deutlich geringeren Anstieg der Thrombozyten nach Thrombozytensubstitution. Der Verbrauch an Plättchen ist hier deutlich höher; deshalb sollte auch die Substitutionsdosis höher sein (Rüther 1984). Von 162 Transfusionen bei 12 Kindern traten bei 17% mittelschwere bis schwere Blutungen nach Transfusion durch Plättchenverbrauch auf. Den größten Einfluß auf die Verkürzung der Überlebenszeit transfundierter Thrombozyten haben lymphozytische Antikörper (Lit. bei Anders 1988).

Die Therapie mit oralen Antikoagulanzien und Heparin sollte mehr als bisher Berücksichtigung finden, obwohl der letzendliche Durchbruch für Therapieempfehlungen nirgendwo vorhanden ist (Gastpar 1984; Köstering et al. 1988). Als Möglichkeit der Beeinflussung des Gerinnungssystems bei Patienten mit malignen Erkrankungen bieten sich an (Köstering et al. 1988):

- Heparin;
- orale Antikoagulanzien (Marcumar, Warfarin);
- orale Antikoagulanzien + Antifibrinolytika;
- Aggregationshemmer;
- Streptokinase (Urokinase).

In einer randomisierten Studie zeigten Patienten mit einer Antikoagulanzienbehandlung signifikant bessere Überlebenszeiten. Insbesondere Warfarinstudien belegen für das kleinzellige Bronchialkarzinom bessere Überlebenszeiten; für viele andere Tumoren jedoch nicht (Zacharski 1987). Bei chronischer DIC, wie z.B. bei metastasierenden Tumoren, konnten unter niedrig dosiertem Heparin die Zeichen einer Besserung erreicht werden (Bruhn 1987). Die optimale supportive Therapie bei der akuten Promyelozytenleukämie muß nach Runde u. Schneider (1988) v.a. auf einer intensiven Plättchensubstitution und Gabe von Proteolyseinhibitoren beruhen. Heparin sollte erst nach einem Anstieg der Thrombozyten (mindestens > 20 GPT/l) verabreicht werden. Da bei akuter myeloischer Leukämie (AML) die gleichzeitige Gabe von Heparin den durch Zytostatika verursachten Anstieg von Fibrinopeptid A vermindert, scheint die Indikation zur Prävention einer DIC gerechtfertigt (Anders 1988). Wir beginnen mit einer Dosierung von 100–300 E/kg in 24 h als Dauerinfusion und korrigieren unter Kontrolle der Gerinnungsparameter.

Bei Leukämiepatienten kann, wenn Hyperleukozytose, Monozytäre Leukämie und erniedrigtes Plasminogen vorliegen, der Versuch gemacht werden, die initiale Blutungsgefahr zu verhindern (Klose et al. 1981):

1. Vorsichtige Hydratation, Allopurinol;
2. Austauschtransfusion oder Leukopherese bei > 200 GPT/l Leukozyten;
3. Frischplasma bei plasmatischer Gerinnungsstörung;
4. Thrombozytenkonzentrat bei Thrombopenie;
5. Vincristin (1/3 der üblichen Dosis) 0,5 mg/m² KOF 1malige Dosis;
6. Anämieausgleich *nur* bei extrem niedrigen Werten.

Bereits gesichert scheint die klinische Anwendung der Heparintherapie, insbesondere bei der akuten myeloischen Leukämie. Eine adäquate Antikoagulanzientherapie läßt sich aufgrund der therapieinduzierten Gerinnungsaktivierung rechtfertigen. Nicht nur eine Thromboembolieprophylaxe, sondern auch eine Steigerung der Effektivität der Tumortherapie zeichnen sich ab. Der wirkliche Wert einer adjuvanten Antikoagulanzientherapie ist durch klinische Studien weiter zu klären.

Zusammenfassung

Die wesentlichsten Störungen der Hämostase gehen beim Tumorpatienten von seinem Grundleiden selbst und der Tumortherapie aus. Viele Einzelphänomene sind heute noch nicht erklärbar oder bekannt. Man muß jedoch berücksichtigen, daß jeder Krebspatient blutungs- und thrombosegefährdet und damit als Notfallpatient anzusehen ist. Diese Besonderheit muß heute unbedingt in der Gesamtkonzeption des Tumortherapiemanagements berücksichtigt werden.

Literatur

Ambrus IL, Ambrus CM (1983) Clinical aspects of thromboembolism in neoplastic diseases. In: Van de Loo C, Prentice RM, Beller FK (eds): The thromboembolic disorders. Stuttgart New York
Anders O (1988) Hämostasestörungen bei der akuten Leukämie des Erwachsenen. Med Dissertation, Universität Rostock
Anders O, Backhaus M, Mielke F, Emmerich J, Konrad H (1987) Plasma-Fibronectin bei akuter Leukämie. Folia Haematol (Leipz) 114:348–358
Anders O, Nagel HR, Ernst B, Konrad H, Zgola M (1988) Gerinnungsfaktoren und Proteinase-Inhibitoren während der zytostatischen Therapie der akuten Leukämie, Folia Haematol (Leipz) 115:769–780
Benedetto C, Zonca M, Tavella AM, Petitti E, Massobrio M, Nigam S, Slater TF (1985) Platelet sensitivity to prostacyclin in normal subjects, and in patients with benign and malignant tumors of the breast. Br J Cancer 51:49–53
Benkö SA, Laki K (1969) Die Wirkung der L-Asparaginase auf das Fibrinogen und das Fibrinogengerinnsel. Arch Geschwulstforsch 34:102–115
Bratt G, Blomback M, Lockner D (1985) Factors and inhibitors of blood coagulation and fibrinolysis in promyelocytic leukemic. Scand J Clin Lab Invest 178:81–83
Bruhn HD (1987) Niedrig dosiertes Heparin. Schattauer, Stuttgart
Bruhn HD, Knapp S, Sender H, Werner H, Zurborn KH (1988) Auswirkungen einer Strahlen- oder Zytostatikatherapie auf das Hämostasesystem. Blutgerinnung und Onkologie XXXI. Hamburger Symposion über Blutgerinnung. Editiones Roche, Basel

Cairo MS, Lazarus K, Gilmore K, Baehner RL (1988) Intracranial hemorrhage and focal seizures secondary to use of L-asparaginase during induction therapy of acute lymphocytic leukemia. J Pediatr 97:829–833
Donati MB, Poggi A (1980) Malignancy and hämostasis. Br J Haematol 44:173–182
Dutcher J, Schiffer P, Aisner CA (1983) Incidence of thrombocytopenia and serious hemorrhage among patients with solid tumors. Cancer 53:557–562
Eberhardt G, Müller W, Thun F, Wilche O, Fischer R (1983) Spontaeous hemorrhages in intracerebal brain tumors and leukemia. Neurosurgery 11:157–164
Gadner H, Riehm H (1977) Veränderungen der Hämostase bei Induktionstherapie akuter lymphoblastischer Leukämien im Kindesalter. Erworbene Gerinnungsstörungen im Kindesalter. Enke, Stuttgart
Gastpar H (1976) Maligne Geschwülste und Thrombosen. Med Welt 27:1737–1741
Gastpar H (1984) Orale Antikoagulantien und Aggregationshemmer in der adjuvanten Tumortherapie. In: Köstering H (Hrsg) Onkologie und Blutgerinnung. Schattauer, Stuttgart
Göbel U. Jürgens U, Voss von H, Wahn V, Rosen G (1981) Gerinnungsstörungen nach hochdosiertem Methotrexat mit Citrovorum Faktor Resue bei Patienten mit osteogenem Sarkom. Klin Pädiatr 193:94–98
Gordon SG, Cross BA (1981) A factor X-activating cystenie protease from malignant tissue. J Chir Invest 67:1665–1671
Gordon SG (1985) Tumorprokoagulans, Gerinnung und Fibrinolyse bei malignen Erkrankungen, Hämostaseologie 5:160–165
Gralnick HR, Abrell E (1973) Studies of the procoagulant and fibrinolytic activity of promyelocytes in acute promyelocytic leukaemia. Br J Haematol 24:89–99
Gralnick HR, Sultau C (1975) Acute promyelocytic leukemia: hemorrhagic manifestation and morphologic criteria. Br J Haematol 29:373
Hathaway WE, Hays T (1975) Hypercoaguability in childhood cancer. J Pediatr Surg 10: 893–899
Hiller E, Riess H, Hafter R, Graeff H (1980) Evaluation of hypercoagulability after remission induction chemotherapy of acute leukemia. Blut 41:359–366
Jakob P, Leppik KH, Gromball J, Beck JD (1987/88) Fibrinolytische Behandlung tiefer Venenthrombosen bei Kindern mit hämatologisch-onkologischen Erkrankungen. Päd Prax 36:247–254
Karlowski A et al. (1987) Embolisation therapy in patients with tumors of urinary. Radiol Diagn 28:541–543
Kase F, Pospisil J, Hlouskova D (1985) Blutstillungsmechanismen und maligne Geschwülste. Folia Hämatol (Leipz) 112:809–830
Klose HJ, Kelson S, Schwarzbach K, Janka G, Netzel B, Haas R, Betke K (1981) Initialtherapie extremer Leukozytose bei akuter kindlicher Leukämie durch Bluttransfusion. Rheologische Aspekte. Klin Padiatr 193:172–176
Köstering H, Kussmann J, Graudins J, Ruskowski H, Talartschik J (1988) Heparin und orale Antikoagulantien bei Tumorpatienten. Blutgerinnung und Onkologie XXXI. Hamburger Symposion Editiones Roche, Basel
Lawrence HJ, Simone J, Aur RJA (1975) Cyclophosphamide induced hemorrhagic cystitis in children with leukemia. Cancer 36:1572–1576
Levine MN, Gent M, Hirsch J, Arnold A, Goodyear MD, Hryniuk W, De Pauw S (1988) The thrombogenic effect anticancer drug therapy in women with stage II breast cancer. N Engl J Med 318:404
Liebman HA, Furie BC, Tong MJ, Blancard RA, Co KJ, Lee SD, Colemann MS, Furie B (1984) Descarboxy [abnormal] prothrombin as a serum marker of primary hepatocellular carcinoma. New Engl J Med 310:1427–1432
Licci dello JTW, Moake JL, Rudy CK, Karp DD, Hong WK (1985) Elevated plasma von Willbrand factor levels and arterial occlusive complications associated with cisplatin – based chemotherapy. Oncology 42:296
Ludwig H (1974) Anticoagulantien beim fortgeschrittenen Carzinom. Gynäkologe 7:204

Lyman GH, Bettigole RE, Robson E, Ambrus JL, Urban AH (1978). Fibrinogen kinetics in patients with neoplastic disease. Cancer 41:1113–1122

Mannuci PM, Vaglini M, Maniezzo M, Magni E, Mori D, Cascinelli N (1985) Hemostatic alterations are unrelated to the stage of tumor in untreated malignant melanoma and breast carcinoma. Eur J Cancer Clin Oncol 2:682–685

Marx R (1976) Wichtige klinisch-hamostaseologische Phänomene bei Malignom. In: Gastpar H (Hrsg) Onkohämostaseologie. Schattauer, Stuttgart, S 3–20

Marx R (1988) Diskussion V. Blutgerinnung und Onkologie XXXI. Hamburger Symposion über Blutgerinnung. Editiones Roche, Basel

Miniero R, Pastore G, Sarocco P, Messina M, Lange MM, Fiandino G, Jannacci L, Madon E (1986) Hemostatic changes in children with acute lymphoblastic leukemia treated according to two different L-asparaginase schedules. Am J Pediatr Hematol Oncol 8:116–120

Mosher DF, Williams EM (1978) Fibronectin concentration is decreased in plasma of severely ill patients with disseminated intravascular coagulation. J Lab Clin Med 91:729

Myers TJ, Rickles F, Barb C, Cronlund M (1981) Fibrinopeptide A in acute leukemia- relationship of activation of blood coagulation to disease activity. Blood 57: 518–525

Neidhardt B, Hartwich G (1975) Der Einfluß einer zytostatischen Kombinationsbehandlung mit Vincristinsulfat und Ifosfamid auf das Blutgerinnungssystem, Dtsch Med Wochenschr 100:409–412

Pochedly C, Miller SP, Mehta A (1973) Hypercoagulable state in children with acute leukemia or disseminated solid tumors. Oncology 28:517–522

Priest JR, Ramsay KC, Steinherz PG, Tubergen DG (1982) The effect of L-asparaginase, J Pediatr 100:984, 990

Pui CH, Jackson CW, Chesney C, Lgles SA, Bowman WP, Abromowitsch M, Simone JV (1983) Sequential changes in platelet function and coagulation in leukemic children treated with L-asparaginase, prednisone and vincristine. J Clin Onkol 1:380–385

Rasche H (1988) Immunkoagulopathien bei Tumorerkrankungen. Blutgerinnung und Onkologie XXXI. Hamburger Symposion über Blutgerinnung Editiones Roche, Basel

Reitz M, Witzke G, Egbring R, Gutjahr P (1984) Coagulation factors and proteinase inhibitors in the plasma of children with acute lymphoblastic leukoses. Klin Wochenschr 62: 1165–1169

Rickles FR, Edwards RL, Barb C, Cronlund M (1983) Abnormalities of blood coagulation in patients with cancer – fibrinopeptide A generation and tumor growth. Cancer 51: 301–307

Rohdeghiero F, Castaman G, Soffiati G, Quaglio R, Castionovo S, Cortesi S, Dini E (1989) Clinicial significance of fibrinopeptide A in acute lymphocytic and nonlymphocytic leukemia, Blut 59:77–183

Romos OF, Moron EC, Castro Arencs R de (1981) Platelet function abnormalities in acuta leukaemic. Haematologia (Budap) 14:383–391

Rubin RN, Kies MS, Posch JJ (1980) Measurement of antithrombin III in solid tumor patient with and without hepatic metastases. Thromb Haemost 18:353–360

Runde V, Schneider W (1988) Blutungsneigung bestimmt Prognose der akuten Promyelozytenleukämie. Blutgerinnung und Onkologie XXXI. Hamburger Symposion über Blutgerinnung. Editiones Roche, Basel

Rüther I (1984) Thrombozytensubstitution bei Kindern mit malignen Erkrankungen unter zytostatischer Therapie. Med Dissertation, Universität Düsseldorf

Saggau W, Schütze U, Roth H (1975) Störung der Blutgerinnung bei malignen Tumoren im Kindesalter. Monatsschr Kinderheilkd 123:388–397

Schneider W (1988) Über die Bedeutung der Thrombozytose für die Thromboseneigung des Tumorkranken, Blutgerinnung und Onkologie XXXI. Hamburger Symposion über Blutgerinnung. Roche, Basel

Schöndorf TH (1988) Blutungen und Thrombosen bei Asparaginase-Therapie. Blutgerinnung und Onkologie XXXI. Hamburger Symposion über Blutgerinnung. Roche, Basel

Städler R, Kries von R , Göbel U (1984) Plättchenfunktion und hochdosierte MTX-Behandlung mit Citrovorumfaktor-Rescue, Oncologie 7:238

Sutor AH (1988) Hämostasestörungen bei akuten Leukämien im Kindesalter. Blutgerinnung und Onkologie XXXI. Hamburger Symposion über Blutgerinnung Editiones Roche, Basel

Sutor AH, Pollmann H, Kries von R , Creutzig U, Göbel U, Cremens B, Ritter J, Schellong G (1986) Blutungen bei akuter myeloischer Leukämie im Kindesalter, in Rationelle Therapie und Diagnose von hämorrhagischen und thrombophilen Diathesen. Schattauer, Stuttgart New York

Takaki A, Yamaguchi T, Oshato K (1974) Kinin-like activities of the synthetic low molecular weight fragments of fibrinogen degration products. Thromb Diath Haemorrh 32:250–355

Trobisch H, Wüst TH (1987) Der akute Transfusionszwischenfall, Dtsch Med Wochenschr 112:1586–1587

Vogel G (1988) Thrombose als paraneoplastisches Syndrom. Blutgerinnung und Onkologie XXXI. Hamburger Symposion über Blutgerinnung Editiones Roche, Basel

Wada H, Nagano T, Tomeoku M, Kuto M, Karitani M (1982) Coagulant and fibrinolytic activities in the leukaemic cell lysates. Thromb Res 30:315–322

Wood S jr (1974) Experimental studies on the spread of cancer with special reference to fibrinolytic agents and anticoagulants. J Med 5:7

Woodcock BE, Cooper PC, Brown PR, Pickering C, Winfield DA, Preston FE (1984) The platelet defect in acute myeloid leukaemia. J Clin Pathol 37:1339–1342

Zacharski LR (1987) Small cell carcinoma of the lung; Interaction with the blood coagulation mechanism and treatment with anticoagulants. Oncology 10:264–270

Zurborn KH, Bernsmeier R, Schamerowski F, Storh A, Bruhn HD (1982) Gerinnungsstörungen bei Tumoren und Hämoblastosen. Onkologie 5:186–190

Zurborn KH (1989) Spontane und zytostatika-induzierte Gerinnungsstörungen bei Malignompatienten in Gerinnung und Fibrinolyse. Heimburger Med, Marburg S 95–101

9. Symptomatik und Prognose zerebraler Blutungen

G. Skirl, G. Lüthke, K. John

Jenseits des Neugeborenenalters sind intrakranielle Hämorrhagien eher eine seltene Ursache einer zerebral bedingten Notfallsituation im Kindesalter.

Die unterschiedliche Kombination von Bewußtseinsstörungen, meningitischen Zeichen und neurologischen Symptomen – v.a. Halbseitenlähmungen und zerebralen Anfällen – lenken jedoch die differentialdiagnostische Aufmerksamkeit auch auf eine vaskuläre Genese. Plötzliches oder rasch progredientes Einsetzen der Ausfalls- bzw. Reizerscheinungen zerebraler Funktionen verstärken den Verdacht.

Die Klinik der zerebralen Blutungen bei Säuglingen und Kindern weist eine Reihe Besonderheiten auf, die in anatomischen und physiologischen Gegebenheiten begründet sind. Für die einzelnen Blutungsformen ist bekannt, daß die klinische Symptomatik meist wenig charakteristisch ist, dies umso mehr, je jünger die Kinder sind.

Neben Schädel-Hirn-Traumen stellen Gefäßanomalien und entzündliche oder degenerative Gefäßveränderungen die wesentlichen Ursachen dar.

Unter Ausschluß von Früh- und Neugeborenen wurden innerhalb eines 12jährigen Beobachtungszeitraumes vom 01.01.1977 – 30.06.1989 in der Universitäts-Kinderklinik „Jussuf Ibrahim" Jena insgesamt 41 Patienten – 15 Mädchen und 26 Jungen – mit intrakraniellen Hämorrhagien stationär aufgenommen. Bei ca. 3200 stationären Aufnahmen im Jahr läßt sich damit eine Inzidenz zerebraler Blutungen aus neuropädiatrischer Sicht von rund 1% ermitteln. Achtzehn Patienten wurden initial in der Kinderklinik aufgenommen, 23 vorwiegend durch chirurgische Einrichtungen überwiesen.

Vorherrschende Blutungsform war die Subarachnoidalblutung (SAB) bei 20; gefolgt von subduralen Ergüssen (SDE) bei 16 Patienten; deutlich weniger waren epidurale Hämatome (EDH) bei 3 und intrazerebrale Blutungen („intracranial hemorrhage" = ICH) bei 2 Kindern vertreten. Sowohl die SAB (11 von 20), als auch der SDE (8 von 16) traten überwiegend im 1. Lebensjahr auf, der SDE wurde bei weiteren 4 Patienten im 2. Lebensjahr gefunden; die EDH betrafen einen 9monatigen Säugling sowie 2 Schulkinder von 11 und 15 Jahren, die ICH ein 5- und ein 12jähriges Kind.

Die katamnestische Auswertung dieses Patientengutes bildet die Grundlage für die nachstehenden Ausführungen zu Symptomatik und Prognose zerebraler Blutungen im Kindesalter.

Morphologische und funktionelle Besonderheiten

Bei den häufigen Schädel-Hirn-Traumen begünstigt die Kopf-Körper-Relation ein Aufschlagen des Kopfes bereits bei Stürzen aus geringer Höhe, die dünnwandige elastische Kalotte das Auftreten lokaler Kontusionen bzw. Lazerationen rindennaher Gewebeanteile unter Einbeziehung von Piagefäßen. Unterschiede in der Vaskularisation und der Haftung zwischen Teilen von Leptomeninx und Dura fördern Rupturen auch bei nur gering erscheinender Traumatisierung. Ebenso ist bemerkenswert, daß ein Säugling in die eigene Schädelhöhle verbluten kann. Offene Fontanellen und Schädelnähte bedingen eine erhöhte Plastizität des Schädels. Hirndrucksymptome können sich so schleichend entwickeln, der zeitliche Abstand bis zu einer durch Herniation bedingten Einklemmungssymptomatik erscheint somit kurz, einen foudroyanten Verlauf vortäuschend. Der intrakranielle Druckanstieg ist nicht allein durch die blutungsbedingte Raumforderung verursacht, sondern auch durch die erhöhte Hirnödembereitschaft des kindlichen Gehirns, welches in den ersten Lebensmonaten eine gesteigerte Vulnerabilität aufweist. Mit der rein mechanischen Läsion sind Störungen des regionalen zerebralen Blutflusses kombiniert, daraus resultiert die Gefahr hypoxisch bedingter Alterationen von zellulären und subzellulären Membranen, die einem energetischen „break down" Vorschub leisten können und damit den Übergang vom vasogenen zum zytotoxischen Hirnödem mit sich bringen. Weiterhin ist bekannt, daß die zunehmende Differenzierung der zerebralen Gefäßarchitektur zu typischen Lokalisationen bei hypoxisch-zirkulatorischen Diapedeseblutungen führt. Dies sind bei Frühgeborenen die ventrikelnahen Abschnitte des subependymalen Stratum germinativum, bei reifen Neugeborenen werden mehr die kortexnahen Gefäße betroffen.

Ätiologie zerebraler Blutungen

Als häufigste Ursache der zerebralen Blutungen wurden Schädel-Hirn-Traumen in mehr als der Hälfte der Fälle gefunden (s. Tabelle 1).

Tabelle 1. Ätiologie (*SAB* Subarachnoidalblutungen, *SDE* subdurale Ergüsse, *EDH* epidurale Hämatome, *ICH* intrazerebrale Blutungen)

	SAB (n = 20)	SDE (n = 16)	EDH (n = 3)	ICH (n = 2)
Schädel-Hirn-Trauma	6	8	3	
„battered child syndrome"	3	1		
ZNS-Entzündungen		2		
Neurotoxikose	1			
Zerebrale Gefäßanomalie	3			1
Nicht geklärt	7	5		1

Weitere Faktoren sind neben Entzündungen des zentralen Nervensystems Fehlbildungen der zerebralen Gefäße. Weiterhin wurden einzeln Störungen des Wasser-Elektrolyt-Haushaltes diagnostiziert.

Bei 13 Patienten konnte die Ätiologie nicht geklärt werden, jedoch konnten Gerinnungsstörungen, entzündliche oder degenerative Gefäßveränderungen sowie Herzfehler und eine arterielle Hypertension als weitere Ursachen ausgeschlossen werden. Ebenso kann sich ein Hirntumor mit einer Blutungssymptomatik manifestieren. Als iatrogene Ursachen sind gehäufte Lumbalpunktionen sowie die Entwicklung einer Unterdrucksymptomatik bei einer Überdrainage shuntpflichtiger Hydrozephali bekannt.

Symptome und Diagnostik

Subarachnoidalblutungen

Die Initialsymptomatik der Subarachnoidalblutungen (SAB) ist in Tabelle 2 zusammengestellt. Unter den 20 betroffenen Patienten befanden sich immerhin 11 Säuglinge.

Tabelle 2. Subarachnoidalblutungen
(n = 20, davon 11 Säuglinge)

Symptomatik	Anzahl
Bewußtseinsstörungen	14
Erbrechen	12
Zerebrale Anfälle	8
Neurologische Hemisymptomatik	8
Fundusblutungen	6
Pupillenstörungen	9

Als charakteristische Symptomtrias werden einschießender Kopfschmerz, Nackensteife und Bewußtseinstrübung beschrieben, in der Regel verbunden mit Erbrechen. Die aufgezeigten Bewußtseinsstörungen lassen sich in 7 komatöse, 2 soporöse und 5 somnolente Patienten differenzieren, insbesondere bei den höhergradigen Bewußtseinstrübungen war eine Nackensteife nicht oder nur andeutungsweise nachweisbar. Weiterhin werden in unterschiedlichem Ausmaß retrograde Amnesie, Affektlabilität und motorische Unruhe beschrieben. Die neurologischen Symptome betrafen neben Anfällen überwiegend Tonus- und Reflexdifferenzen sowie Veränderungen der Pupillenweite und periphere Fazialisparesen. Über Aphasien, Hemianopsien (beim älteren Kind) und positive Pyramidenbahnzeichen wird berichtet. Ein Papillenödem war lediglich in einem Fall nachweisbar, der Anteil von Fundusblutungen mit über 25% ist höher als sonst in der Literatur belegt.

Pathologische Liquorbefunde fanden sich bei allen 20 Patienten. In den Hirnstrombildern waren bei 9 Patienten Veränderungen, überwiegend in Form von diffusen Funktionsstörungen und Herdbefunden zu gleichen Anteilen nachweisbar.

Die klinische Klassifikation der Subarachnoidalblutungen, wie sie von Bottorel vorgeschlagen und von Hunt u. Hess (1968) modifiziert wurde, gibt eine wesentliche Hilfestellung zum diagnostischen Procedere.

Nativaufnahmen des Schädels sollten zum Frakturausschluß erfolgen. Die Schädelsonographie kann zwar eingesetzt werden, besitzt jedoch keinen Ausschlußwert. Eine Computertomographie einschließlich Kontrastmittelgabe sollte vor der Angiographie zum Ausschluß von Komplikationen, wie intrazerebraler Hämatome oder begleitender subduraler Hämatome erfolgen. Zum Nachweis gefäßabhängiger Prozesse ist jedoch nach wie vor die Angiographie die Methode der Wahl. Entscheidend ist eine Panangiographie mit Darstellung aller Gefäßprovinzen. Dabei sollte die Untersuchung bei Patienten mit den Schweregraden I und II rasch durchgeführt werden, der Nachweis von Aneurysmen und deren frühzeitige Operation erlaubt das Vermeiden von Rezidivblutungen mit Verschlechterung der Gesamtprognose. Bei Patienten im deutlich beeinträchtigten Zustand, entsprechend Grad III und IV, ist die Entscheidung über den Zeitpunkt schwierig, jedoch sollte eine Angiographie erst bei Besserung des Krankheitsbildes, insbesondere nach Stabilisierung der vegetativen Funktionen, durchgeführt werden. Hier, wie auch beim Stadium V, ist die enge Zusammenarbeit mit dem Neurochirurgen und dem Radiologen wesentlich.

Komplikationen einer Subarachnoidalblutung, d.h. Patienten, die eine erneute Zustandsverschlechterung aufweisen, sollten primär wiederum der Computertomographie zugeführt werden. Dies betrifft den Verdacht auf Rezidivblutung und die Herausbildung eines Hydrozephalus. Die durch Gefäßspasmen verursachten Verschlechterungen zwischen dem 5. und 21.Tag sind in der Regel nur durch die Kombination von Klinik, Angiographie und zunehmender Verschlechterung des Hirnstrombildes zu erfassen.

Subdurale Ergüsse

Die Zugehörigkeit des subduralen Hämatoms (SDE), insbesondere in der Form des subduralen Ergusses ist ein Streitpunkt für die Eingliederung in die Formen der akuten zerebralen Blutungen. Ebenso strittig wie die Einordnung zu den zerebralen Hämorrhagien ist die Abgrenzung der Akuität. Wir schließen uns hier Weinmann (1973) an, der als akutes subdurales Hämatom ein Eintreten der klinischen Symptomatik innerhalb der ersten 5 Tage beschreibt, als subakut werden die Formen zwischen dem 6. Tag und der 3. Woche, als chronische Ereignisse nach mehr als 3 Wochen eingeordnet.

Als klinische Zeichen einer intrakraniellen Drucksteigerung im Säuglingsalter können beobachtet werden: neben der Vorwölbung und vermehrten Spannung der vorderen Fontanelle ein pathologisches Schädelwachstum mit Progredienz des Kopfumfanges sowie Klaffen der Schädelnähte, motorische Unruhe, schrilles

Schreien, vermehrtes Spucken bis Erbrechen, Gedeihstörung und hypochrome Anämie. Die in der Tabelle 3 aufgelisteten Symptome zeigen, daß es *das* Leitsymptom eigentlich nicht gibt. Bewußtseinsstörungen waren überwiegend Sopor und Koma. Im Gegensatz zur Literatur, wo häufig retinale Blutungen beschrieben werden, waren diese lediglich einmal in Verbindung mit einer Stauungspapille erwähnt. Die neurologischen Abweichungen betrafen 3mal eine Hemisymptomatik, korrespondierend zu dem kontralateral stärker ausgeprägten subduralen Erguß.

Tabelle 3. Subdurale Ergüsse
(n = 16, davon 8 Säuglinge)

Symptomatik	Anzahl
Zerebrale Anfälle	7
Bewußtseinsstörungen	5
Neurologische Abweichungen	4
Pupillenstörungen	4

Zur Diagnostik: Besteht der Verdacht auf ein subdurales Hämatom, so ist auch heute noch die Diaphanoskopie eine verläßliche Methode, wenn der Erguß mehr als 0,5 cm beträgt. Eine weitere schonende, und v.a. auch für die Verlaufsdiagnose bei offener vorderer Fontanelle geeignete Methode ist die Schädelsonographie. Diese erlaubt über den Nachweis operationspflichtiger Hygrome hinaus auch die Darstellung gleichfalls evtl. operationspflichtiger Komplikationen wie einen Hydrozephalus. Sind beide Methoden zweifelhaft, so sollte eine Fontanellenpunktion erst nach vorangegangener Computertomographie durchgeführt werden, um die Verletzung von intrakraniellen Blutgefäßen zu vermeiden. Gleichfalls ist die Computertomographie primäre Diagnostikmethode, wenn die vordere Fontanelle geschlossen ist.

Epidurale Hämatome und intrazerebrale Blutungen

Aufgrund der kleinen Fallzahlen können zu den epiduralen Hämatomen (EDH) sowie zu den intrazerebralen Blutungen (ICH) nur kurze Bemerkungen gemacht werden. Beide Formen führten stets zum Koma, lediglich 1 Kind war soporös. Allein ein Säugling von 10 Monaten, der an einem epiduralen Hämatom erkrankt war, zeigte keinen zerebralen Anfall. Eine neurologische Hemisymptomatik wurde bei beiden Patienten mit intrazerebraler Blutung, jedoch nur bei einem Patienten mit epiduraler Blutung beschrieben.

Auf die von PIA (Zit. bei Tischer 1985) aufgelisteten Besonderheiten epiduraler Hämatome im Kindesalter soll hier von uns nur hingewiesen werden (Tischer 1985).

Das diagnostische Vorgehen, insbesondere der Einsatz bildgebender Methoden, entspricht dem der Subarachnoidalblutung.

Differentialdiagnose

Bewußtseinsstörungen unterschiedlicher Schweregrade sind das häufigste Initialsymptom akuter zerebraler Blutungen; die Differentialdiagnose kann sich damit an diesem Leitsymptom orientieren.

Fieber, Zeichen einer respiratorischen Insuffizienz lenken zunächst den Verdacht auf einen hypoxischen Zustand durch Infektionen oder respiratorische Erkrankungen. Finden sich Hinweise auf ein Schädel-Hirn-Trauma, meningitische Zeichen, neurologische Herdzeichen so sind diese insbesondere dann auf eine Blutung verdächtig, wenn die Symptomatik plötzlich oder rasch progredient eintritt.

Bei Säuglingen können Anämie und hypovolämischer Schock die einzigen Zeichen einer okkulten intrakraniellen Blutung sein; ein fehlender Frakturnachweis schließt in keinem Fall eine intrakranielle Blutung aus.

Mehr chronische Verläufe bzw. Komplikationen der akuten Blutung sind immer dann wahrscheinlich, wenn zerebrale Anfälle und fokale neurologische Symptome auftreten.

Prognose

Die Aussagen zur Prognose zerebraler Blutungen sind nur bedingt verwertbar, da nicht alle Patienten in der Nachbetreuung verblieben. Somit ist die in Tabelle 4 gegebene Übersicht nur orientierend einzuordnen.

Tabelle 4. Prognose zerebraler Blutungen (*SAB* Subarachnoidalblutungen, *SDE* subdurale Ergüsse)

	SAB (n = 20)	SDE (n = 16)
Paresen/Hemiparesen	6	6
Epilepsie	1	3
Verhaltensstörungen	2	3
Normal intelligent	12	7
Hilfsschule	2	
Sonderförderung	3	
Verstorben	2	1
Katamnesendauer (Jahre), Median	2,7	3,5

Es verstarben 2 der 3 Kinder mit Subarachnoidalblutungen bei Gefäßmalformationen: 1 Kind am 2. Tag nach dem akuten Ereignis, das zweite nach 6 Jahren an einer Rezidivblutung, wobei hier durch eine multiple, teilweise auch extrakranielle Gefäßmißbildung die operativen Möglichkeiten begrenzt waren. Bei 6 Patienten persistierte eine spastische Parese, überwiegend als Hemiparese, in einem

Fall fand sich eine symptomatische Epilepsie. Bei 12 von 20 Patienten konnte eine Normalschulfähigkeit registriert werden, 3 besuchten bzw. besuchen eine Hilfsschule, waren aber bereits vor Erkrankungsmanifestation mental behindert.

Weniger günstig ist der Ausgang bei den subduralen Hämatomen. Hier verstarb ein Kind nach mehrjährigem vegetativem Zustand. Spastische Paresen persistieren bei 6 Kindern, eine symptomatische Epilepsie entwickelte sich bei 3 Patienten. Lediglich 7 sind normal intelligent, darunter befinden sich 3 der insgesamt 9 operativ mit unterschiedlichen Shuntverfahren versorgten Patienten.

Nach einem epiduralen Hämatom blieb lediglich 1 Patient in unserer Betreuung. Neben Belastungskopfschmerz besteht eine ausgeprägte Teilleistungsstörung, besonders im Umgang mit sprachgebundenem Material sowie eine deutliche Antriebsminderung.

Beide Patienten mit intrakraniellen Blutungen überlebten ohne mentales Defizit. Residual besteht bei einem Patienten eine lokalisationsbezogene Epilepsie, welche unter Medikamenten gut kontrolliert ist; eine Facharbeiterausbildung wurde erfolgreich abgeschlossen. Beim zweiten Patienten finden wir eine gut kompensierte spastische Monoparese des rechten Beines bei bislang guter bis sehr guter schulischer Bewährung in der Unterstufe.

Zusammenfassung

Aus neuropädiatrischer Sicht sind Vigilanzstörungen, zerebrale Anfälle und neurologische Hemisymptome in der Symptomatik zerebraler Blutungen führend.

Bei offener vorderer Fontanelle sollten diagnostisch primär die Diaphanoskopie sowie die zweidimensionale Ultraschalldiagnostik eingesetzt werden. Bei geschlossener Fontanelle ist eine Computertomographie notwendig, auch wenn durch Lumbalpunktion eine subarachnoidale Blutung zweifelsfrei nachgewiesen werden konnte.

Über den Zeitpunkt der zerebralen Panangiographie entscheidet der Schweregrad der Subarachnoidalblutung. Nur mit dieser Methode kann der Nachweis von Gefäßfehlbildungen als mögliche Blutungsquelle geführt werden. Aus derzeitiger Sicht kann die Prognose subarachnoidaler Blutungen bei Überleben des akuten Zustandes als relativ günstig eingeschätzt werden. Die Prognose subduraler Hämatome scheint auch nach mehrjährigem Einsatz neuerer bildgebender Verfahren, wie Computertomographie und zweidimensionaler Ultraschalldiagnostik nicht wesentlich gebessert. Dagegen kann für epidurale und intrazerebrale Blutungen eine Besserung angenommen werden. Dies ist jedoch durch die kleinen Fallzahlen nicht zu belegen.

Literatur

Clar HE, Brenner A (1982) Diagnostik und Therapie subduraler Ergüsse im Kindesalter. Chir Prax 30:27–50

Diebler C, Dulac O (1987) Pediatric neurology and neuroradiology. Springer, Berlin Heidelberg New York Tokyo

Dittrich M, Straßburg H-M, Dinkel BJ, Hackelöer I (1985) Zerebrale Ultraschalldiagnostik in Pädiatrie und Geburtshilfe. Springer, Berlin Heidelberg New York Tokyo

Hunt WE, Hess RM (1968) Surgical risk as related to time to intervention in the repair of intracranial aneurysm. J Neurosurg 28:14–20

Lang G, Reding R (Hrsg) (1985) Schädel-Hirn- und Mehrfachverletzungen. Barth, Leipzig

Lüthke G (1989) Ätiologie, Verlauf und Prognose von intrakraniellen Blutungen mit Manifestation jenseits des Neugeborenenalters. Diplomarbeit, Universität Jena

Mumenthaler M (1990) Neurologie, 9. neubearb Aufl. Thieme, Stuttgart New York

Schickedanz H (Hrsg) (1977) Das Schädel-Hirn-Trauma im Kindesalter. Wissenschaftliche Beiträge der Friedrich-Schiller-Universität Jena

Schneider D (1982) Hirndruck. In: Köhler H, Schneider D, Engelmann L (Hrsg) Intensivmedizin. Innere Medizin und Grenzgebiete. Barth, Leipzig, S 409–416

Tischer W (1985) Besonderheiten des Schädel-Hirn-Traumas im Säuglings- und Kindesalter. In: Lang G, Reding R (Hrsg) Schädel-Hirn- und Mehrfachverletzungen. Barth, Leipzig, S 302–318

Weimann HM (1973) Subdurales Hämatom. In: Matthes A, Kruse R (Hrsg) Neuropädiatrie. Thieme, Stuttgart, S 294–295

10. Subarachnoidalblutung

G. Lang, H. Schroeder

Die Subarachnoidalblutung (SAB) ist eine Blutung in den Raum zwischen Arachnoidea und Pia mater infolge einer Gefäßläsion unterschiedlicher Ursache. Sie geht mit einem typischen Symptomenkomplex einher:

- rasender Kopfschmerz,
- Übelkeit,
- Erbrechen,
- Schwindel,
- Meningismus,
- Bewußtseinsstörungen,
- neurologische Ausfälle,
- Blutungen im Augenhintergrund,
- tonisch-klonische Anfälle.

Da absolut oder potentiell Lebensgefahr besteht, sind eine schnelle Diagnostik und Therapie erforderlich.

Häufigkeit und Ursachen der SAB

Angaben zur Inzidenz der SAB schwanken in der Literatur zum Teil beträchtlich. In den USA beträgt sie schätzungsweise 16/100 000 Einwohner/Jahr (Bailey u. Loeser 1971). In einer Population von 1,46 Mio. Schweden wurden 1983 5,3 SAB/100 000 Einwohner infolge Aneurysmaruptur nachgewiesen (Laumer et al. 1988). Etwa 50–60 % aller nichttraumatischer SAB werden durch die Ruptur eines intrakraniellen Aneurysmas hervorgerufen, gefolgt von arteriosklerotischen Gefäßveränderungen (15–20 %) und arteriovenösen Malformationen (6–9 %) (Locksley 1966; Sedzimir u. Robinson 1973).

Etwa 2–7 % der SAB insgesamt ereignen sich bei Patienten im Alter von 0–20 Jahren (Sedzimir u. Robinson 1973). Das sind ca. 0,3–1,1 SAB/100 000 Einwohner und Jahr.

Im Kindesalter ist die Ruptur eines Aneurysmas relativ selten (Meyer et al. 1989; Ostergaard 1985). In großen Aneurysmastudien beträgt der Anteil der rupturierten Aneurysmen bei Patienten im Alter bis zu 19 Jahren 0,5–4,6 % (Patel u. Richardson 1971; Heiskanen u. Vilkki 1981; Ostergaard u. Voldby 1983; Meyer et al. 1989). In unserem eigenen Krankengut fanden wir eine Häufigkeit von 1,5 %.

Während im Kindesalter der Anteil der Aneurysmen als Ursache der SAB mit 32–40% niedriger ist als bei Erwachsenen, kommen arteriovenöse Malformationen (AVM) häufiger als Blutungsquelle vor (20–31%). Bei den AVM beträgt der Anteil der Patienten im Alter bis zu 20 Jahren 14–20% (Sedzimir und Robinson 1973). In unserem Krankengut waren 16,7% der Patienten unter 20.

Durchschnittliche Häufigkeit der Blutungen im Kindesalter

Aneurysma:	0–9 Jahre:	unter 1%
	10–19 Jahre:	ca. 4%
Arteriovenöse	0–9 Jahre:	1–2%
Malformation (AVM)	10–19 Jahre:	ca. 23%
Sonstige Blutungen:	0–9 Jahre:	1%
(außer Trauma)	10–19 Jahre:	4%

Andere Ursachen der SAB sind seltener (Scheil u. Hedderich 1983). So berichten Chaou et al. (1984) über 32 Säuglinge im Alter von 0,5–6 Monaten mit intrakraniellen Blutungen infolge Vitamin-K-Mangels. Tumorblutungen sind häufiger als bisher angenommen, bleiben im Kindesalter aber eine Rarität (Ebhardt et al. 1983).

Ursachen der SAB

- Aneurysma,
- arteriovenöse Malformation,
- Trauma,
- Tumor,
- Angiopathie,
- Antikoagulanzien,
- Bluthochdruck,
- Sinus- und Venenthrombose,
- hämorrhagische Diathese,
- Ursache nicht nachweisbar.

Besonders seien die Ursachen der perinatalen SAB erwähnt. Sie kann sowohl traumatisch als auch hypoxisch bedingt sein (Nahser et al. 1983).

Nach Locksley (1966) ereignen sich nur ca 1/3 der SAB bei körperlichen bzw. emotionalen Belastungen, 1/3 während des Schlafes und 1/3 bei normaler Aktivität. In einer neueren Studie über die aneurysmatisch bedingte SAB kam es bei 43% der Patienten während physischer bzw. psychischer Belastung zur Ruptur und nur bei 12% während Ruhe oder Schlaf. Bei 35% der Patienten ereignete sich die Blutung während normaler Belastung (Schievink et al. 1989).

Klinik und Diagnostik

Die akute SAB bietet charakteristische Symptome. Sie geht oftmals mit plötzlich einsetzenden rasenden Kopfschmerzen, Übelkeit, Erbrechen und Schweißausbruch einher. Eine initiale Bewußtlosigkeit kann auftreten, ist aber meist nur von kurzer Dauer, wenngleich natürlich auch schwere Verläufe mit sofortigem Übergang in ein Mittelhirnsyndrom beobachtet werden (Patel u. Richardson 1971; Laumer et al. 1988). Der für diese Erkrankung typische Meningismus entwickelt sich erst 4–24 h nach der SAB. Seine Intensität und Dauer (3 Tage bis 3 Wochen) hängen von der Schwere der Blutung ab (Fox 1983). Dazu können verschiedene neurologische Ausfälle, meist durch größere intrazerebrale Hämatome hervorgerufen, auftreten. Neben dem typischen Verlauf gibt es natürlich auch abortive Formen, bei denen die Patienten nur über leichte Kopfschmerzen klagen. Häufig berichten die Patienten über Kopfschmerzattacken Tage bis Wochen vor dem akuten Ereignis. Besonders bei Kindern beobachtet man nach SAB gelegentlich tonisch-klonische Anfälle, teils mit Seitenbetonung, die einen Hinweis auf die Blutungslokalisation gibt. Eine Stauungspapille ist in der Frühphase nicht zu erwarten. Allerdings können strichförmige Blutungen im Bereich des Augenhintergrundes nachgewiesen werden.

Die verschiedenen Schweregrade der SAB werden international nach Hunt u. Hess (1968) eingeteilt:

Grad I: leichte Kopfschmerzen, leichter Meningismus.
Grad II: starke Kopfschmerzen, starker Meningismus, keine neurologischen Ausfälle außer Hirnnervenstörungen.
Grad III: Somnolenz, Verwirrung, leichte fokale neurologische Ausfälle.
Grad IV: Stupor, mäßige bis schwere Hemiparese, beginnende Dezerebration und vegetative Störungen.
Grad V: tiefes Koma, Dezerebration, moribunder Zustand.

Die Diagnostik bietet vielfältige Möglichkeiten. In erster Linie, weil überall durchführbar, kommt die Punktion des Liquorraumes in Betracht. Mit der Fontanellen-, der Subokzipital- und der Lumbalpunktion (**Cave!** Schädel-Hirn-Trauma) stehen mehrere Möglichkeiten zur Verfügung. Bei 94% der Lumbalpunktionen nach SAB ist der Liquor blutig oder xanthochrom (Scheil u. Hedderich 1983) bzw. gelingt ein Erythrozyten- bzw. Erythrophagen/Siderophagennachweis.

Diagnostik der SAB

– Lumbalpunktion,
– CT,
– Angiographie,
– MRT,
– Sonographie,
– Dopplersonographie.

Die diagnostische Methode der Wahl bei intrakraniellen Blutungen ist die Computertomographie. Neben der Diagnose der SAB (Abb. 1 a, b) findet man häufig die Ursache der Blutung. Selbst Aneurysmen können gelegentlich im CT lokalisiert werden (Newell et al. 1989).

Der Stellenwert der zerebralen Angiographie bei der Diagnostik der SAB ist unbestritten. Die Blutungsursache kann in den meisten Fällen nur durch die Darstellung der intrakraniellen Gefäße geklärt werden (Abb. 2 und 3). Wichtig ist, daß alle Gefäße (sog. Panangiographie) dargestellt werden (Laumer et al. 1988).

In letzter Zeit häufen sich erfolgversprechende Ergebnisse bei der Darstellung von SAB und Gefäßprozessen mit Hilfe der Magnetresonanztomographie (Satoh u. Kadoya 1988; Ross et al. 1989). In diesem Zusammenhang ist eine Kasuistik interessant, in der über den magnetresonanztomographischen Nachweis eines Aneurysmas mit negativem Angiogramm berichtet wird (Pertuiset et al. 1989).

Die Sonographie eignet sich nicht für die Diagnostik der SAB. Mit ihr können lediglich zusätzliche Veränderungen wie intrazerebrale Hämatome, Ventrikeleinblutungen und Veränderungen des Ventrikelsystems beurteilt werden (Shackelford u. Volpe 1985).

Zur Beurteilung des zerebralen Blutflusses hat sich die transkranielle Dopplersonographie bestens bewährt. Da mit dieser Methode die Geschwindigkeit des Blutes in den zerebralen Gefäßen bestimmt werden kann, eignet sie sich vor allem für den Nachweis von Gefäßspasmen. Dabei wird über eine Zunahme der Geschwindigkeit auf eine Einengung des Gefäßlumens geschlossen (Romner et al. 1989).

Differentialdiagnostisch sind eine Meningitis, eine Meningoenzephalitis und extrazerebrale Ursachen einer Bewußtseinsstörung auszuschließen. Stehen die

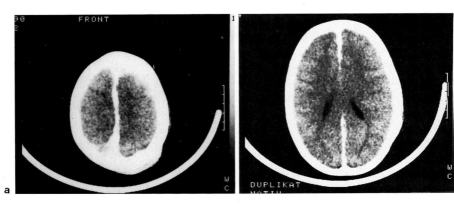

Abb. 1 a, b. Beispiele für Einblutung in den Medianspalt bei unklarer Genese

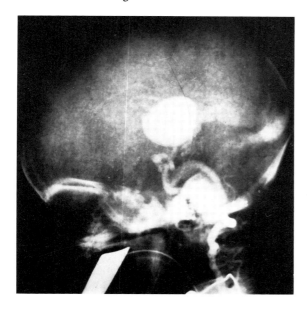

Abb. 2. Angiographischer Befund eines Riesenaneurysmas mit nachgeschalteter Erweiterung der V. Galeni

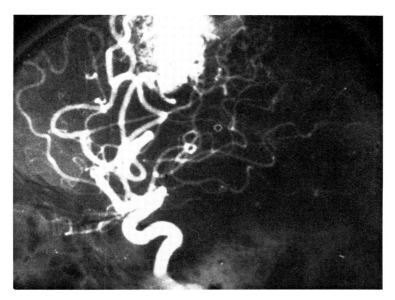

Abb. 3. Angiographischer Befund einer AVM (Gefäßknäuel mit 3 großen zuführenden Gefäßen der Mediagruppe)

Kopfschmerzen, die typischerweise in den Nacken und die Wirbelsäule ausstrahlen, im Vordergrund, ist an ein HWS-Syndrom bzw. an die einzelnen Kephalgieformen zu denken. Dominieren Übelkeit und Erbrechen, muß an eine akute Gastroenteritis, Lebensmittelvergiftung oder Appendizitis gedacht werden. Besonders im Kindesalter kann die SAB auch mit Symptomen eines Torticollis (**Cave!** Minimaltherapie) verwechselt werden.

Therapie und Prognose

Die Therapie der SAB besteht in erster Linie in der Beseitigung der Ursache. Entsprechend der Häufigkeit bedeutet das im Kindesalter v.a. die Versorgung einer arteriovenösen Malformation bzw. eines Aneurysmas.

Wichtig ist, daß sich ca. 3–20% der Patienten mit SAB infolge der Entwicklung eines Hydrozephalus einer Shuntoperation unterziehen müssen (Hanigan et al. 1989; Gijn et al. 1985).

Konservative Maßnahmen kommen zusätzlich oder in den Fällen zur Anwendung, bei denen keine Blutungsquelle gefunden wurde, der Patient bzw. die Eltern eine Operation ablehnen oder der Zustand des Patienten einen operativen Eingriff nicht zuläßt. Sie zielen darauf ab, den intrakraniellen Druck zu senken, die zerebrale Durchblutung zu optimieren und das Risiko einer Reblutung (insbesondere bei Aneurysmen) möglichst gering zu halten (Kraus u. Hedderich 1983).

Konservative und präoperative Behandlung der SAB

- Ventrikeldrainage,
- lumbale Drainage,
- ICP-Monitoring,
- Ableitungsoperation,
- Dexamethason,
- Dehydrierung,
- Flüssigkeitsrestriktion,
- Antihypertonika,
- Antifibrinolytika (umstritten, Tsementzis et al. 1990).

Für die Prophylaxe und Therapie der späten neurologischen Defizite infolge Vasospasmus nach Ruptur eines Aneurysmas bzw. Angioms wird die Behandlung mit dem Kalziumantagonisten Nimodipin empfohlen (Öhman u. Heiskanen 1988; Seiler et al. 1988).

Bei der perinatalen Blutung folgen wir einer konservativen Therapie, die mit Lumbalpunktionen kombiniert werden kann.

Die Prognose hängt entscheidend von der Ursache der SAB ab. Die SAB infolge Aneurysmaruptur wird von Kindern statistisch gesehen besser toleriert als von Erwachsenen. Eine mögliche Ursache dafür ist das seltenere Auftreten von zerebralen Vasospasmen nach SAB im Kindesalter (Matson 1965; Patel u.

Richardson 1971). Bei einer Rezidivblutung verdoppelt sich die Mortalität (Rosenorn et al. 1987).
Bei Neugeborenen ist nach einer SAB in 1/3 der Fälle mit bleibenden neurologischen Defiziten zu rechnen (Kopp et al. 1986).

Literatur

Bailey WL, Loeser JD (1971) Intracranial aneurysms. JAMA 216:1993–1996
Chaou WT, Chou ML, Eitzmann DV (1984) Intracranial hemorrhage and vitamin K deficiency in early infancy. J Pediatr 105:880–884
Ebhardt G, Müller W, Thun F, Wilche O, Fischer R (1983) Spontaneous hemorrhages in intracerebral brain tumors and leukemia. Adv Neurosurg 11:157–164
Fox JL (1983) Signs and symptoms, I: General. In: Fox JL (ed) Intracranial aneurysms, vol 1. Springer, Berlin Heidelberg New York Tokyo, pp 118–132
Gijn J van, Hijdra A, Wijdicks EFM, Vermeulen M, Crevel H van (1985) Acute hydrocephalus after aneurysmal subarachnoid hemorrhage. J Neurosurg 63:355–362
Hanigan WC, Morgan A, Cohen H (1989) The incidence, treatment, and outcome of intracranial hemorrhage in a regional cohort of very low birth weight infants. (Vortrag auf dem 9. Internationalen Kongress der Neurochirurgie 1989, Neu-Delhi, Indien)
Heiskanen O, Vilkki J (1981) Intracranial arterial aneurysms in children and adolescents. Acta Neurochir 59:55–63
Hunt WE, Hess RM (1968) Surgical risk as related to time of intervention in the repair of intracranial aneurysms. J Neurosurg 28:14–20
Kopp W, Tölly E, Kaulfersch W, Fritsch G, Schneider GH (1986) Intrakranielle Blutungen bei reifen und unreifen Neugeborenen – Computertomografische und klinische Verlaufsuntersuchungen. Monatsschr Kinderheilkd 134:84–88
Kraus E, Hedderich J (1983) Acute, non-traumatic intracranial hemorrhage – Treatment and prognosis. Adv Neurosurg 11:23–31
Laumer R, Fahlbusch R, Tomandl B (1988) Die Subarachnoidalblutung nach Aneurysmaruptur – Klinik – Diagnostik – Therapie. Nervenheilkunde 7:296–301
Locksley HB (1966) Report on the cooperative study of intracranial aneurysms and subarachnoid hemorrhage, section V, part I: Natural history of subarachnoid hemorrhage, intracranial aneurysms and arteriovenous malformations. Base on 6368 cases in the cooperative study. J Neurosurg 25:219–239
Matson DD (1965) Intracranial arterial aneurysms in childhood. J Neurosurg 23:578–583
Meyer FB, Sundt TM, Fode NC, Morgan MK, Forbes GS, Mellinger JF (1989) Cerebral aneurysms in childhood and adolescence. J Neurosurg 70:420–425
Nahser HC, Nau HE, Gerhard L, Reinhardt V, Stude I, Roosen C (1983) Perinatal cerebral hemorrhage: Morphology, clinical diagnosis, treatment and follow-up. Adv Neurosurg 11:150–156
Newell DW, LeRoux PD, Dacey RG, Stimac GK, Winn HR (1989) CT infusion scanning for the detection of cerebral aneurysms. J Neurosurg 71:175–179
Öhman J, Heiskanen O (1988) Effect of nimodipine on the outcome of patients after aneurysmal subarachnoid hemorrhage and surgery. J Neurosurg 69:683–686
Ostergaard JR (1985) A long-term follow-up study of juvenile aneurysm patients. Acta Neurochir 77:103–109
Ostergaard JR, Voldby B (1983) Intracranial arterial aneurysms in children and adolescents. J Neurosurg 58:832–837
Patel AN, Richardson AE (1971) Ruptured intracranial aneurysms in the first two decades of life. A study of 58 patients. J Neurosurg 35:571–576

Pertuiset B, Haisa T, Bordi L, Abou Ouf S, Eissa M (1989) Detection of a ruptured aneurysmal sac by MRT in a case of negative angiogram. Successful clipping of an anterior communicating artery aneurysm – Case report. Acta Neurochir 100:84–86

Romner B, Ljunggren B, Brandt L, Säveland H (1989) Transcranial Doppler sonography within 12 hours after subarachnoid hemorrhage. J Neurosurg 70:732–736

Rosenorn J, Eskesen V, Schmidt K, Ronde F (1987) The risk of rebleeding from ruptured intracranial aneurysms. J Neurosurg 67:329–332

Ross JS, Masaryk TJ, Modic MT, Harik SI, Wiznitzer M, Selman WR (1989) Magnetic resonance angiography of the extracranial carotid arteries and intracranial vessels: A review. Neurology 39:1369–1376

Satoh S, Kadoya S (1988) Magnetic resonance imaging of subarachnoid hemorrhage. Neuroradiology 30:361–366

Scheil F, Hedderich J (1983) Acute, non-traumatic intracranial hemorrhage-Diagnosis and timing. Adv Neurosurg 11:11–19

Schievink WI, Karemaker JM, Hageman LM, van der Werf DJM (1989) Circumstances surrounding aneurysmal subarachnoid hemorrhage. Surg Neurol 32:266–272

Sedzimir CB, Robinson J (1973) Intracranial hemorrhage in children and adolescents. J Neurosurg 38:269–281

Seiler RW, Reulen HJ, Huber P, Grolimund P, Ebeling U, Steiger HJ (1988) Outcome of aneurysmal subarachnoid hemorrhage in a hospital population: A prospective study including early operation, intravenous nimodipine, and transcranial Doppler ultrasound. Neurosurgery 23:598–604

Shackelford GD, Volpe JJ (1985) Cranial ultrasonography in the evaluation of neonatal intracranial hemorrhage and its complications. J Perinat Med 13:293–304

Tsementzis SA, Hitchcock ER, Meyer CHA (1990) Benefits and risks of antifibrinolytic therapy in the management of ruptured intracranial aneurysms – A double-blind placebo-controlled study. Acta Neurochir 102:1–10

11. Epidurale Hämatome

W. Tischer, D. Brock, W. Müller

Definition und Wesen der Krankheit

Das Schädel-Hirn-Trauma als Unfallfolge spielt bei Kindern eine wichtige Rolle. In der Todesursachenstatistik des Kindesalters (das Säuglingsalter ausgeklammert) steht heute der Tod durch Unfall weitaus an erster Stelle. Die meisten dieser Kinder versterben an den Folgen von Schädel-Hirn-Traumen. Meist handelt es sich um schwere Kombinationsverletzungen.

Epiduralhämatome entstehen meist nach Verletzungen der A. meningica media und ihrer Äste nach Schädelfrakturen. Bei Kindern können aber auch Schädelfrakturhämatome und venöse Blutungsquellen Epiduralhämatome von beträchtlichem Ausmaß verursachen.

Häufigkeit und Prävalenz

Isolierte Epiduralhämatome bei Kindern sind relativ selten. Wir haben an unserer Klinik in der Zeit von 1968 bis 31.07.1990 etwa 5000 Kinder nach einem Unfall auf unserer Abteilung für Notfallmedizin aufgenommen. Davon waren insgesamt etwa 2500 Schädel-Hirn-Traumen. Nur 21 hatten ein isoliertes Epiduralhämatom.

Die Geschlechts- und Altersverteilung unserer Fälle ist in Abb. 1 und 2 dargestellt. Jungen waren häufiger betroffen. Auffallend viele Kinder waren im 1. Lebensjahr.

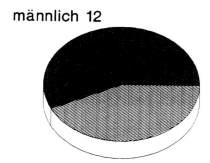

Abb. 1. Geschlechtsverteilung beim epiduralen Hämatom

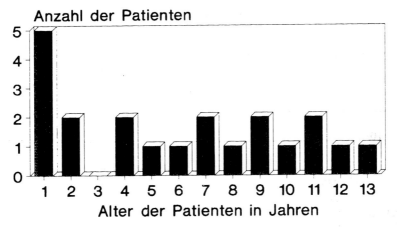

Abb. 2. Altersverteilung beim epiduralen Hämatom

Ätiopathogenese

Die Ursachen der isolierten Epiduralhämatome bei unseren Kindern sind in Abb. 3 ersichtlich. Zusammenfassend zeigt sich, daß die Unfälle unterschiedliche Schweregrade hatten und oft nicht so gravierend waren.

Anamnese

Die Unfallursachen geben wichtige diagnostische Hinweise. Zu erfragen sind immer Bewußtlosigkeit, Häufigkeit des Erbrechens, Schwere der Kopfschmerzen und das evtl. Vorhandensein eines sog. „freien Intervalls".

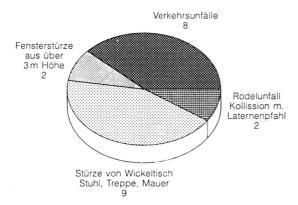

Abb. 3. Ursachen des epiduralen Hämatoms

Epidurale Hämatome

Klinik und Symptomatik

Die beobachteten Symptome unserer Kinder sind aus Abb. 4 ersichtlich. Alle Patienten hatten zum großen Teil mehrfach erbrochen. Bewußtlosigkeit war in der Mehrzahl festzustellen. Besonders sei darauf hingewiesen, daß Mydriasis, „freies Intervall" und Bradykardie als Folge von Hirndrucksteigerung bei Kindern oft fehlen. Bei Epiduralhämatomen im 1. und 2. Lebensjahr kann sich eine ausgeprägte Anämie entwickeln. Findet man bei einem Kind nach Unfall eine Anämie, für die sich sonst keine Ursache feststellen läßt, ist immer an ein Epiduralhämatom zu denken. Wir konnten feststellen, daß Kinder mit außerordentlich ausgeprägten Kopfschmerzen nach Schädel-Hirn-Trauma ein Epiduralhämatom hatten.

Labordiagnostik

Bei jedem Schädel-Hirn-Trauma ist die Bestimmung des Blutbildes, der Blutgruppe und des Blutzuckers sowie der Blutgasanalyse notwendig. In Bereitschaft einer evtl. erforderlichen Notoperation sollten immer nach stationärer Aufnahme Blutkonserven gekreuzt werden. Bei Kombinationsverletzungen sind weitere Laboruntersuchungen je nach Verletzungsort notwendig.

Andere Diagnostik

Früher mußte die Operationsindikation (oft als Notoperation) aus der Anamnese und dem klinischen Bild gestellt werden. Vor etwa 15 Jahren wurde die zerebrale Angiographie in unklaren Fällen eingeführt. Nach Direktpunktion der A. carotis

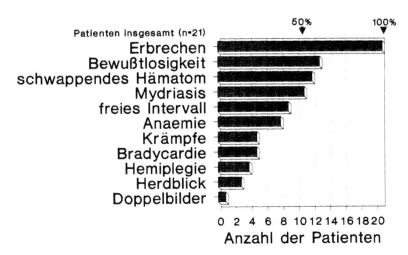

Abb. 4. Häufigste Symptomatik beim epiduralen Hämatom

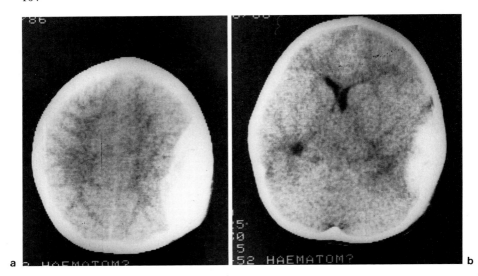

Abb. 5 a, b. Computertomographie eines epiduralen Hämatoms

oder später in Seldingertechnik über die A. femoralis fertigte man Serienangiogramme an oder bei Nichtvorhandensein entsprechender Geräte Schädelübersichtsaufnahmen in 2 Ebenen. Zur Operationsindikation führte besonders eine Mittellinienverlagerung. Seit 8 Jahren steht uns die Computertomographie zur Verfügung, die eine eindeutige Diagnose gestattet (Abb. 5).

Bei Säuglingen mit offener Fontanelle kann auch die Sonographie ein Epiduralhämatom gut nachweisen (Abb. 6).

Abschließend noch ein Wort zur Schädelübersichtsröntgenaufnahme bei Kindern mit Epiduralhämatomen. Eine Schädeldachfraktur läßt sich in einigen Fällen nicht nachweisen. Bei 4 Kindern konnten wir sie dann aber bei der Trepanation finden.

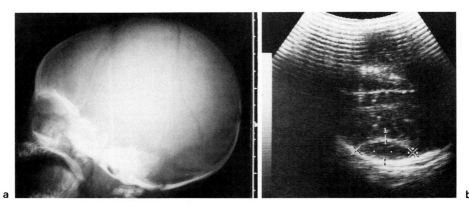

Abb. 6 a, b. Sonographie eines epiduralen Hämatoms bei offener Fontanelle

Differentialdiagnostik

Durch subtile Untersuchung sind besonders bei Kombinationsverletzungen Kontusionsherde, Hirnstammverletzungen und subdurale Hämatome abzugrenzen. Die Differentialdiagnose ist heute durch die Computertomographie leicht möglich.

Therapie

Die Therapie bei epiduralen Hämatomen kann nur eine operative sein. Nach bogenförmigem Schnitt parietal wird ein basal gestielter Knochendeckel nach Trepanationen gebildet, das epidurale Hämatom freigelegt und ausgeräumt. Blutungsquellen (evtl. aus der A. meningica media) werden umstochen oder elektrochirurgisch koaguliert. Bei Kindern ist es wichtig, auch atypisch gelegene epidurale Hämatome frontal und okzipital zu suchen und auszuräumen. In den Epiduralraum werden dann eine Redondrainage eingelegt, der Knochendeckel wieder in regelrechter Position fixiert sowie Kopfschwarte und Haut verschlossen.

Prognose

Bei rechtzeitiger Operation ist die Prognose der isolierten Epiduralhämatome im Kindesalter sehr gut. Klinische Symptomatik und Bewußtlosigkeit verschwinden rasch. Spätfolgen sind nicht zu erwarten. In unserem Krankengut verstarb 1 Kind 1972 vor der Operation. Weitere 3 Kinder sind 1968, 1971 und 1978 an Kombinationsverletzungen verstorben. Allen anderen Patienten geht es sehr gut, sie haben keine Beschwerden.

Prophylaxe

Notwendig ist eine Unfallprophylaxe im Kindesalter allgemein und eine gut funktionierende Rettungskette mit modernen Maßnahmen zur Notversorgung bis zur Klinikaufnahme. Alle Kinder mit Schädel-Hirn-Verletzungen sollten intubiert und mit Infusion versehen in die Klinik transportiert werden. Die Unfallprophylaxe bei Kindern ist eine gesamtgesellschaftliche Aufgabe. Ärzte und medizinisches Personal sollten durch vielfältige Maßnahmen der Aufklärung von Eltern und Erziehungsberechtigten dazu beitragen. Massenmedien und Schulen sowie Kindereinrichtungen müssen eingeschaltet werden. Aber auch Sozialarbeiter, Städteplaner, Architekten, Polizei und Amtsärzte sind gefordert. In Schweden z.B. wurde 1954 das „Joint committee for the prevention of childhood accidents" gegründet. In nur 25 Jahren wurde erreicht, die Unfallhäufigkeit bei Kindern um die Hälfte zu reduzieren!

Wir haben darin einen sehr großen Nachholbedarf. Wir sollten aber keine gemeinsamen Anstrengungen scheuen, dem nachzueifern. Unsere Kinder sind das kostbarste Gut und die Erwachsenen von morgen.

12. Die Bedeutung kranieller Verletzungen bei Kindesmißhandlungen

R.-D. Stenger, H. Weinke, H. Reddemann

Einleitung

Bisher waren Publikations- und Vortragstätigkeit zu Fragen der Gewalt gegenüber Kindern auf dem ehemaligen Gebiet der DDR sehr spärlich. Unter sozialistischen Gesellschaftsbedingungen war dieses Thema für die Öffentlichkeit praktisch tabu. Der theoretische Hintergrund für die Ursachen der Gewalt wurde isoliert auf die schlechten sozialen Bedingungen, insbesondere der kapitalistischen Industriegesellschaft bezogen. Staatliche Einrichtungen, wie Kinderkrippen, Kindergärten, Krankenhäuser, Sozialfürsorge sowie Polizei- und Justizapparat in unserem Land mußten und müssen sich jedoch unverändert mit diesen Problemen auseinandersetzen.

Gewalt gegen Kinder ist ein weltweites Problem und seit Menschengedenken bekannt, wobei das soziale Umfeld, die familiäre Situation und die Einstellung zum Kind eine bedeutende Rolle spielen [1, 9, 10, 14]. Nach Trube-Becker [14] sind u.a. die Verhinderung eines ungehemmten Bevölkerungswachstums, finanzielle Erfordernisse, traditionelle Erziehungsmethoden als historische Ursachen bekannt. Mit der gesellschaftlichen Entwicklung hat sich die Form der Gewalt gegenüber Kindern, die auch die Tötung einschließt, verändert. Kinderarbeit sowie Verhungern in großem Stil sind aus den modernen Industriegesellschaften verschwunden. Dagegen spielen Kindesmißhandlungen, seelische Grausamkeiten (Einsperren, Liebesentzug), Vernachlässigung (Mangelernährung, Mangelversorgung) und sexueller Mißbrauch eine unverändert bedeutende Rolle. Die Ursachen sind in einem dichten Netz kindlicher, elterlicher und sozialer Faktoren zu suchen. Zusätzlich liefern Publikationsorgane, wie Fernsehen, Kino und Zeitschriften durch Darstellung von Gewalt und Grausamkeit in einem riesigen Ausmaß negativen Anschauungsunterricht. Striemen, Bißwunden, Frakturen, Würgemale, Verbrennungsverletzungen und Erfrierungen charakterisieren typische Mißhandlungsspuren. Trotz einer exakten Definition kann jedoch teilweise der Übergang von noch tolerabler körperlicher Bestrafung bis zur echten Mißhandlung nicht scharf abgegrenzt werden [9]. Unerklärbare Verletzungen, Vernachlässigungszeichen, Ängstlichkeit des Kindes zur Kontaktperson unterstützen den Verdacht. Viele Mißhandlungsfälle kommen aber erst gar nicht zur Anzeige, weil die Betroffenen altersentsprechend nicht in der Lage oder zu ängstlich sind, um auszusagen. Dementsprechend besteht eine hohe Dunkelziffer von Gewalt gegen Kinder ohne verläßliche Angaben.

Die Zahlen der jährlichen Kindesmißhandlungen liegen in der Bundesrepublik Deutschland zwischen 30000–200000 [12, 14], in Österreich bei 50000 [15] und

Tabelle 1. Festgestellte Kindesmißhandlungen 1980–1989 in der Kinderklinik[a] und im Institut für Gerichtliche Medizin[b] der EMAU Greifswald (in Klammern: prozentualer Anteil an der Gesamtbelegung)

	1980	1981	1982	1983	1984	1985	1986	1987	1988	1989
1. Behandlung[a]	3 (0,13)	3 (0,12)	1 (0,04)	1 (0,04)	1 (0,03)	5 (0,18)	4 (0,13)	2 (0,05)	2 (0,06)	4 (0,12)
Knaben	2	2	–	–	1	2	1	1	2	1
Mädchen	1	1	1	1	–	3	3	1	–	3
Verstorben	1	–	–	–	–	1	–	–	–	–
2. Dokumentation[b]						2	1	1	4	5
Knaben	–	3	–	–	–	1	1	1	4	4
Mädchen	–	–	1	–	–	1	–	–	–	1
Obduktion	1			2	2	5	2	1	–	2
Knaben	–	–	–	–	–	2	2	–	–	1
Mädchen	–	–	–	–	–	3	–	–	–	1

in den USA bei über einer Million [9]. Nach Remschmidt [12] und Trube-Becker [14] erfolgt in der Bundesrepublik Deutschland eine strafrechtliche Verfolgung nur in 5% der Fälle. Für die ehemalige DDR wurde bisher kein geschlossenes Zahlenmaterial veröffentlicht.

Eigenes Zahlenmaterial über Kindesmißhandlungen

Von 1980–1989 wurden in der Klinik für Kindermedizin der Ernst-Moritz-Arndt-Universität (EMAU) Greifswald 26 Säuglinge und Kinder im Alter von 1 Monat bis 6 Jahren mit unterschiedlichen Mißhandlungsfolgen stationär diagnostiziert, beobachtet und behandelt. Das sind durchschnittlich 0,09% des Gesamtkrankengutes in dieser Zeit. Ähnliche Größenordnungen werden auch aus Hannover von Ehrich [2] berichtet. In unserem Klientel verstarben 2 Patienten (7,7%) an zerebralen Blutungen als Mißhandlungsfolge.

Im gleichen Zeitraum wurden 19 mißhandelte Säuglinge und Kinder innerhalb des gleichen Altersspektrums im Institut für Gerichtliche Medizin der EMAU Greifswald obduziert. Von diesen hatten wiederum 2 Kinder ein schweres Schädel-Hirn-Trauma erlitten. Im gleichen Institut erfolgte die durch Ärzte und auch Kindereinrichtungen veranlaßte ambulante Vorstellung weiterer 13 Kinder im Alter von 1–10 Jahren zur Abklärung und Dokumentation einer Mißhandlung. Tabelle 1 gibt darüber in einer Übersicht Auskunft. Im Untersuchungszeitraum gab es nur geringe Schwankungen der Mißhandlungsfrequenz. Knaben und Mädchen waren in gleicher Weise betroffen.

Altersspektrum

Die Altersverteilung der klinisch behandelten und der gerichtsmedizinisch obduzierten Kinder war identisch. Mit annähernd 70% fand sich eine Häufung in den ersten 3 Lebensjahren. Das entspricht auch den Erfahrungen anderer Autoren [9, 12, 14]. Die ambulant vorgestellten Kinder waren durchgehend älter als 1 Jahr. Die Ursache ist in den durch die Kindereinrichtungen, wie Kinderkrippen, Kindergarten sowie Schule veranlaßten Untersuchungen zu suchen. Damit wird auch das Vorhandensein einer größeren Dunkelziffer unterstrichen. Bei 95% der klinisch betreuten Kinder war stets das jüngste Kind der Familie betroffen, was in der Literatur als Aschenputtel-Syndrom bekannt ist [11]. Eine Ursache könnte in den höchsten Pflegeansprüchen liegen, die das jüngste Kind erfordert [9].

Regionale Verteilung

Ein wesentlicher Unterschied der Häufigkeit von Kindesmißhandlungen zwischen Stadt- und Landbevölkerung wurde nicht gefunden (Tabelle 2). Die regionalen Verteilungsunterschiede lassen sich auf die unterschiedliche Bevölkerungsdichte

Tabelle 2. Regionale Verteilung der Kindesmißhandlungen der Kinderklinik und der dokumentierten Fälle im Institut für Gerichtliche Medizin der EMAU Greifswald

	Kinderklinik [%]	Institut für Gerichtliche Medizin [%]
Stadt	65,4	92,3
Land	34,6	7,7

und den in den Landregionen geringeren und weniger qualifizierten Betreuungsgrad zurückführen.

Soziale Struktur

Ursachen der Kindesmißhandlung liegen, wie schon eingangs erwähnt, in kindlichen, elterlichen und sozialen Faktoren. Bereits 1962 prägten Kempe et al. [7] den Begriff „battered-child-syndrome". Damit wird das mißhandelte Opfer im Verhältnis zum Täter unter den Bedingungen des sozialen Umfelds betrachtet. Letzteres schließt u.a. die Einstellung zum Kind, zur Gewalt usw. im Rahmen der Sozialpolitik (finanzielle Unterstützung, adäquater Wohnraum, sicherer Arbeitsplatz u.a.) des jeweiligen Staates ein.

Täterkreis

Tabelle 3 zeigt die soziale Struktur der Täter des beobachteten Mißhandlungsklientels. Das Spektrum reicht vom Unqualifizierten über den Lehrling bis zum Fachschulabsolventen. Kindesmißhandlungen kommen jedoch in allen sozialen Schichten der Bevölkerung vor, wobei Akademiker offiziell im Täterkreis fehlen, diese jedoch beste Voraussetzungen besitzen, die Folgen von Kindesmißhandlungen zu verschleiern. Nach Angaben von Pädagogen, Psychologen und Sozialarbeitern soll jedoch in den unteren sozialen Schichten mehr geschlagen werden. Über die Hälfte der Erziehungsberechtigten ist ohne Beruf bzw. ohne Arbeit. Über ihre soziale Herkunft fanden sich in den Krankenunterlagen nur unzureichende Angaben. Ein weiterer Anteil der Erzieher kam aus dem Dienstleistungsbereich. Bei diesen ist die Zeit zur Erziehung der Kinder berufsbedingt oft begrenzt. Andererseits sind manche Eltern nicht bereit, auf persönliche Annehmlichkeiten zugunsten ihrer Kinder zu verzichten [9]. Die soziale Struktur der Familie spielt hierbei eine zentrale Rolle. So bestand nur in etwa 50% der Fälle eine intakte Ehe, bei 25% handelt es sich um alleinstehende Mütter und bei weiteren 25% wohnte ein Lebenspartner im Haushalt. Eine ähnliche Konstellation fand auch Buhler [1].

Das Lebensalter der Erzieher lag bei 70% unter 30 Jahren und 20% waren über 36 Jahre alt.

In 69% der Haushalte, in denen die mißhandelten Kinder lebten, war ein Mangelmilieu (Arbeitsbummelei, Alkoholismus) bekannt.

Tabelle 3. Berufliche Qualifikation der Eltern mißhandelter Kinder

Beruf	Mutter	Vater
Ohne Beruf	4	10
Lehrling	1	–
Nichtarbeitend	2	–
Gaststätten/Küchen	5	–
Handel	3	1
Gesundheitswesen	2	–
Land/Forstwirtschaft	2	4

In Tabelle 4 findet sich die Darstellung der Täter. Neben beiden Elternteilen konnten rund 60% der Väter und 30% der Mütter als Täter anhand von Ermittlungen identifiziert werden. Das steht im Gegensatz zu einigen Literaturangaben [9, 14], bei denen die Mütter als Mißhandlungstäter in der Überzahl waren, aber in Übereinstimmung mit den Untersuchungen von Buhler [1] und Remschmidt [12]. Schwere Mißhandlungen werden häufig durch beide Elternteile durchgeführt oder zumindestens mit Duldung eines Ehepartners.

Der Partner oder ein Verwandter der Familie waren bei unseren Untersuchungen bei zusätzlichen Sexualdelikten beteiligt. In 2 Fällen kamen Kinder als Mißhandler in Frage. Zu einem geringen Prozentsatz sind Kinder als Täter bekannt, wobei der Nachweis der Täterschaft im Rahmen von Schutzbehauptungen der Eltern sich schwierig gestalten kann [4]. Zur Persönlichkeitsstruktur der Täter unserer mißhandelten Kinder kann keine Auskunft gegeben werden.

In rund einem Viertel der Fälle der Kinderklinik und des Instituts für Gerichtliche Medizin der EMAU Greifswald konnten die Täter nicht sicher ermittelt werden.

Tabelle 4. Täterkreis

	Kinderklinik (n = 26)	Institut für Gerichtliche Medizin (n = 13)
Eltern	5	–
Mutter	4	2
Vater	6	5
Lebenspartner	2	2
Verwandter	1	–
Geschwister	1	–
Fremdes Kind	1	1
Unaufgeklärt	6	3

Opfer

Bei den in der Klinik behandelten mißhandelten Kindern waren mit 26,9% die Frühgeborenen überhäufig repräsentiert, bei 57,7% bestand eine psychomotorische Retardierung und 53,8% wiesen einen schlechten Pflegezustand auf.

Schwer erziehbare unruhige Kinder und Frühgeburtlichkeit sind prädisponierende Faktoren für eine Kindesmißhandlung [3, 8, 12]. Durch gestörte Eltern-Kind-Beziehungen und psychomotorische Entwicklung fordern sie oft strengere Erziehungsmaßnahmen heraus. Das betrifft meist einfach strukturierte Eltern, die diese Zusammenhänge nicht verarbeiten können [9].

Mißhandlungsursachen und deren Folgen

Schläge (53,8%), Sturz (30,8%), sexueller Mißbrauch (7,7%), Würgen (3,9%) und thermische Verletzungen (3,9%) teilweise in Kombination waren die wichtigsten Mißhandlungsursachen der Kinder.

Mit 65,4% hatten die Schädelverletzungen, teilweise zusammen mit weiteren Verletzungen, den Hauptanteil. Hier besteht Übereinstimmung mit Jacobi [5]. Die Altersgruppe bis 3 Jahre war bei unserem Klientel bevorzugt. Ursachen dafür liegen in den altersbedingten Körperproportionen der Betroffenen und in einer fehlenden oder unzureichenden Abwehrhaltung, wodurch vorwiegend der Kopf getroffen wird. Die Schädelverletzungen umfaßten alle Grade von Gesichtshämatomen über Schädelfrakturen bis zu intrakraniellen Blutungen (Tabelle 5). Die Mehrzahl der mißhandelten Säuglinge und Kinder zeigten vorrangig kutane Hämatome im Gesichtsbereich. In 4 Fällen (15,4%) traten Bewußtlosigkeit und Ateminsuffizienz infolge intrakranieller Blutungen auf, wobei 2 Patienten im weiteren Verlauf verstarben und obduziert wurden.

Die Auskünfte der Eltern zum Verletzungshergang waren anfangs negativ, abweisend und stereotyp. Die Antworten waren Fall vom Tisch oder aus dem Bett, Stoßen oder Verbrennen an Gegenständen sowie unbedeutender Klaps usw. Durch eine gezielte Befragung und Merkmale von Schlagspuren (Doppelkonturen auf der Haut) konnten Hinweise über den Mißhandlungsablauf gewonnen werden. Unter Hinzuziehung eines Gerichtsmediziners wurden für etwaige juristische Konsequenzen alle Mißhandlungsfolgen exakt dokumentiert und photografiert. In

Tabelle 5. Schädelverletzungen als Folge von Mißhandlungen

	Stationär (n = 26) [%]	Ambulant (n = 13) [%]	Obduziert (n = 19) [%]
Gesichtshämatome	61,5	76,9	–
Kalottenfraktur	19,2	–	–
Schädelbasisfraktur	3,9	–	–
Hirnkontusion	7,7	–	–
Intrakranielle Blutung	15,4	–	21,1

1/3 der Fälle konnten durch röntgenologische Untersuchungen weitere frische und ältere Frakturen an Thorax und Extremitäten diagnostiziert werden, was den Mißhandlungsverdacht erhärten half. Manchmal kann sich jedoch die Aufklärung schwierig gestalten. So konnten wir einen jungen Säugling ohne äußere Verletzungszeichen mit intrakranieller Blutung nach Schütteltrauma beobachten. Die Mutter hatte das Kind in Unkenntnis des Pathomechanismus mehrfach hochgeworfen und wieder aufgefangen. Ähnliche Feststellungen machten auch Jacobi [5] sowie Schneider et al. [13]. Durch die Kriminalpolizei konnte ein Großteil der schweren Mißhandlungen aufgeklärt werden. Bei etwa 25 % der Fälle war allerdings eine sichere Klärung nicht möglich (s. Tabelle 4). Die therapeutischen Maßnahmen waren entsprechend der Schwere der Mißhandlungsverletzung unterschiedlich. Etwa die Hälfte der Schädelverletzungen bedurfte nur der Beobachtung. Die andere Hälfte benötigte eine neurochirurgische oder HNO-ärztliche Therapie sowie bei Zusatzverletzungen eine kinderchirurgische Behandlung.

Der durchschnittliche stationäre Aufenthalt bei Mißhandlung ohne intrakranielle Verletzung betrug 8 Tage pro Patient und erhöhte sich auf 33 Tage bei schwerem Schädel-Hirn-Trauma.

Rehabilitation und Prävention von Kindesmißhandlungen

Kinderärzte müssen in der Lage sein, Kindesmißhandlungen zu erkennen. Eine exakte Anamnese und adäquate Diagnostik können rechtzeitig falsche Angaben entkräften, die Täter entlarven und den Mißhandlungsablauf aufklären. Immerhin ist in 5 % der Fälle nach Johnson et al. [6] ein Wiederholungsrisiko mit schwereren Mißhandlungsfolgen zu erwarten. Die von uns veranlaßten Maßnahmen zur Verhinderung einer Wiederholung von Mißhandlungen spiegelt Tabelle 6 wider. Die Information der entsprechenden Fürsorgestelle erfolgte in jedem Falle. In etwa der Hälfte der Fälle ohne Schädelverletzungen sowie mit isolierten Gesichtshämatomen wurde die Kriminalpolizei benachrichtigt. In der Gruppe mit fehlenden Schädelverletzungen kam es in 14,3 % der Fälle zur gerichtlichen Verurteilung der Täter und bei reichlich einem Viertel wurde die Heimeinweisung angeordnet. Bei den schweren Schädel-Hirn-Traumen wurde die Kriminalpolizei

Tabelle 6. Ärztliche Maßnahmen nach durch Kindesmißhandlung bedingtem stationären Aufenthalt

	Andere Verletzungen ohne [%]	Schädelverletzungen	
		Gesichtshämatom [%]	Schädel-Hirn-Trauma [%]
Information der Fürsorge	100,0	100,0	100,0
Meldung an Kriminalpolizei	42,9	50,0	100,0
Gerichtliche Verurteilung	14,3	–	81,8
Heimeinweisung	28,6	–	27,3

in jedem Fall zur weiteren Ermittlung eingeschaltet. Eine gerichtliche Verurteilung der Täter konnte in etwa 80% der Fälle durchgeführt werden. Alle mißhandelten Kinder, deren Entlassung in die Häuslichkeit erfolgte, verblieben in einer engmaschigen Kontrolle und Betreuung durch die jeweiligen Fürsorgestellen. Bei diesen Kindern wurde keine Wiederholungsmißhandlung beobachtet.

Obwohl landesweite statistische Angaben noch nicht veröffentlicht wurden, waren Mißhandlungen von Kindern auch in der ehemaligen DDR ein gesellschaftlich relevantes Problem. Durch das Erkennen von Risikogruppen in ihrem sozialen Umfeld können Kindesmißhandlungen jedoch eingeschränkt oder sogar verhindert werden. Ein Netz von Kindereinrichtungen, Ambulanzen und Sozialfürsorgestellen mit entsprechend geschultem Personal bieten dafür gute Voraussetzungen. Das hier vorhandene medizinisch, pädagogisch und psychologisch geschulte Personal kann neben der Entdeckung von Kindesmißhandlungen auch aufklärend gegenüber den Erziehungsberechtigten wirken und bei der sozialen Rehabilitation helfen.

Nicht zuletzt besitzen auch Fernsehen, Rundfunk und Presse zahlreiche Möglichkeiten einer permanenten Aufklärung zu dieser gesellschaftlichen Problematik.

Zusammenfassung

Über einen Zeitraum von 10 Jahren wurden im Einzugsbereich einer Kinderklinik und eines Instituts für Gerichtliche Medizin Häufigkeit und Spektrum der Gewalt gegenüber Säuglingen und Kindern analysiert. Der Anteil der Kindesmißhandlungen betrug 0,09% des klinischen Krankengutes. Schädelverletzungen hatten mit mehr als 50% einen deutlichen Vorrang. Die soziale Struktur der Täter sowie besondere Risikofaktoren wurden herausgearbeitet sowie Fragen der Rehabilitation und Prävention erörtert.

Literatur

1. Buhler E (1983) Das Kind als Opfer körperlicher Gewalt. Med Dissertation, Universität Tübingen
2. Ehrich IHH (1987) Kindesmißhandlung – Erfahrungen und Möglichkeiten im Krankenhaus. Sozialpädiatrie 9:24–29
3. Friedrich WN, Boriskin JA (1976) The role of the child in abuse: A review of the literature. Am J Ortho-psychiatry 46:580–590
4. Hildebrand HE (1989) Kindesmißhandlung durch Kinder. Med Welt 40:1041–1044
5. Jacobi G (1986) Schadensmuster schwerer Mißhandlungen mit und ohne Todesfolge. Monatsschr Kinderheilkd 134:307–315
6. Johnson CF, Showers J (1985) Injury variables in child abuse. Child Abuse Negl 9:207–215
7. Kempe CH, Silverman FN, Steele BF, Droegenmueller W, Silver HK (1962) The battered-child syndrome. JAMA 181:17–24

8. Klein M, Stern L (1971) Low birthweight and the battered child. Am J Dis Child 122:15–18
9. Muus RE (1989) Kindesmißhandlungen. Kinderarzt 20:840–850
10. Oehme J (1988) Kindesmißhandlungen und Kindesmord im 18. Jahrhundert. Kinderarzt 19:817–821
11. Puschel K, Lieske K, Schoof C (1987) Kindesvernachlässigungen mit Todesfolge. Pädiatr Prax 35:17–27
12. Remschmidt H (1983) Kindesmißhandlung. Aktuelle diagnostische und therapeutische Probleme. Monatsschr Kinderheilkd 131:408–412
13. Schneider V, Woweries J, Grumme T (1979) Das „Schüttel-Trauma" des Säuglings. MMW 121:171–176
14. Trube-Becker E (1982) Gewalt gegen das Kind. Kriminalistik-Verlag, Heidelberg
15. Tulzer W (1979) Das Syndrom des mißhandelten Kindes. Wien Med Wochenschr 129:318–320

13. Therapeutisches Verhalten bei intrakraniellen Blutungen im Säuglingsalter

E. Gottschalk

Blutungen im Schädelinneren stellen bei Neugeborenen und Säuglingen eine äußerst lebensbedrohliche Situation dar. Dies erklärt sich zwangsläufig aus der beträchtlichen Zunahme des intrakraniellen Drucks, seiner Potenzierung durch das sich schnell entwickelnde Hirnödem und der damit im Zusammenhang stehenden zerebralen Irritation, schließlich auch aus der blutungsbedingten Zerstörung von Hirngewebe. Die zentrale Dysregulation ist die allgemeine Folge. Das Hirnödem mindert den zerebralen Perfusionsdruck und fördert auf diese Weise die Hypoxie des Gehirns. Ein Circulus vitiosus bahnt sich an, indem azidosebedingt die zerebralen Gefäße eine Weitstellung erfahren, die ihrerseits den intrakraniellen Druck weiter heraufsetzt (Schärli 1982). Der erhöhte intrakranielle Druck mündet in den zentralen Tod durch die Unterbrechung der zerebralen Zirkulation, sobald er den Blutdruck übertrifft. In das Ventrikelsystem einbrechende Blutungen mit Ausprägung eines Hämatozephalus heben darüber hinaus die Liquorzirkulation auf und tragen auf diese Weise zur weiteren Erhöhung des Druckes bei.

Wenngleich das pathophysiologische Geschehen ziemlich komform abläuft, erweisen sich die intrakraniellen Blutungen als ein sehr heterogenes Geschehen. Dies bezieht sich einmal auf die differenzierte Ätiopathogenese und zum anderen die unterschiedliche Lokalisation und Ausdehnung der Blutung.

Ätiopathogenese und Einteilung

Nach der Lokalisation haben wir die parenchymatöse, die subarachnoidale, die subdurale und die epidurale Blutung zu unterscheiden. Für die subdurale und die parenchymatöse Blutung ist darüber hinaus die Einteilung danach zu treffen, ob sie supra- oder infratentoriell angesiedelt ist. Während parenchymatöse Blutungen ausschließlich präterm hypotrophe Neugeborene hypoxiebedingt treffen, liegt den übrigen Blutungen meist eine traumatische Einwirkung auf den Schädel zugrunde, wobei dem Geburtstrauma eine wesentliche Bedeutung zukommt (Abb. 1 und 2).

Allgemeines zur Diagnostik

Die klinische und neurologische Untersuchung des Neugeborenen und Säuglings bildet neben anamnestischen Ermittlungen den Ausgangspunkt der Diagnostik. Besonderer Wert ist auf die Einschätzung der Bewußtseinslage (Somnolenz oder Koma) zu legen. Die Fontanellenspannung ist ein wichtiges Indiz für den intra-

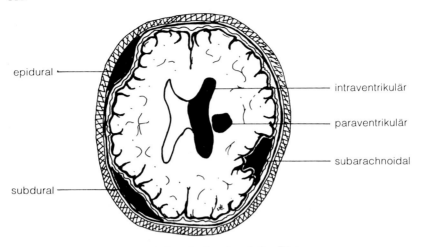

Abb. 1. Lokalisationsmöglichkeiten der intrakraniellen Blutungen

kraniellen Druck. Eine sich weit vorwölbende straff gespannte Fontanelle spricht für einen stark erhöhten Druck. Spastizität der Muskulatur, Weite der Pupillen, Hemiparesen, gesteigerte Reflexe können eine intrakranielle Blutung anzeigen. Nicht in allen Fällen ist es jedoch auf diese Weise möglich, sichere Lokalisationshinweise und endgültige Bestätigungen einer Blutung zu gewinnen. Von überragendem Stellenwert im Nachweis der Lokalisation und Ausdehnung der Blutung sind heute im Säuglingsalter die Schädelsonographie, die transkranielle Dopplersonographie und Computertomographie anzusehen. Zwar kommt der ersten Methode mehr eine Art Screeningfunktion zu, dennoch ergeben sich oftmals unzwei-

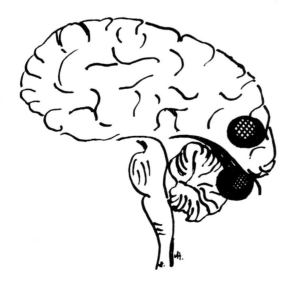

Abb. 2. Supra- und infratentorielle Blutung

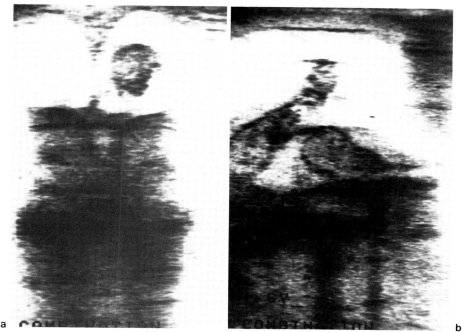

Abb. 3 a, b. Sonographischer Nachweis einer intraventrikulären Blutung

deutige Nachweise und gute bildnerische Darstellungen. Gleiches ist von der Dopplersonographie zu sagen. Die Computertomographie gestattet in jedem Fall die absolut sichere Bestätigung der Blutung, die Ermittlung weiterer zerebraler Schädigungen und des Hirnödems (Abb. 3 a, b).

Parenchymatöse Blutungen

Unter den supratentoriellen parenchymatösen Blutungen ist die subependymale Blutung die häufigste Form. Sie erstreckt sich in das periventrikuläre Parenchym. Etwa in der Hälfte der Fälle bricht sie in das Ventrikelsystem ein.

In der Mehrzahl erleiden Frühgeborene unter 1 500 g in der ersten postnatalen Woche diese Blutung. Asphyxie, Atemnotsyndrom und Hypoxie spielen die pathogenetisch entscheidende Rolle. Die Erhöhung des venösen Druckes, die damit in Zusammenhang gebracht wird, löst eine Berstung zarter Venen in der Gegend des Foramen Monroi und der germinalen Platte aus. Interessante Untersuchungen liegen in diesem Zusammenhang von Larroche (1964) vor, der einen thrombotischen Verschluß proximal der Stelle annimmt, wo die Vena thalamostriata sinistra in die inneren zerebralen Venen einmündet.

Einige Kinder mit periventrikulären parenchymatösen Blutungen zeigen keinerlei Symptome, andere wiederum bieten eine dramatische Situation mit Apnoe,

Bradykardie und klonischen Krämpfen. Sie zeigen eine opisthotone Haltung mit Innenrotation der Arme, Streckung der unteren Extremitäten einschließlich extremer Plantarflexion der Füße und konvergierender Augenstellung. Die Pupillen sind in Mittelstellung fixiert. Es bietet sich schließlich ein schlaffes, reflexloses Bild und die Kinder kommen innerhalb weniger Minuten oder Stunden ad exitum. Wie EEG-Untersuchungen ausweisen, liegt dabei kein eigentliches Krampfgeschehen vor, weshalb die Gabe von Antikonvulsiva fragwürdig ist. Laboruntersuchungen erbringen eine Azidose, Hypoglykämie bzw. Hyperglykämie und eine Hypokaliämie.

Ein weniger dramatischer Verlauf kann sich über mehrere Tage vollziehen. Respiratorische Schwierigkeiten machen sich hierbei in Begleitung neurologischer Zeichen in der ersten postnatalen Woche bemerkbar.

Unerläßlich ist die Lumbalpunktion. Der gewonnene Liquor ist blutig bzw. xanthochrom. Neben der Eiweißerhöhung sind eine Leukozykose und Hypoglykorrhanie auffällig. Zur weiteren Abklärung stehen die eingangs erwähnten bildgebenden Verfahren zur Verfügung.

Die Therapie ist auf die Besserung und Unterstützung der Perfusion, der kardiorespiratorischen Situation einschließlich Beatmung sowie die Bekämpfung des Hirnödems und der Azidose ausgerichtet. Aktive operative Maßnahmen verbieten sich. Sie berauben die Kinder einer eventuellen Überlebenschance. Frühzeitige Ventrikeldrainagen und wiederholte lumbale Punktionen sind nach Koenigsberger (1982) nicht erfolgreich.

Auch die weniger dramatischen Verläufe mit wechselnden respiratorischen Problemen und neurologischen Symptomen unterliegen einer abwartenden konservativen Einstellung. Dabei sollte Wert auf die Begrenzung der ventrikulären Erweiterung gelegt werden, die in der Regel intra- und periventrikulären Blutungen nachfolgt. Mit unterschiedlichem Erfolg versucht man dies durch eine Anregung der osmotischen Diurese. Weisen schließlich sonographische und computertomographische Verlaufskontrollen einen Hydrozephalus aus, so ist die Indikation zur ventrikuloperitonealen Ableitung gegeben (Abb. 4). Die möglichst frühzeitige Entdeckung der hydrozephalen Entwicklung und eine druckentlastende Therapie, noch ehe die klinischen Zeichen deutlich werden, ist von nicht unerheblichem Einfluß auf die Prognose (Koenigsberger 1982).

Die Letalität korreliert mit der Stärke, dem Ausmaß und der Sitz der Blutung. Subependymale oder ventrikuläre Blutungen ohne Ventrikeldilatation oder stärkere Parenchymzerstörung haben eine Letalität von 10–25%. Sind diese vorhanden, so steigt sie auf 50% an.

Aus unserem Krankengut ordnet sich hier die Krankengeschichte eines ehemaligen präterm hypotrophen Neugeborenen ein, bei dem im Alter von 3 Wochen eine ausgedehnte parenchymatöse und intraventrikuläre Blutung computertomographisch gesichert wurde. Wir nahmen eine zunächst abwartende Haltung ein, beobachteten mit entsprechenden CT-Kontrollen die Spontanresorption des Hämatoms und reagierten auf die Entwicklung eines posthämorrhagischen Hydrozephalus mit einer beiderseitigen ventillosen ventrikulo-peritonealen Ableitung. Dabei zeigte der Liquor eine noch bräunliche altblutige Farbe. Das Kind kam 3 Wo-

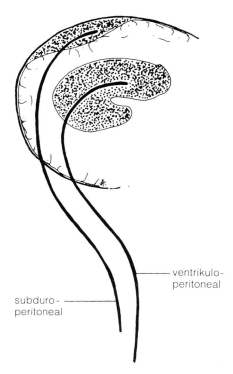

Abb. 4. Ventrikulo- und subduroperitoneale Ableitung

chen später an der zentralen Dysregulation ad exitum. Die Autopsie konnte kaum noch Blutungsreste nachweisen. Es waren jedoch neben einem eindrucksvollen Hydrozephalus deutliche paraventrikuläre Ödemnekrosen erkennbar, die als Restzustände der Blutung gedeutet wurden (Abb. 5 a–c).

Infratentorielle parenchymatöse Blutungen

Der Ausgang dieser Blutung ist in der Regel letal. Die Diagnose wird mehrheitlich erst bei der Autopsie gestellt. Danach hat in den letzten Jahren die Häufigkeit dieser Blutungen, v.a. in das Kleinhirn und den Hirnstamm bei unreifen Neugeborenen erheblich zugenommen. Dies scheint im Zusammenhang mit der heute in höherer Frequenz durchgeführten Beatmung dieser Kinder zu stehen. Es wird angenommen, daß der erhöhte endrespiratorische Druck bei der Beatmung als Ursache in Frage kommt. Damit ist offensichtlich eine Störung der arteriellen und venösen Zirkulation verbunden. Aktive chirurgische Maßnahmen sind nicht indiziert.

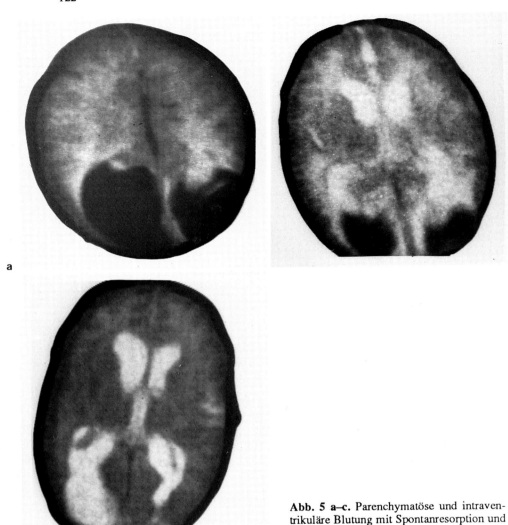

Abb. 5 a–c. Parenchymatöse und intraventrikuläre Blutung mit Spontanresorption und Ausbildung eines Hydrozephalus

Subarachnoidale Blutungen

Die Blutung kann sowohl präterme als auch reifgeborene Kinder betreffen. Sie breitet sich subarachnoidal über der zerebralen Konvexität oder über dem posterioren Bereich der zerebralen Fissur aus. Die Blutung stammt aus subarachnoidalen und subpialen venösen Plexus. Eine geburtstraumatische Genese kommt in Frage. Klinische Symptome sind nur schwer zu erfassen.

Allerdings können in Fällen einer Blutansammlung unter einem oder beiden Temporallappen vereinzelte Krampfanfälle am 2. Lebenstag auftreten, die gegebenenfalls elektroenzephalographisch bestätigt werden können. Auch können in diesen Fällen Zeichen der Stammhirnbeteiligung und eine Anisokorie feststellbar sein.

Die Lumbalpunktion erbringt einen blutigen Liquor. Bei entsprechender Ausprägung können Sonographie und Computertomographie weiterhelfen. Wird die Blutung überlebt, so entwickelt sich meist ein Hydrozephalus, der durch arachnoidale Adhäsionen mit Verschluß der Foramina Luschkae und Magendii zu erklären ist.

Seltener Weise können subarachnoidale Blutungen auch infratentoriell auftreten. Die Diagnose ist kaum zu stellen, da spezifische Symptome fehlen. Aktive chirurgische Maßnahmen stehen auch hier zunächst nicht zur Diskussion.

Subdurale Blutungen

Supratentorielle Blutungen in den Subduralraum können geburtstraumatisch zustande kommen. In der Mehrzahl handelt es sich um reife Kinder. Erschwerte Geburtsvorgänge, gegebenenfalls unter Benutzung von Zange oder Saugglocke, begünstigen die Blutungen, welche aus den Brückenvenen oder der Falx cerebri bzw. aus einer Läsion des Sinus sagittalis stammen. Dank der verbesserten Geburtstechnik sind sie heute seltener geworden. Immerhin werden aber in manchen Autopsiestatistiken noch 10% supratentorielle Blutungen angegeben.

Eine Gruppe von Neugeborenen zeigt kaum Symptome. Es fällt lediglich eine leichte Lethargie auf. Eine weitere Gruppe, als akutes subdurales Hämatom bezeichnet, bietet dagegen das Bild eines komatösen und schlaffen Neugeborenen. Herdzeichen sind die Regel. Die Fontanelle ist stark gespannt.

Am häufigsten sind die subakuten Hämatome. Stunden oder Tage nach der Geburt treten lokale bzw. multifokale Krämpfe auf. Das neurologische Ausfallsbild ist unterschiedlich und reicht von Fazialis- bis zu Halbseitenlähmungen („infant hemisyndrome"). Die Fontanelle ist vorgewölbt. Ein Bell-Phänomen wird gelegentlich beobachtet.

Ausgedehnte subdurale Hämatome können zur Stammhirnkompression und schnell zu Einklemmungserscheinungen der Kleinhirntonsillen führen. In der Regel geht dies mit einer der Gegenseite der Hemiparese zugeordneten Pupillenerweiterung einher. Ohne unverzügliche Druckentlastung ist der letale Ausgang unabdingbar.

In diagnostischer Hinsicht ist daher der Zeitfaktor gebührend zu berücksichtigen. Auch bei ausgeprägt akuten Verläufen sollte auf die Schädelsonographie allerdings nicht verzichtet und nach Zangenentbindungen eine Nativaufnahme des Schädels angefertigt werden, um Frakturlinien, gegebenenfalls auch knöcherne Impressionen des Schädels, zu erkennen.

Die Computertomographie kann indes einen nicht wiedergutzumachenden Zeitverlust bedeuten.

Die therapeutischen Maßnahmen orientieren sich an der Schwere und Foudroyanz des klinischen Bildes. In akuten Fällen kann die subdurale Punktion eine augenblickliche effiziente Druckentlastung bewirken. Führt diese jedoch nicht zum Erfolg, so ist die operative Dekompression unbedingt indiziert. Diese beinhaltet im einzelnen die Trepanation und Ausräumung der Blutung, die Blutstillung, den Verschluß der Dura, ggf. unter Verwendung eines Galeapatchs und hier und da die Implantation eines intraventrikulären Katheters zur kontinuierlichen Hirndruckmessung. Die Prognose muß im Falle der akuten traumatischen Blutung als betont schlecht angesehen werden. Dies gilt besonders vordergründig für Fälle mit Sinusverletzungen.

Bei kaum oder nur gering beeinträchtigtem Allgemeinzustand kann die Spontanresorption der subduralen Blutung in Ruhe abgewartet werden. Wiederholte CT-Kontrollen gestatten die Beurteilung der Rückbildung. Wiederholte subdurale Punktionen mit xanthochromem Aspirat werden notwendig. Verbleiben danach weiterhin subdurale Ergüsse, so ist eine subduro-peritoneale Ableitung indiziert.

Infratentorielle subdurale Blutungen werden durch die okzipitale Osteodiastase, d.h. eine Verschiebung der Hinterhauptschuppen hervorgerufen. Die Blutung ereignet sich im bilateralen subduralen Raum im Bereich der hinteren Schädelgrube sowie als Wühlblutung im zerebellaren Parenchym. Zugeordnete Sinus können verletzt sein. Reife Neugeborene sind im Zuge eines erschwerten Geburtsvorganges betroffen. Im gleichen Sinne können tentorielle Verletzungen zu Einblutungen in die hintere Schädelgrube führen, wenn es hierbei zu Einrissen der Galen-Venen und des Sinus kommt. Die Kinder werden schnell komatös und spastisch-opisthoton, zeigen extreme Augenfehlstellungen und einen Nystagmus. Kardiorespiratorische Komplikationen mit Apnoen und Bradykardien kommen hinzu. Die Computertomographie sichert die Diagnose. Sie läßt die subdurale Blutansammlung in der hinteren Schädelgrube, gegebenenfalls mit zerebellarer Einblutung erkennen. Die Verlegung der liquorführenden Räume gibt den Weg der späteren ventrikulo-peritonealen Ableitung vor. In einer amerikanischen Studie überlebten 12 von 18 Kindern. Zwei zeigten später eine mentale Retardierung, 7 mußten einer Shuntoperation unterzogen werden. Druckentlastende Punktionen können zum Erfolg führen, ansonsten stehen operative Maßnahmen unmittelbar nicht an.

Außerhalb der perinatalen Problematik sind jene subduralen Blutungen im Säuglingsalter zu besprechen, die ebenfalls durch eine äußere traumatische Einwirkung zustande kommen. Der Fall vom Arm der Mutter, der Sturz mit der Mutter, der Fall vom Wickeltisch, schließlich auch die Einbeziehung des Kindes in einen Verkehrsunfall, sind entsprechende Beispiele. Die Blutung kann sich im Zusammenhang mit einer Schädelberstungsfraktur ereignen. Zu beachten ist jedoch auch, daß in Anbetracht der Elastizität des Säuglingsschädels die auftreffende Gewalt intrakranielle Blutungen ohne Fraktur hinterlassen kann.

Auch hier sind das akute, subakute und chronische subdurale Hämatom, die eine sehr differenzierte Beurteilung erfordern, zu unterscheiden. Das akute subdurale Hämatom stammt aus der Kontusionsfläche des Gehirns, in Analogie der geburtstraumatischen Genese aus Sinuseinrissen und verletzten, zum Teil abgerissenen Brückenvenen. Dementsprechend finden wir das Hämatom in der Regel fronto-parieto-temporal. Charakteristisch ist ein sich schnell entwickelndes Hirnödem. Das raumfordernde Hämatom führt zur Massenverschiebung nach der Gegenseite mit Verlagerung des Ventrikelsystems und der Mittellinienstrukturen.

Was die Symptomatik betrifft, so stehen für den Regelfall die Bewußtlosigkeit unterschiedlichen Schweregrades bis hin zum tief komatösen Bild im Vordergrund. Eine Anisokorie zugunsten der betroffenen Seite, Hemiparesen der Gegenseite, eine prominente Fontanelle und das Erbrechen sind klinisch vordergründig. Wie dies auch für die später zu besprechenden epiduralen Hämatome zutreffend sein kann, fällt eine exzessive Anämie ins Auge. Weite Pupillen und insuffiziente Spontanatmung deuten auf die schnell eintretende Stammhirnkompression hin. Erloschener Korneal- und Nasenseptumreflex, Lichtstarre der Pupillen sowie in der Folgezeit schnell abfallende Temperaturen sind untrügerische Zeichen des zentralen Todes.

Sollte nach klinischem Ermessen ein diagnostischer Zeitraum noch gegeben sein, so bringt die Computertomographie definitive Klarheit zur Lokalisation und Ausdehnung der Blutung. Angezeigt ist die schnelle Druckentlastung des Schädels, wobei die Seite der Schädelfraktur und der Pupillenerweiterung die Lokalisation der Trepanation anzeigt. Es kann bisweilen auch nur die Punktion des Subduralraumes vorgenommen werden. Liegt ein schon hochgradig beeinträchtigter Gesamtzustand bei einem tief komatösen Säugling vor, so hat sie durchaus ihre Berechtigung.

Sollte sich danach ein überzeugender Rückgang der Hirndrucksymptomatik zeigen, so folgen tägliche Punktionen nach. Bringt diese Punktionsbehandlung keinen Erfolg, so ist die Indikation zur osteoplastischen Trepanation in der oben bereits skizzierten Weise gegeben. Einrisse des Sinus sagittalis bedürfen im mittleren und posterioren Drittel der sorgfältigen Naht. Nur im vorderen Drittel darf der Sinus unterbunden werden.

Die Einschätzung der Prognose muß der Tatsache Rechnung tragen, daß beim akuten subduralen Hämatom letztlich nicht nur die intrakranielle Blutung das pathologische Geschehen bestimmt, sondern die häufig begleitende kontusionelle Schädigung des Gehirns einschließlich des massiven Hirnödems den limitierenden Faktor darstellt. Es ist hier das Beispiel eines 6 Monate alten Säuglings anzuführen, der im Zusammenhang mit einem Autounfall eine biparieto-occipitale Schädelberstungsfraktur und ein subdurales Hämatom mit mehrfachen Einrissen des Sinus sagittalis, eine Durazerreißung und Hirnkontusion erlitt. Die neurologische Situation zwang unter Umgehung sämtlicher diagnostischer Maßnahmen zur sofortigen Trepanation. Umstechung des Sinus sagittalis im vorderen Drittel, Absaugen der Kontusionsherde und Duraplastik vermochten nicht, den letalen Ausgang aufzuhalten.

Weniger dramatisch verläuft das subakute subdurale Hämatom, das erst mehrere Tage nach dem traumatischen Ereignis mit somnolenten und komatösen Zuständen in Erscheinung treten kann. Die Therapie besteht in der Druckentlastung durch Trepanation und Ausräumung der Blutung.

Herauszustellen ist das chronische subdurale Hämatom, bisweilen auch noch unter dem Begriff der Pachymeningitis haemorrhagica interna geführt, das sowohl geburtstraumatisch als auch im Zuge einer späteren Gewalteinwirkung auf den

Säuglingsschädel zustande kommt. Die Ursache liegt meist in einer Läsion der Brückenvenen. Charakteristisch ist die parasagittal-biparieto-frontale Ausdehnung, die sich bisweilen bis zur Schädelbasis erstrecken kann.

Da die Blutung nicht selten zunächst unerkannt bleibt, vollzieht sich über die nachfolgenden Wochen eine allmähliche Umwandlung des subduralen Hämatoms in einen subduralen Erguß.

Diese Umwandlung geht mit einer an Dicke zunehmenden Membranbildung einher, welche sowohl die durale als auch arachnoidale Fläche betrifft. Diese Membranen behindern mit zunehmender Stärke die Entwicklung des Gehirns und führen zu einer fortschreitenden Hirnatrophie. Ferner heben sie durch Verschluß der Foramina Luschkae und Magendii die normale Liquorzirkulation auf und bedingen auf diese Weise einen progredienten Hydrozephalus, der als Okklusionshydrozephalus die hirnatrophiebedingte Ventrikelerweiterung noch potenziert. Klinisch sind diskrete Zeichen durch eine Größenzunahme des Kopfes bei prominenter Fontanelle gegeben. Dabei fallen bisweilen eine quadratische Kopfform und eine bifrontale Ausladung des Schädelknochens auf. Wiederholtes Erbrechen, Trinkunlust, latentes Krampfgeschehen, Hypertonus der Muskulatur und gelegentlich allgemeine Retardierungserscheinungen gehören zum klinisch-neurologischen Erscheinungsbild.

In diagnostischer Hinsicht liefert die Schädelaufnahme mit gesprengten Nähten Hinweiszeichen auf einen erhöhten intrakraniellen Druck. Früher erbrachte die Punktion mit nachfolgender Instillation von Luft als sogenannte Subdurographie die Bestätigung, heute können wir mit Hilfe der Ultraschalldiagnostik bzw. Computertomographie die Diagnose auf eine nicht invasive Art stellen.

Die Behandlung sichert die normale Entwicklung des Gehirns, indem sie die Wiederausdehnung der Hemisphärenanteile erlaubt. Früherfassung und frühzeitige Therapie sind anzustreben, da mit ihnen nachfolgende Schäden für das Gehirn vermieden werden können. In wechselnder Seitenlokalisation sollte über maximal 2–3 Wochen die Punktion der subduralen Ergüsse erfolgen (Punktion über die große Fontanelle bzw. die dehiszente Koronarnaht). Es sollten nicht mehr als 15 ml Flüssigkeit in einer Sitzung aspiriert werden. Führt die Punktionsbehandlung nicht zum Erfolg, so legen wir einen subduro-peritonealen Shunt an, der über einen subkutan antethorakal eingeführten Katheter die Drainage der subduralen Flüssigkeit in die Bauchhöhle gestattet. Diese Drainage ist für den Regelfall suffizient und hat die Membranektomie, welche weitaus belastender und wegen der Blutungsgefahr ungleich gefährlicher ist, heute zunehmend verdrängt. Allerdings kann auf diese dort nicht verzichtet werden, wo durch die Länge der Zeit rigide Membranen entstanden sind, die eine Wiederausdehnung des Gehirns trotz der Evakuierung des subduralen Hydroms nicht mehr erlauben.

Epidurale Blutungen

Das epidurale Hämatom stellt im Säuglingsalter eine Seltenheit dar. Grob (zit. bei Schärli 1982) beobachtete es 2mal unter 1000 kindlichen Schädelfrakturen. Unter

598 Schädel-Hirn-Verletzungen bei Säuglingen und Kleinkindern in 10 Jahren (1977–1986) konnten wir ebenfalls 2 epidurale Hämatome im Säuglingsalter ausmachen. Die relative Seltenheit dieser Blutungslokalisation in den ersten Lebensmonaten liegt in der Tatsache begründet, daß in diesem Entwicklungsabschnitt die Dura noch fest dem knöchernen Schädel anliegt. Kommt es dennoch zu blutungsbedingten Ablösungen, die im Regelfall durch eine Läsion der Arteria meningea media sowie Läsionen meningealer Venen oder der Sinus verursacht werden, so können diese maximal die Hälfte des zirkulierenden Blutes erfassen. Noch ehe im Falle eines freien Intervalls einprägsame neurologische Zeichen (klonische Krämpfe, gesteigerte Reflexe, Hypertonus der Muskulatur, Hemiparesen u.a.) mit Eintrübung des Sensoriums und seitenentsprechender Pupillenerweiterung zu beobachten sind, kann die bei Säuglingen schnell deutlich werdende Anämie ein ernst zu nehmendes Hinweiszeichen sein. Die Fontanelle ist meist deutlich vorgewölbt und gespannt. Bei ausbleibender Druckentlastung kommt es rasch zu Unregelmäßigkeiten der Atmung. Bei charakteristischem Verlauf, einer dramatischen Verschlechterung sowie einer Anisokorie als Seitenhinweis sollte man sich unverzüglich zur Trepanation entschließen. Ansonsten gehören auch hier zur Abklärung Sonographie und Computertomographie in den Untersuchungsplan.

Die temporo-parietale osteoplastische Trepanation schließt die Ausräumung des Hämatoms und die Versorgung der Blutungsquelle ein. Schärli (1982) macht darauf aufmerksam, daß bei Säuglingen im Gegensatz zu größeren Kindern eine sparsam gehaltene Trepanation ausreichend ist, um die A. meningea media zu ligieren bzw. mit einem Clip zu versorgen. Postoperative Maßnahmen richten sich vordergründig gegen das Hirnödem. Die Säuglinge erholen sich, soweit das Hämatom noch rechtzeitig ausgeräumt wird und keine weiteren zerebralen Verletzungen vorliegen, in kurzer Zeit. Das Gehirn, das oftmals in beeindruckender Weise komprimiert und verdrängt ist, kehrt schnell in seine ursprüngliche Lage zurück.

Wir beobachteten einen 11 Monate alten Säugling, der nach einem Sturz vom Sessel ein ausgedehntes, stellenweise bis zu 2 cm starkes epidurales Hämatom temporo-parietal rechts bot, welches wir computertomographisch gesichert hatten (Abb. 6). Die Trepanation brachte die Heilung.

In einem anderen Fall handelte es sich um einen 6 Monate alten Säugling, der vom Wickeltisch gefallen war und uns in bereits erheblich somnolentem Zustand überwiesen wurde. Die Fontanelle war gespannt. Im CT ergaben sich rechts temporo-parietal eine Kalottenfraktur mit leichter Impression, ein inhomogenes ausgedehntes Epiduralhämatom und eine deutliche Hirnmassenverschiebung nach links mit Kompression der rechten Anteile des Ventrikelsystems. Nach der Trepanation entleerte sich ein unter Druck stehendes, zum Teil mehr als 3 cm dickes epidurales Hämatom. Die Dura war beträchtlich abgedrängt und die ipsilaterale Hemisphäre zur Gegenseite verlagert. Nach der Ausräumung der Blutung wurde die A. meningea media umstochen. Der postoperative Verlauf war bei rascher Erholung unauffällig. Die Entwicklung des Kindes verlief auch in neurologischer Hinsicht völlig regelgerecht.

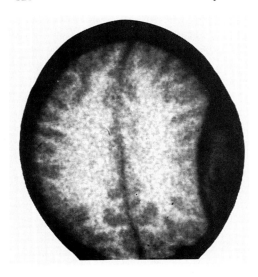

Abb. 6. Epidurales Hämatom temporoparietal rechts

Diese beiden Verläufe belegen die gute Prognose des Epiduralhämatoms, soweit schnell und zielgerichtet gehandelt wird. Weitere zerebrale Schäden, insbesondere Kompression und Kontusion des Hirnstammes, dürfen allerdings nicht vorliegen (Kretschmer 1978).

Literatur

Koenigsberger MR (1982) Acute encephalopathies of infancy. In: Rudolph AM (ed) Pediatrics, 17th edn. Appleton-Century-Crofts, Norwalk/CT, pp 1598–1605
Kretschmer N (1978) Neurotraumatologie. Thieme, Stuttgart
Larroche JC (1964) Hemorrhages cerebrales intra ventriculaires chez le prematurie. Anatomie et preneopathologie. Biol Neonate 7:26
Schärli AF (1982) Gedeckte Hirnschädigungen. In: Bettex M, Genton N, Stockmann M (Hrsg) Kinderchirurgie. Thieme, Stuttgart, S 2.9–2.18

14. Blutungen in der HNO-Region – Ursachen und therapeutische Möglichkeiten

E. Werner

Blutungen im HNO-Bereich können vom klinisch „stillbaren" bis zum „unstillbaren Bluten" auftreten. Besonders die Epistaxis reicht vom harmlosen Verlauf und banaler Ursache bis hin zum lebensbedrohlichen Ereignis mit schwierig zu behandelnder Ursache. Auf Grund dieser Tatsache darf das „symptomatische Bluten" weder aus diagnostischer noch aus therapeutischer Sicht bagatellisiert werden.

Prinzipiell gilt die Trennung:
  A – lokalbedingte Blutung,
  B – symptomatische Blutung.

Während die Blutungen im Pharynx- und Ohrbereich relativ selten sind – es handelt sich meistens um postoperative Blutungen (z.B. nach Tonsillektomie, Adenotomie), traumatisch bedingte Blutungen aus dem Ohr (bis hin zur Verletzung des Sinus sigmoideus) und auch mitunter primäre Blutungen bei Bluterkrankungen – dominieren die Blutungen aus der Nase. Da ein Großteil des Nasenblutens spontan ohne ärztliche Hilfe zum Stillstand kommt, dürfte der Häufigkeitsgipfel im Kindes- und Jugendalter in Form des sog. „juvenilen Nasenblutens" liegen.

Während beim örtlichen Nasenbluten die Ursachen in der Nase selbst zu suchen sind, liegen sie beim symptomatischen Bluten nicht allein in Veränderungen der Nasenschleimhaut, sondern haben ihren Ausgangspunkt in nicht selten ernsten Allgemeinerkrankungen.

Die Ursachen für ein lokal bedingtes Nasenbluten aufgrund der anatomischen Gegebenheiten erstrecken sich (nach Naumann 1974) auf:

a) idiopathisches „konstitutionelles" Bluten (leichte rezidivierende Blutungen besonders im Kindes- und Jugendalter);
b) Gefäßverletzung (Mikrotraumen) am Locus Kiesselbachi (häufigste Blutungsquelle, umschriebene Zone von Anhäufung verzweigender Arteriolen und Präkapillaren auf fester unelastischer Unterlage am vorderen Septumknorpel. Mechanische Insulte sind für die Auslösung der Blutung dominierend);
c) Rhinitis sicca und Umwelteinflüsse;
d) Traumen des Gesichtsschädels (Mittelgesicht- und Rhinobasisverletzungen, bei Kindern oft Septumhämatome!);
e) Fremdkörper der Nase;
f) Blutender Septumpolyp (bei Kindern selten);

g) Tumoren des Nasenrachens (juveniles Nasenrachenfibrom, hierbei handelt es sich um einen histomorphologisch gutartigen Tumor mit rezidivierenden lebensgefährlichen Blutungen bei männlichen Adoleszenten);
h) benigne und maligne Geschwülste (im Kindesalter selten).

Beim symptomatischen Bluten (Nasenbluten) liegen vorrangig folgende Ursachenkomplexe zugrunde:

a) infektiöses Nasenbluten (Grippe, Masern, Scharlach), Die Blutung wird auf die starke nasale Hyperämie, oft zu beobachtende Austrocknung der Schleimhautoberfläche, aber auch auf kapillartoxische Faktoren und Thrombozytopenie zurückgeführt;
b) Blutungen durch Gefäß- und Kreislauferkrankungen (bei Kindern selten);
c) Blutungskrankheiten und Gerinnungsstörungen (hämorrhagische Diathesen)
   – Thrombopathien und Thrombozytopenien (thrombopenische Purpura, Werlhof-Krankheit, Sichelzellanämie, Leukämie, konstitutionelle Thrombopathie, Glanzmann-Naegeli-Syndrom, Willebrand-Krankheit),
   – Koagulopathien (Hämophilie, Waldenström-Krankheit, Prothrombinmangelzustände, Fibrinogenmangelzustände, Vitamin-K-Mangel),
   – Vasopathien (Skorbut, Moeller-Barlow-Krankheit, Purpura Schoenlein-Henoch (Purpura rheumatica),
   – Osler-Rendu-Weber-Krankheit (autosomal-dominanter Erbgang, Häufigkeit 2 auf 100000).

Unter dem Aspekt, daß Nasenbluten bei einer sehr großen Zahl von Allgemeinkrankheiten auftreten kann, leiten sich zur Abklärung bestimmter Ursachenkomplexe wichtige diagnostische Schritte ab:

– Anamnese,
– Lokalisation der Blutungsquelle,
– Blutdruckmessungen,
– Blut- und Gerinnungsanalyse,
– Röntgenaufnahmen des Schädels (eventuell Computertomographie),
– internistische Durchuntersuchung.

Aus den anamnestischen Hinweisen, dem aktuellen Krankheitsbild und dem Umfang der Blutung erwachsen sowohl Sofortmaßnahmen als auch längerfristige therapeutische Schritte. Neben den Allgemeinmaßnahmen wie Beruhigung des Patienten, Hochlagerung des Oberkörpers, Applikation von Kälte in den Nacken und auf die Nase ist der Verschluß der Blutungsquelle durch Applikation von gefäßverengenden Mitteln und/oder hämostyptisch wirkenden Substanzen notwendig. Bei punktförmigen Blutungen ist die Ätzung mit Chromsäureperle oder hochkonzentrierter Trichloressigsäure angezeigt. Gegebenenfalls können auch die Galvanokaustik oder die Diathermiesonde Anwendung finden. Die vordere Nasentamponade ist angezeigt, wenn eine Blutungsquelle durch die bisher aufgeführten Maßnahmen nicht zum Versiegen gebracht werden konnte bzw. eine diffuse Diapedeseblutung oder eine nicht exakt lokalisierbare Blutungsquelle vorliegen. Die vordere Nasentamponade (Salbentamponstreifen) kann in der Regel 3–4 Tage belassen werden. Eine andere Variante wäre die sog. „pneumatische Tamponade" (Silastiktamponade), die gleichzeitig eine Atmung über den nasalen Weg garantiert. Wichtig erscheint der Hinweis, bei derartigen Einlagen den Druck so gering wie möglich zu halten, um Drucknekrosen zu vermeiden.

Nur in ausgeprägten Blutungsfällen ist die hintere Tamponade (Bellocqtamponade bzw. Ballonkatheter) indiziert. Diese Tamponadeform sollte nicht länger als maximal 72 h belassen werden. Eine zusätzliche Antibiotikagabe ist wegen der Gefahr der aszendierenden (tubogenen) entzündlichen Mittelohraffektion angezeigt. Nur bei einem unstillbaren Nasenbluten, wobei die bisherigen Maßnahmen nicht zum Sistieren der Blutung führten, muß im Extremfall ein operatives Vorgehen zwecks Gefäßligatur (A. maxillaris, Aa. ethmoidalis anterior und posterior und A. carotis externa) gewählt werden. Bei hämorrhagischen Diathesen ist gleichzeitig eine entsprechende Substitution angezeigt (Frischbluttransfusion, Vitamin K und bei Koagulopathien Cohn-Fraktion). Bei Vasopathien werden neben ACTH und Kortikosteroide v.a. Kalzium und Östrogene empfohlen. Bei der seltenen Osler-Rendu-Weber-Krankheit ist als Methode der Wahl die Dermatoplastik angezeigt.

Zusammenfassend kann festgestellt werden, daß das Behandlungskonzept für die „lokal" ausgelösten Blutungen fast ausschließlich dem HNO-Facharzt obliegt, hingegen die Therapie bei „symptomatischen Blutungen" stets einer interdisziplinären Zusammenarbeit bedarf.

Literatur

Becker W, Naumann HH, Pfaltz CR (1989) Hals-Nasen-Ohrenheilkunde (kurzgefaßtes Lehrbuch mit Atlasteil). Thieme, Stuttgart
Feldmann H (1973) Nasenbluten als Notfallsituation. Z Laryngol Rhinol 52:314
Hara HJ (1962) Severe epistaxis. Arch Otolaryngol 75:258–269
Harder P von (1966) Blutungs-Ursachen bei 336 Fällen. HNO 14:56
Masing H (1974) Eingriffe beim Nasenbluten bei Kopf- und Hals-Chirurgie. In: Naumann HH (Hrsg) Kopf- und Hals-Chirurgie, Bd II. Thieme, Stuttgart, S 316–317
Naumann HH (Hrsg) (1974) Kopf- und Hals-Chirurgie. Bd I: Hals. Thieme, Stuttgart

15. Die intraokuläre Blutung: hämorrhagisches Glaukom – systemische Reaktionen

F. Tost, M. Tost

Augenerkrankungen im Kindesalter, die mit intraokularen Blutungen einhergehen, erfordern nicht selten die Zusammenarbeit zwischen Augenarzt und Pädiater. Für den Kinderarzt besonders relevant sind jene Fälle, in denen ein Verlust der Sehschärfe bis zur Erblindung droht. Eine weitere Gruppe umfaßt das hämorrhagische Glaukom, das mit erheblichen systemischen Reaktionen einhergehen kann.

Zu diesem Beschwerdebild gehören u.a. Kopfschmerzen, Übelkeit, Erbrechen, Photopsien, Photophobie und Epiphora sowie Zeichen der Entzündung der Augen.

Als Ursachen intraokulärer Blutungen kommen im Kindesalter vorzugsweise in Betracht:

– Traumen,
– Entzündungen,
– Tumoren,
– hämatologische Erkrankungen,
– Autoimmunkrankheiten,
– endokrinologische Störungen,
– Vitamin-C-Mangel,
– Erkrankungen mit Neovaskularisationen von Augengewebe.

Die systemischen Störungen zwingen u.U. zur differentialdiagnostischen Abgrenzung entzündlicher oder raumfordernder intrakranieller Erkrankungen.

Für die Prognose intraokularer Blutungen sind Ausmaß, Lokalisation und Blutungsfolgen wichtig. Bei den therapeutischen Maßnahmen müssen die Besonderheiten des örtlichen Gewebes Berücksichtigung finden z.B. fehlendes Thromboplastin im Trabekelwerk, Resorption durch direkte Ausschwemmung über den Schlemm-Kanal, Hämolyse und Phagozytose.

Aus diesem Grund ist über 2 Patienten zu berichten, die wegen schwerster systemischer Reaktionen bei hämorrhagischem Sekundärglaukom in der Universitäts-Augenklinik Halle stationär behandelt werden mußten.

Kasuistik

K. Jens, geb. am 06.06.1987.

Vorgeschichte

Verlauf unauffällig. Lediglich ein weicher bohnengroßer Tumor im temporalen Bereich der rechten Augenbraue war seit Geburt bekannt. Im Januar 1988 Behandlung durch den Kinderarzt mit OTC-Prednisolonaugensalbe und Albucidaugensalbe wegen einer plötzlich aufgetretenen Rötung des rechten Auges. Ausbleibende Befundbesserung, deshalb Überweisung zum Augenarzt. Dieser veranlaßte die sofortige stationäre Aufnahme am 05.02.1988.

Aufnahmebefund

Rechtes Auge: ziliare Injektion, zarte diffuse Hornhauttrübung, etwas Sanguis im Kammerwinkel, braunfarbene Iris, intraokulare Druckwerte normoton.

Linkes Auge: regelrecht, Irisfarbe blaugrau.

– Verdachtsdiagnose: 1. fokalseröse Herpesiritis, Zustand nach Contusio bulbi (?).
2. Dermoidzyste (später histologisch bestätigt).

– Therapie: Trifluorthymidinaugensalbe, Mydriatika.

Verlauf

Am dritten Tag der stationären Behandlung plötzliche Verschlechterung des Allgemeinzustandes. Schleimige, entfärbte Stühle, Temperaturanstieg auf 38,5 °C, spontane Einblutung in die Vorderkammer mit Sekundärglaukom, Somnolenz am 09.02.1988. Kein Meningismus, Leber 1 cm am Rippenbogen. Laborparameter: Aspartataminotransferase (ASAT)) 960 nmol/l/s, Urobilinogen (Ubg) im Urin leicht erhöht.

Alle anderen überprüften paraklinischen Werte, einschließlich der serologischen Diagnostik zum Nachweis von Treponema pallidum, Toxoplasmose, Listeriose, Zytomegalie und Herpesvirus im Normbereich bzw. negativ. Liquordiagnostik ohne pathologischen Befund, linksseitige Erregbarkeitssteigerung im EEG. Nach Rücksprache mit dem pädiatrischen Konsiliardienst Verlegung in die Kinderklinik unter dem Verdacht einer Virusenzephalitis zur Durchführung einer systemischen Zoviraxtherapie. Acht Tage später erneute Aufnahme in unserer Klinik wegen des fortbestehenden hämorrhagischen Sekundärglaukoms mit Verdacht auf eine Glaskörperblutung.

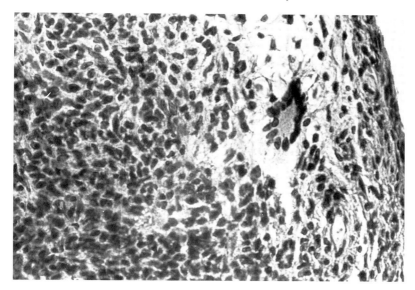

Abb. 1. Histiozytenproliferation in der Iris, Riesenzellen vom Touton-Typ. Fixierung: 10%ige Formaldehydlösung, Paraffinschnitt, Hämatoxylin-Eosin-Färbung (Vergr. 400:1)

Deutlich verbesserter Allgemeinzustand. Zunehmende Neovaskularisation führten zur orangefarbenen Infiltration der Iris. Damit ließ nun das klinische Bild (spontanes Hyphäma, orangefarbene Iris, Sekundärglaukom) die Diagnose eines juvenilen Xanthogranuloms zu. Differentialdiagnostisch war außerdem zu denken an: Retinoblastom, Diktyom, Angiom, malignes Lymphom.

Auf Grund eines beginnenden sekundären Buphthalmus wurde am 04.03.1988 eine fistulierende Operation zur intraokularen Drucksenkung mit gleichzeitiger Gewebeentnahme durchgeführt.

Mikroskopischer Befund

Irisgewebe mit massiver Infiltration durch lymphoide und histiozytäre Zellelemente, vakuolig-schaumige Zytoplasmadegeneration. Nachweis von Riesenzellen vom Langhans-Typ und vom Touton-Typ (Abb. 1 und 2).

Histologische Diagnose
Juveniles Xanthogranulom der Iris.

Postoperativ zunächst wiederholte intraokulare Drucksteigerungen. Unter hochdosierter lokaler Therapie mit Dexamethason kam es allmählich zur Rückbildung

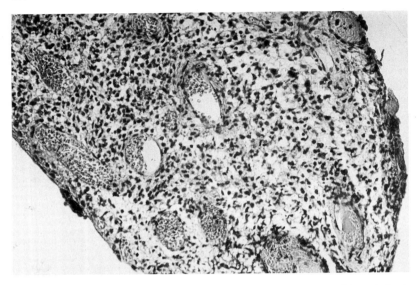

Abb. 2 Vakuolig-schaumige Zytoplasmadegeneration, vermehrte Vaskularisation in der Iris. Weitere Angaben in Abb. 1 (Vergr. 200:1)

des Irisbefundes und zur Normalisierung der intraokularen Druckwerte. Ein Auftreten von Xanthogranulomen an der Haut konnte bisher nicht beobachtet werden.

Bei unserem 2. Fall eines hämorrhagischen Glaukoms lag anamnestisch eine Contusio bulbi bei bekannter Hämophilie vor.

Kasuistik
G. Edgar, geb. am 06.03.1952.

Vorgeschichte
Makrohämaturie 1983 und 1988.

Familienanamnese: Großvater und Bruder ebenfalls Hämophilie. Am 01.09.1987 Prellung des rechten Auges durch ein zurückschnellendes elastisches Band mit einem Metallverschluß. Nach Vorstellung beim Augenarzt stationäre Aufnahme in unserer Klinik.

Aufnahmebefund

Rechtes Auge: Unterlidhämatom, Bindehautwunde, Vorderkammerblutung sowie eine Störung der Pupillomotorik und Pupillostatik, deshalb keine sichere Beurteilung der tieferen Augenabschnitte möglich.

Die intraokuläre Blutung: hämorrhagisches Glaukom – systemische Reaktionen

Linkes Auge: o. B.
- Diagnose: Contusio bulbi mit Hyphäma bei Hämophilie A.
- Therapie: lokal Timololaugentropfen, Hyaluronidase subkonjunktival, allgemein Azetazolamid, Kryopräzipitate.

Verlauf

Mit der Substitution von Faktor VIII wurde in Zusammenarbeit mit dem Internisten sofort begonnen.

Im Zusammenhang mit der Kontusion und der Vorderkammereinblutung entstand ein Sekundärglaukom mit Werten bis zu 8,2 kPa. Rezidivierende spontane Nachblutungen führten zu einem sogenannten „black eye syndrom". Medikamentöse Maßnahmen (Timolol und Azetazolamid) blieben erfolglos.

Durch eine Vorderkammerpunktion ließen sich nur Teile des schwarzen Koagulums entfernen. Erneute Nachblutungen führten zu weiteren Druckanstiegen. Daraufhin breitere Eröffnung mit einem korneoskleralen Schnitt und Entfernung des Koagulums. Das nächste Blutungsrezidiv führte zur Dekompensation des Hornhautendothels mit Sanguisimbibierung. Erst nach Applikation einer Röntgenbestrahlung mit 75 rad allmähliche Resorption des Blutes. Unter der Zusatztherapie mit Timolol- und Clonidinaugentropfen konnte zumindest Schmerzfreiheit erreicht werden. Übergang in ein Glaucoma absolutum.

Die Funktion des betroffenen Auges blieb auf die Wahrnehmung von Lichtschein ohne Richtungsangabe begrenzt.

Diskussion

Die vorgestellten Kasuistiken verdeutlichen die Notwendigkeit einer guten interdisziplinären Zusammenarbeit. Auf eine Vielzahl differenter pathogener Reize reagiert das Auge mit einem ähnlichen klinischen Erscheinungsbild. So gibt es nur wenige ophthalmologische Krankheitsbilder, die nicht auch mit einem konjunktivalen Reizzustand einhergehen können. Der Nichtophthalmologe wird dann zur Diagnose Bindehautentzündung verführt. Oft kann aber nur die rechtzeitige Diagnosefindung und der sofortige Therapiebeginn die Gefahr der Erblindung bannen.
Bei unserem kleinen Patienten mit einem juvenilen Xanthogranulom (Nävoxanthoendotheliom) handelt es sich um einen bisher selten beschriebenen Befund. Dabei entsprach der Krankheitsverlauf den Angaben in der Literatur (Brenkman et al. 1961; Duke-Elder 1977; Naumann 1980). Stehen zunächst spontan rezidivierendes Hyphäma, Heterochromie und Sekundärglaukom im Vordergrund, so zeigt sich die typische Orangefärbung der Iris mit Knötchenbildung erst später. Bei 50 % der Patienten mit diesem Krankheitsbild wird die Diagnose durch gleichzeitige Manifestation von Xanthogranulomen an der Haut, die bei unserem Kind

fehlten, erleichtert. Durch den charakteristischen klinischen Befund und den Verlauf lassen sich andere Erkrankungen, wie z.B. das Retinoblastom, das Rhabdomyosarkom, das amelanotische maligne Melanom und andere entzündliche Pseudotumoren ausschliessen. Eine sichere Einordnung ermöglicht nur die histologische Diagnostik. Pathomorphologisch bestehen Verbindungen zu den malignen Histiozytosen, welche durch einen vorwiegend viszeralen Befall und eine schlechte Prognose charakterisiert sind. Die Ätiologie ist ungeklärt. Bei allen Erkrankungen sind die Serumphospholipid- und Cholesterinwerte normal. Ursprünglich verwendete man für diese Erkrankung den Begriff des „juvenilen Nävoxanthoendothelioms". Dabei wurden die Hauterscheinungen als „Nävi" fehlgedeutet und die Riesenzellen vom Endothel abgeleitet. Die erheblichen systemischen Reaktionen wie bei unserem Fall wurden bisher in der Literatur nicht beschrieben. Lediglich Jünnemann (1968) berichtete von der Behandlung einer „gleichzeitigen serösen Meningitis". Hoch ist aber sicherlich die Dunkelziffer der Fehldiagnosen. Nur vereinzelt wird die Notwendigkeit der – bei richtiger und rechtzeitiger Diagnosestellung vermeidbaren Enucleatio bulbi – wegen einer Verschlechterung des Allgemeinbefindens durch das hämorrhagische Sekundärglaukom mitgeteilt.

Solange eine kausale Therapie nicht möglich ist (ungeklärte Ätiologie), muß das Behandlungsziel in einer Unterdrückung der Histiozytenproliferation bestehen. Wurde dazu früher eine Strahlentherapie unter eventueller Inkaufnahme einer radiogenen Katarakt durchgeführt, erfolgt die Behandlung heute mit Kortikosteroiden in hoher Dosierung.

Über unseren hämophilen Patienten, der eine schwere Contusio bulbi erlitten hatte, ist uns nur eine vergleichbare Mitteilung (Lifshitz et al. 1986) aus der Literatur bekannt. Allerdings war der Behandlungsverlauf wegen fehlender rezidivierender Nachblutungen weniger kompliziert und der Ausgang deshalb günstiger. Das therapeutische Vorgehen war nahezu identisch. Bereits am Unfallort erfolgte die Gabe von Kryopräzipitaten. Später war zusätzlich E-Aminocapronsäure verabreicht worden. In der Literatur werden außerdem para-Aminobenzoesäure, Kortikosteroide oder Vorderkammerspülungen mit Fibrolysin, tierexperimentell auch mit Urokinase empfohlen (Osterhuis 1968, Ohrström 1972, Leet 1977, Bramsen 1980). Einheitlich ist die Auffassung zu notwendigen operativen Maßnahmen. Nach Ruprecht et al. (1984) muß das „black ball hyphaema" spätestens nach dem 5. Tag mikrochirurgisch entfernt werden. Damit ist die vor 20 Jahren noch infauste Prognose wesentlich zu verbessern.

In unserem Fall scheiterte der Versuch der Funktionserhaltung an den zahlreichen Nachblutungen, eine Gefahr, die nach Kontusionen auch ohne das Grundleiden der Hämophilie durchaus besteht.

Zusammenfassung

Es werden 2 seltene ophthalmologische Krankheitsbilder (juveniles Xanthogranulom, Contusio bulbi bei Hämophilie A) unter der gemeinsamen Leitsymptomatik „intraokulare Blutung, hämorrhagisches Sekundärglaukom" vorgestellt, die auf

Grund ihrer systemischen Begleitreaktionen bzw. ihrer systemischen Ätiopathogenese dringend der interdisziplinären Zusammenarbeit bedürfen. Dabei wird auf ophthalmologische Besonderheiten verwiesen, die für den Pädiater von besonderem Interesse sind.

Literatur

Bramsen T (1980) The influence of antifibrinolytica on traumatic hyphema and corneae oedema. Acta Ophthalmol Suppl Copenh 145:1-53

Brenkmann RF, Osterhuis JA, Manschot WA (1961) Recurrent hemorrhage in the anterior chamber caused by a (juvenile) xanthogranuloma of the iris in an adult. Doc Ophthalmol 42:329

Duke-Elder S (1977) Juveniles xanthogranulom. In: Duke-Elder S, Perkins ES (eds) System of ophthalmology, vol IX. Kimpton, London, pp 656-662

Jünnemann G (1968) Zur Differentialdiagnose und Therapie des Naevoxanthoendothelioms der Iris. Ber Dtsch Ophthalmol Ges Heidelberg 69:136-139

Leet D (1977) Treatment of total hyphemas with urokinase. Am J Ophthalmol 84:79-84

Lifshitz T, Yermiaha T, Biedner B, Yassur Y (1986) Traumatic total hyphema in a patient with severe haemophilia. J Pediatr Ophthalmol 23:80-81

Naumann GOH (1980) Pathologie des Auges. Springer, Berlin Heidelberg New York

Ohrström A (1972) Treatment of traumatic hyphema with corticosteroids and mydriatics. Acta Ophthalmol Copenh 50:549-555

Osterhuis JA (1968) Fibrinolysin irrigation in traumatic secondary hyphema. Ophthalmology 155:357-378

Ruprecht KW, Völcker HE, Naumann GOH (1984) Zur Chirurgie des totalen schwarzen Hyphaemas. Fortschr Ophthalmol 81:238-242

16. Ösophagusvarizenblutung

W.-R. Cario

Definition

Die Blutung des Ösophagus- oder Magenfundusvarizen (seltener auch aus Varizen des Darms) ist die gefürchtetste Komplikation der „portalen Hypertension".

Die portale Hypertension entsteht infolge der Behinderung des Abstroms des Pfortaderblutes vor dem Stau. Die Erhaltung der filigranen Architektur der Lebersinus und ihrer Funktion ist wesentlich an die Aufrechterhaltung des niedrigen Sinusoidaldrucks von 6–8 mm Hg gebunden. Ein Stau hinter den Sinus, der zu einer Druckerhöhung im Bereich der Lebersinus führt, hat erhebliche Auswirkungen auf Struktur und Funktion im Sinusgebiet. Aber auch ein Stau, der sich v.a. im Bereich der präsinusoidalen Strombahn auswirkt, kann durch Blutungen aus den Kollateralgefäßen (Ösophagus- und Fundusvarizen) das Leben des Patienten bedrohen. Von einer Portalen Hypertension ist zu sprechen, wenn der intraportal gemessene Druck über 12 mm Hg bzw. der intralienal gemessene Milzpulpadruck über 18 mm Hg beträgt.

Die chronische portale Hypertension ist im Kindesalter ein relativ seltenes Krankheitsbild. Ewerbeck gab 1965 die Häufigkeit der portalen Hypertension mit 2,3 unter 10000 stationär betreuten Kindern an. Im Gegensatz zum Erwachsenenalter, in dem als Ursache der portalen Hypertension eine (meist alkoholbedingte) Leberzirrhose in mehr als 90% der Fälle vorliegt, dominieren im Kindesalter zu mehr als 70% prähepatische Blockformen bei primär ungeschädigter Leber [2]. Die Seltenheit des Krankheitsbildes in der Pädiatrie führte dazu, daß die kindlichen Patienten in den gleichen chirurgischen Einrichtungen wie die Erwachsenen betreut werden.

Damit werden aber nicht selten pathophysiologische, aber auch therapeutische Vorstellungen und Erfahrungen vom Erwachsenen auf das Kind übertragen, ohne die Besonderheiten des in der Regel und im Gegensatz zu den Erwachsenen lebergesunden jungen Patienten mit prähepatischem Block zu berücksichtigen.

Ätiopathogenese des Pfortaderhochdrucks

Die pathogenetischen Mechanismen werden von Neumayr [13, 14, 15] genannt:
1. Die Widerstandszunahme, die dem portovenösen Blutstrom auf dem Weg zur Leber, innerhalb der Leber oder dem venösen Blutabfluß entgegenwirkt. Entsprechend lassen sich ein *infrahepatischer* (= prähepatischer), ein *intrahepati-*

scher und ein *suprahepatischer* (= posthepatischer) Blockierungstyp unterscheiden, wobei der Block innerhalb der Leber präsinusoidal, sinusoidal oder postsinusoidal wirken kann.
2. Eine Steigerung des Drucks in der unteren Hohlvene.
3. Eine Vermehrung des Blutzuflusses aus dem Splanchnikusgebiet.

In Abhängigkeit von der Lokalisation des Blockes ist das Lebergewebe unterschiedlich gefährdet, so daß neben der Grundkrankheit die Druckerhöhung das weitere Schicksal der Leber bestimmt. Im Kindesalter und damit auch in unserem Patientengut dominieren Pfortaderthrombosen als Blockform (infrahepatischer = prähepatischer Block). Dem intrahepatischen Block liegt meist eine Leberzirrhose zugrunde, im Kindesalter entweder in der Folge einer chronisch aktiven Hepatitis (Virushepatitis oder autoimmune Hepatitis) oder im Rahmen einer Stoffwechselkrankheit (α-Antitrypsinmangel, M. Wilson) entstanden.

In den letzten Jahren sahen wir 3mal einen intrahepatischen Block nach Zytostatikabehandlungen von Kindern mit akuter myeloischer Leukämie (6-Thioguanin?). Verschlüsse der Lebervenen (Budd-Chiari-Syndrom) oder eine Pericarditis constrictiva bilden seltene Blockformen, die zu einer erheblichen Erhöhung des intrasinusoidalen Drucks führen.

Bei allen Blockformen führt die entsprechende portale Hypertension zur Entwicklung von Umgehungskreisläufen, die vor allem den präformierten portosystemischen Anastomosen entsprechen, die varikös umgebildet werden. Zusätzlich bilden sich, z.B. in peritonealen Verwachsungen, Verbindungen zwischen der splanchnischen und der systemischen Zirkulation aus. Wichtige präformierte Umgehungskreisläufe bestehen über die gastroösophagealen Venen, den Plexus rhetii und über den Retroperitonealraum, der über die Vena suprarenalis und Vena renalis sinistra den Pfortader- mit dem Kavakreislauf verbindet. Die intraösophagealen Kollateralen verlaufen vorwiegend in der Lamina propria der Speiseröhre zwischen der Muscularis mucosae und der eigentlichen Wandmuskulatur des Ösophagus. Vor allem im distalen Drittel des Ösophagus haben die Ösophagusvarizen Querverbindungen zu kleineren, ebenfalls gestauten Venen, die ganz oberflächennah über der Muscularis mucoase liegen und nur durch die dünne Schicht des Plattenepithels zum Speiseröhrenlumen hin geschützt sind [23, 25, 26, 30]. Diese Venen können in Verbindung stehen mit kleinen blutgefüllten intraepithelialen Kanälen, die wahrscheinlich dem endoskopischen Begriff der „cherry red spots" oder der „varices on top of the varices" entsprechen. Die dünne Plattenepithelschicht zwischen diesen Blutgefäßen und dem Lumen der Speiseröhre ist wahrscheinlich besonders rupturanfällig. Dem entspricht die klinische Beobachtung, daß Ösophagusvarizenblutungen meist im unteren Drittel der Speiseröhre, häufig am Oberrand der Kardia stattfinden.

Umstritten sind die letztendlich auslösenden Mechanismen. Ein wesentlicher Punkt ist sicher die Höhe des Druckes innerhalb der Venen. Andere Faktoren sind eine Zunahme des Gefäßradius und eine hierbei auftretende Verdünnung der Gefäßwand. Es bestehen keine sicheren Beziehungen zwischen Druckhöhe in den Varizen und dem Auftreten von Blutungen [2], während eine direkte Beziehung zwischen der Druckhöhe und der Schwere einer aufgetretenen Blutung zu bestehen scheint. Fraglich ist, inwiefern ein gastroösophagealer Reflux mitauslösend für das Auftreten einer Ösophagusvarizenblutung sein kann. Dieser Zusammenhang wird heute eher abgelehnt. Dabei scheint allein die besondere mechanische Beanspruchung, die der kardianahe Ösophagusabschnitt erfährt, Erklärung für eine besondere Vulnerabilität in diesem Bereich zu sein. Gut belegt ist die Rolle des Varizendurchmessers. Bei Patienten mit großen Varizen ist das Rezidivrisiko von Blutungsepisoden wesentlich größer. So kann man resumieren, daß v.a. Patienten mit großen Varizen blutungsgefährdet sind, wobei die treibende Kraft für die Ausbildung großer Kollateralen eine deutliche Erhöhung des Portalvenendrucks (über 12 mm Hg) ist. Mit der Ausbildung der Kollateralen kommt es zu einem gewissen Druckausgleich. Das könnte erklären, daß endoskopische bzw. morphometrische Parameter für die Einschätzung der Prognose besser geeignet sind, als die Druckmessung. Plötzliche Druckerhöhungen in den Varizen könnten aber durchaus als Blutungsauslöser von Bedeutung sein. Die Blutungsdauer wird u.a. auch durch eine Produktionskoagulopathie bei Leberinsuffizienz bzw. eine Thrombozytopenie bei Splenomegalie mitgeprägt.

Die Blutungsintensität kann durch klinische und paraklinische Parameter, wie Schockindex, Hämoglobin, Hämatokrit und Blutkonservenverbrauch/Zeiteinheit nur grob eingeschätzt werden. Mit der Notfallendoskopie gelingt es aber prognoserelevante Einschätzungen der Blutungsaktivität vorzunehmen [33]. Patienten mit einer sichtbar-aktiven Ösophagusvarizenblutung während der Notfallendoskopie haben nach Erfahrungen von Thon eine ungünstigere Prognose als Patienten mit Zeichen einer vorausgegangenen Blutung. Thon [33] schlug eine Klassifizierung der Blutungsbilder vor, die zum einen die spezifischen Blutungsstigmata, zum anderen aber auch die Bedeutung der verschiedenen Blutungsstadien für die Prognose der Patienten berücksichtigt.

Klassifikation der Ösophagusvarizenblutung bei der Notfallendoskopie [32, 33]

Stadium 1: Sichtbar-aktive Varizenblutung.

Stadium 2: Varizen mit den Zeichen der kürzlich stattgehabten Blutung, wie Subepitheliales Hämatom, anhaftendes Koagel oder verschließender Abscheidungsthrombus („Fibrinpfropf"), sowie frisches Blut oder Koagel im oberen Gastrointestinaltrakt ohne nachweisbare Zweitläsion.

Stadium 3: Varizen ohne sichtbare Blutungszeichen, aber mit vorausgegangener Blutungsanamnese, wie Melaena und/oder Hämatemesis.

Thon sah bei erwachsenen Patienten sowohl in Bezug auf die Überlebensrate als auch auf die Rezidivhäufigkeit eine deutliche Zuordnung von diesen Graden, wobei das Stadium I das höchste Risiko beinhaltet. Bei intrahepatischen Blöcken sind die klassischen „Child-Kriterien" [11] (Tabelle 1) für die Einschätzung der Prognose von Bedeutung. Abgesehen vom drohenden Leberversagen bei Kindern und

Tabelle 1. Child-Pugh-Score zur Einteilung von Patienten mit Ösophagusvarizen. (Nach Pugh et al. [21])

	jeweils		
	1 Punkt	2 Punkte	3 Punkte
Albumin [g/dl]	> 3,5	2,8 bis 3,5	< 2,8
Aszites	keiner	leicht	stark
Bilirubin (mg/dl)	< 2	2 bis 3	> 3
Enzephalopathie (nach Trey 1966)	keine	I und II	III und IV
Quick [%]	> 70	40 bis 70	< 40

Child A: 5 und 6 Punkte
Child B: 7 bis 9 Punkte
Child C: 10 bis 15 Punkte

der hierdurch bedingten Lebensbedrohung, kann es bei einer Varizenblutung durch die *Koagulopathie* schnell zum Verbluten kommen.

Krankheitsbild der Ösophagusvarizenblutung im Kindesalter

Eigene Beobachtungen zeigten, daß bei einem relativ großen Teil der betroffenen Kinder die Blutung das erste erkannte Symptom des Pfortaderhochdrucks ist. Ösophagusvarizen können sich dramatisch durch Hämatemesis, u.U. aber auch recht prolongiert durch Absetzen von Teerstühlen, bemerkbar machen.

Die schwere, u.U. zum Verbluten führende Hämatemesis mit dem Erbrechen von oft hellrotem Blut, z.T. von Koagula, ist im Kindesalter selten. Jede Varizenblutung zwingt aber zum schnellen Handeln. Neben den Fragen nach dem akuten Einsetzen der Blutung (Beginn, geschätzter Blutverlust, Teerstühle seit wann, auslösendes Ereignis) können ein paar Fragen zur Anamnese die Diagnose häufig sehr schnell eingrenzen [2].

1. Geburtsgewicht?
2. Postnatale intensivtherapeutische Betreuung?
3. Diabetes mellitus der Mutter?
4. Blutgruppenunverträglichkeit?
5. Austauschtransfusion im Neugeborenenalter?
6. Langdauernde „Neugeborenengelbsucht" (Icterus prolongatus)?
7. Bekannte Milz- oder Lebervergrößerung? Seit wann?
8. Aufgetriebener Bauch (zu enge Hosen?)?
9. Auffällige Blutbildbefunde, die vom Arzt erwähnt wurden?
10. Altersentsprechende geistig-körperliche Entwicklung?
11. Hepatitis in der Anamnese?
12. Chronische oder medikamentöse Therapie?

Dem dient auch die schwerpunktmäßig durchgeführte erste Untersuchung [2]:

1. Anämiegrad/Schockgefahr
2. Ikterus
3. Milztumor
4. Lebertumor
5. Sichtbare Umgehungskreisläufe
6. Caput medusae (spricht für intra- oder posthepatischen Block)
7. Aszites
8. Ödeme
9. Pericarditis constrictiva
10. Ernährungszustand
11. Grobe neurologisch-psychiatrische Störungen
12. Splenektomie- und/oder Laparoskopienarben

Neben Koagulopathien müssen differential-diagnostisch folgende Blutungsursachen im Bereich des Magen-Darm-Traktes bedacht werden [9]:

Ösophagus:	Refluxösophagitis, Varizen
Magen:	Fundusvarizen, Ulkus, Duplikatur
Duodenum:	Ulkus, Varizen,
Dünn- und Dickdarm:	Invagination, Volvulus, Meckel-Divertikel, Duplikaturen, Polypen, Tumoren, Colitis ulcerosa;
Anorektum:	Polypen, Tumoren, Fissuren, Hämorrhoiden, Fremdkörper.

Im eigenen Patientengut spielte vor allem die Abgrenzung gegenüber Blutungen aus Ulzera des Magens und Duodenums, aber auch gegenüber diffusen Hämorrhagien bei Azetylsalizylsäureunverträglichkeit eine wesentliche Rolle. Die große Verbreitung salizylathaltiger Präparate, wobei den wenigsten Ärzten die Zusammensetzung der Medikamente (Kombinationspräparate) bewußt sein dürfte, und das relativ große Risiko unter entsprechender Therapie eine Gastrointestinalblutung zu bekommen, lassen die Frage nach der Einnahme entsprechender Medikamente zwingend erscheinen. Während Blutungen aus einem Meckel-Divertikel (Teerstuhl) differential-diagnostisch von Bedeutung sein können, sind Blutungen im Rahmen infektiöser (Ruhr) oder chronischer Kolitiden leicht abzugrenzen (s. Kap. 17).

Notfallversorgung

Geht man davon aus, daß die Blutung u.U. das erste auffallende Symptom einer portalen Hypertension im Kindesalter ist, so kann jeder Arzt in seiner Sprechstunde oder in einer für Notfälle ausgerüsteten Klinik mit einer solchen Blutung konfrontiert werden.

Um effektiv wirksam sein zu können, benötigte er aber eine Grundausstattung an Medikamenten und Instrumenten:

Notfallausstattung

1. *Volumenersatz*
   - 5% Humanalbumin oder
   - Frischplasma oder
   - Plasmaexpander auf Gelatinebasis
   - evtl. gruppengleiches Frischblut
   - evtl. Erythrozytenkonzentrat + Frischplasma

2. *Medikamentöse Blutungsstillung*
   - Triglycylvasopressin (Terlipressin, Glypressin, Glyclypressin) oder
   - Vasopressin (0,5 E/Minute in 5% Glukose)
   - evtl. Somatostatin

3. *Mechanische Blutungsstillung*
   - Linton-Sonde oder
   - Sengstaken-Blakemore-Sonde

4. *Notfallendoskopie-Sklerosierungsmöglichkeit*

Das Blutungsereignis sollte primär konservativ unter Kontrolle gebracht werden. Es kann so Zeit zur diagnostischen Abklärung des Krankheitsbildes, der Lokalisation des Blockes und der Ausdehnung des Spontankollateralkreislaufs gewonnen werden. Bei massiver Blutung steht die *Stabilisierung des Kreislaufs* im Vordergrund. So sollten möglichst sofort mehrere stabile venöse (möglichst zentralvenöse) Gefäßzugänge geschaffen werden.

Ösophagusvarizenblutung

Nach der ersten Blutentnahme hat die Volumenersatztherapie einzusetzen.

Dringende Labordiagnostik

1. Blutgruppe, Kreuzprobe mit mindestens zwei möglichst frischen gruppengleichen Spenderkonserven
2. Hkt (1- bis 6stündlich) Hb, Leukozyten, Diff-Blutbild. Thrombozyten
3. GOT, GPT, γ-GT, GLDH
4. Quick-Test
5. PTT
6. Fibrinogen
7. Harnstoff
8. Kreatinin
9. Ionogramm
10. Gesamteiweiß, Albumin
11. NH_3
12. Blutgasanalyse
13. Bilirubin

Zur Infusion sind 5 %iges Humanalbumin, Plasma oder Plasmaexpander auf Gelatinebasis (z.B. Gelafusal) geeignet. Nicht zu empfehlen sind Plasmaexpander auf Dextranbasis wegen der möglichen Hemmung der Thrombozytenaggregation. Wegen des höheren Gerinnungspotentials ist bei blutenden Patienten Frischblut zu empfehlen. Durch die Transfusion soll ein Hämatokrit von mindestens 0,30 aufrechterhalten werden. Es sollte aber 0,35 nicht überschreiten [2]. Möglich ist auch die Gabe von Erythrozytenkonzentrat in Kombination mit Frischplasma. Sollte eine *Notfallendoskopie* möglich sein, so kann diese v.a. bei bis dahin unbekannten Varizenträgern zur früheren Diagnostik bzw. Differentialdiagnostik eingesetzt werden. Bei bekanntem Varizenstatus dagegen würden wir primär die mechanische Blutungsstillung mit einer *Ballonsonde* oder die *notfallmäßige Sklerosierung* vornehmen und evtl. die mechanische Blutungsstillung durch eine unterstützende medikamentöse Blutungsstillungstherapie komplettieren.

Da Möglichkeiten zur mechanischen Blutungsstillung nicht immer gegeben sind (Fehlen von Ballonsonden, die für Kinder geeignet sind, Fehlen von Endoskopiemöglichkeiten in Praxen, in kleinen Einrichtungen) und auch nur wenige Ärzte über praktische Erfahrungen mit dem Legen von Ballonsonden verfügen, sollte in der Erstversorgung im ärztlichen Stützpunkt bzw. durch den Notarzt zunächst eine medikamentöse Blutungsstillung mit Terlipressin (Glycylpressin) versucht werden.

Bei *Glycylpressin (Terlipressin)* handelt es sich um ein vasomotorisch inaktives Peptid, das aus Lysylvasopressin durch Anfügen dreier Glycylmoleküle entstanden ist. Durch die Abspaltung der Glycylreste entsteht protrahiert das vasoaktive Lysylvasopressin. Ein bis zwei Stunden nach i.v.-Injektion von 2 mg ist der höchste Plasmaspiegel erreicht. Durch die allmähliche Freisetzung des Vasopressins wird die pharmakologische Wirkung, die beim direkten Infundieren von Vasopressin nur wenige Minuten anhält, auf etwa 5 h verlängert. Die Gefahr toxischer Plasmaspiegel mit den erheblichen Risiken der indirekten Vasopressininfusion vermindert sich. Es sollte trotz des relativ hohen Preises des Glycylpressins in jedem ärztlichen Stützpunkt, jeder Arztpraxis mindestens eine Ampulle vorhanden sein. Kinder mit bekannten Ösophagusvarizen sollten eine Doppelballonsonde (Sengstaken-Blakemore) und vor allem eine (besser 2) Ampulle Glycylpressin neben einem Kurzbrief mit Diagnose und Behandlungshinweisen bei sich tragen. Der Notarzt kann dann im Falle einer Blutung zunächst die i.v.-Injektion von 2 mg vornehmen. Steht nach dieser Injektion die Blutung, so kann der Patient in die nächste chirurgische Klinik gebracht werden, wo dann von geübter Hand die Ballontamponade oder die Notfallsklerosierung durchgeführt wird. Die Glycylpressingabe kann alle 4–6 h bei halber Dosis (1 mg) wiederholt werden. Allerdings sollte diese Therapie auf maximal 2 Tage beschränkt bleiben.

In den Kliniken wird noch häufig die kostengünstigere Infusion von *Vasopressin* (0,5 E/min in 5%iger Glukose) zur medikamentösen Blutungsstillung bei Ösophagusvarizenblutungen eingesetzt.

Die Vasopressininfusion beinhaltet aber ein wesentlich höheres Nebenwirkungsrisiko. Die mögliche überschießende Vasokonstriktion betrifft nicht nur das Splanchnikusgebiet. So gehören zu den möglichen Komplikationen neben Mesenterialinfarkten schwere Angina pectoris-Anfälle, Herzrhythmusstörungen, Bradykardien, Linksherzversagen und hochgradige arterielle Hypertonie, die schließlich auch einen letalen Ausgang zur Folge haben können. So sollte diese Form der Blutungsstillung nur unter sorgfältiger Überwachung in der Klinik angewandt werden und möglichst risikoärmeren Methoden weichen.

So wird alternativ von einigen Gruppen *Somatostatin* zur Blutungsstillung genutzt, wobei von vergleichbarer Effektivität wie beim Einsatz von Vasopressin [1, 22] berichtet wird. Somatostatin senkt den portalen Druck über eine Vasokonstriktion der Mesenterialarterien und eine Minderung des portalen Blutflusses. Somatostatingaben sind praktisch nebenwirkungsfrei. Da die Halbwertszeit nur 2–4 min beträgt, muß der initialen Bolusinjektion (100 mg) die kontinuierliche Infusion (250 mg/h) folgen [10].

Allerdings ist die Zahl klinischer Studien zur Wirksamkeit des Somatostatin noch klein. Wir selbst haben keine Erfahrungen mit diesem Präparat. Eine generelle Empfehlung, Somatostatin als Mittel der 1. Wahl bei Ösophagusvarizenblutungen einzusetzen, scheint nach Durchsicht der Literatur [7] verfrüht. Immerhin ist dieses Peptidhormon in seinen Wirkungen gerade aus gastroenterologischer Sicht interessant.

Wirkungen von Somatostatin

1. Hormonelle Wirkungen

Suppression von
- Wachstumshormon (TSH),
- Insulin, Glukagon, „Pancreatic polypeptide" (PP),

Ösophagusvarizenblutung

- Gastrin, Pankreozymin, Sekretin,
- „vasoactive intestinal peptide" (VIP),
- „gastric inhibitory polypeptide" (GIP),
- Renin,
- Enteroglukagon, Motilin.

2. *Auswirkungen auf nichtendokrine Vorgänge*

- Verzögerungen der Magenentleerung und Verminderung der Säuresekretion,
- Hemmung der Pankreassekretion (Bikarbonat und Enzyme),
- Hemmung der Gallenblasenkontraktion,
- Verminderung der Absorption von Xylose, Galaktose, Laktose, Kalzium,
- Verminderung der Splanchnikusdurchblutung
- Verminderung der myoelektrischen Aktivität des Dünndarms,
- Hemmung der Thrombozytenaggregation,
- Hemmung der Azetylcholinfreisetzung aus mesenterischen Ganglien,
- Verhinderung der Leukozytose nach Endotoxininjektion,
- Verminderung der renalen Wasserabsorption,
- Vertiefung der Pentobarbitalnarkose,
- Organprotektion.

Häufigst eingesetzte Methode zur Blutungsstillung bei Ösophagusvarizenblutungen im Kindesalter ist bei uns die Ballonsondentamponade. Zur *Ballontamponade* werden im wesentlichen 2 Sondentypen genutzt (Abb. 1, 2). Die *Einballonsonde nach Linton* wirkt wahrscheinlich über die Drosselung der kardianahen Venen. Diese Sonde besitzt einen birnenförmigen Ballon, der im Magen mit 400–500 ml

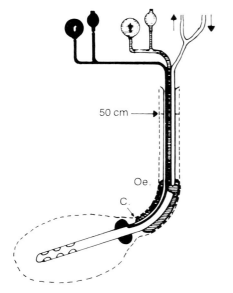

Abb. 1. Doppelballonsonde Sengstaken-Blakemore. *Schwarz*: Leitung zum Magenballon, *schraffiert*: Leitung zum Ösophagusballon, *weiß*: Leitung für Aspiration und Infusion

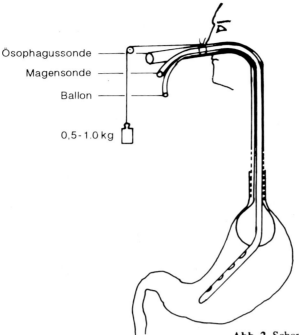

Abb. 2. Schema der Linton-Nachlas-Sonde

Luft gefüllt wird. Dieser Ballon wird dann in die Kardia gezogen und die Sonde durch einen Dauerzug in dieser Position gehalten. Die Linton-Sonde wird in Europa relativ selten genutzt. Wir setzen in der Regel die Doppelballonsonde nach Sengstaken und Blakemore ein. Für das Kindesalter sind die Sonden der Größen 14 und 16 Charr geeignet. Die Sonde wird, wie auch die Linton-Sonde, nasal eingeführt. Der distale Ballon wird dann unter manometrischer Kontrolle (Blutdruckmeßgerät z.B.) bis zu einem Druck von 120–150 mm Hg gebläht und die Sonde bis zum Anschlag zurückgezogen. Anschließend wird der proximale längliche Tamponadeballon – ebenfalls unter Druckkontrolle – mit Luft gefüllt (70 mm Hg). Wir fixieren die Sonde dann mit Heftpflaster. Es bestehen Absaugmöglichkeiten sowohl für den Magen als auch für die obere Speiseröhre. Bei regelmäßigem Absaugen kann die Aspirationsgefahr weitgehend eingeschränkt werden. In angloamerikanischen Ländern wird wegen möglicher schwerwiegender Komplikationen der Sondenblockade, wie Drucknekrosen, Aspiration und Ösophagusruptur, diese Art der Blutstillung zurückhaltend bis ablehnend beurteilt.

Die Komplikationen scheinen aber durch sachgerechte Handhabung der Sonden vermeidbar zu sein:

– Kontrolle der Sondenlage,
– alle 8 h für 10–20 min entblocken,
– nicht länger als 48 h belassen.

Wir haben bei diesem Vorgehen in keinem Fall negative Folgen der Tamponade gesehen. In mehr als 80% der Fälle gelingt mit der Ballontamponade die Blutungsstillung. Einige Autoren geben Blutungsstillungen in 90% der ballontamponierten Varizenblutungen an [16]. Schellong 1975 vertritt die Auffassung, daß ein Versagen der Ballontamponade stets auf technischen Fehlern und nie auf der Heftigkeit der Blutung beruht. Solche technischen Fehler können sein:

- Fehllage der Sonde,
- mangelnder Kompressionseffekt durch zu geringe Ausdehnung des Ballons,
- unbemerktes Entweichen der Luftfüllung
- Dilatation des Magens durch blutigen Inhalt oder Spülflüssigkeit, so daß die Wirksamkeit des Magenballons eingeschränkt wird [27].

Als schwere Komplikation einer in einem Nothilfefahrzeug gelegten Ballonsonde sahen wir die Verlegung des Kehlkopfeinganges durch den proximalen Kompressionsballon einer zu langen, nicht kindgerechten Sengstaken-Blakemore-Sonde. Das Kind war hochgradig dyspnoisch, zyanotisch, erholte sich nach der Deblockierung aber sofort. Die *Kombination der Ballontamponade mit der Glycylinjektion* scheint in der Klinik am sinnvollsten.

Die *endoskopische Notfallsklerosierung* wird zur Blutungsstillung bei Kindern mit Ösophagusvarizenblutung relativ selten eingesetzt. Nach endoskopischer Diagnosesicherung in den ersten beiden Stunden nach Klinikaufnahme wird im Blutungsstadium I zunächst die Blutungsstillung durch paravasale Injektion bilateral der rupturierten Varizen versucht [32] und dann in gleicher Sitzung die Ösophaguswand im distalen und mittleren Drittel an der Kardia beginnend, zirkulär sklerosiert. Im Kindesalter sollte der Eingriff in Allgemeinnarkose durchgeführt werden. Als Sklerosierungssubstanz wird hauptsächlich Polydocanol, das in 0,5%iger, 1%iger, 2%iger und 3%iger Lösung erhältlich ist, eingesetzt.

Der Notfallsklerosierung kann die geplante Sklerosierungstherapie mit 2–4 Sitzungen im Abstand von 4–7 Tagen folgen. Während dieser Zeit sind die Kinder flüssig-breiig zu ernähren, erhalten Antazida und Kamillentee und werden halbsitzend im Bett gelagert, um eine Refluxösophagitis zu verhindern. Während die meisten Autoren die paravasale Injektion bei der Sklerosierungstherapie bevorzugen, berichten andere über die erfolgreiche intravasale Sklerosierungsbehandlung, als Methode der Wahl [4, 27]. Nur wenige Autoren [28] vertreten die Auffassung, daß die Notfallsklerotherapie die Therapie der Wahl bei Ösophagusvarizenblutungen ist. In der Regel wird die Notfallsklerosierung nur dann eingesetzt, wenn eine medikamentöse Vorbehandlung mit vasoaktiven Substanzen und/oder eine Ballonsondentamponade keinen Erfolg hatte [31]. Da 90–95% der Blutungen durch diese konservative Methoden beherrscht werden konnten, muß nur für den verbleibenden Teil von 5–10% die primäre Sklerosierungsbehandlung zur Anwendung kommen [31]. Eine sofortige endoskopische Sklerosierungstherapie sollte auch bei endoskopisch gesicherter Blutungsquelle nur dann durchgeführt werden, wenn man einen sehr versierten Endoskopiker im Team hat [8].

Die klinischen Erfahrungen mit der *endoskopischen Laserkoagulation* sind noch gering, die Berichte widersprüchlich [34] und die hohen Rezidivblutungszahlen sprechen gegen diese Methode als Alternative zur Sklerosierungstherapie. Das gilt auch für die „perkutane transhepatische Embolisierung", die allenfalls bei schweren, mit anderen Mitteln nicht behandelbaren Fundusvarizen indiziert sein dürfte [34].

Operative Alternativen bei der Varizenblutung, wie die *transmurale Varizenumstechung* in Verbindung mit einer Fundoplicatio, die *Ösophagustranssektion* oder neuerdings die *maschinelle Ösophagustranssektion* waren bei uns in den vergangenen Jahren im Zusammenhang mit der Blutungsstillung nicht erforderlich, so daß wir die besonders im Zusammenhang mit der maschinellen Ösophagustranssektion berichteten Erfolge [12, 19] nicht beurteilen können. Immerhin scheint mit letzterem Verfahren eine weitere sichere, schnell durchführbare Möglichkeit der Venensperre vorhanden zu sein, die auch bei schwerkranken Patienten mit einer Leberzirrhose von Child-Typ C noch erfolgversprechend sein kann. Bei Patienten mit schweren Leberzirrhosen ist jede Ösophagusvarizenblutung mit einem hohen Letalitätsrisiko verbunden. Die Prognose nach einer beherrschten Blutung ist abhängig vom Zirrhosestatus, wobei der Child-Klassifikation und dem Serumalbuminspiegel besondere Indikatorfunktion zukommen [20, 23, 24, 25, 26]. Die *Prophylaxe von Rezidivblutungen* ist wichtig. Shuntoperationen sind bei Patienten mit einem Child-C-Status nicht einsetzbar. Hier ist die endoskopische Sklerosierungstherapie wohl doch die günstigste Behandlungsform. Eine medikamentöse Therapie mit *Propranolol* zur Senkung des Pfortaderdruckes wird zwar nach wie vor von einer Vielzahl von Autoren empfohlen, eine generelle Empfehlung ist aber wohl nicht auszusprechen. Die Wirkung ist offensichtlich nicht bei allen Patienten gleich und eine Reihe von Nebenwirkungen, wie Müdigkeit, Raynaud-Phänomen, periphere Ischämie, Dyspnoe und bei Erwachsenen Impotenz wurden beschrieben. Letztendlich wird durch eine splanchnische Vasokonstriktion, wie sie durch eine Blockade der β_2-Adrenorezeptoren durch Propranolol hervorgerufen wird, auch die Durchblutung der Leber über die A. hepatica betroffen sein, so daß bei schon erheblicher Leberminderdurchblutung eine zusätzliche Verschlechterung der Durchblutung der Leber eintreten kann und sich die Situation des Restparenchyms weiter verschlechtert.

Nachsorge

Kinder, die eine Ösophagusvarizenblutung überstanden haben, bedürfen der engmaschigen Kontrolle in einer Spezialsprechstunde. Sie sollten körperliche Anstrengungen, soweit es ohne Einschränkung der Lebensfreude möglich ist, meiden (Freistellung vom Schulsport, kein Freizeitsport). Mädchen im geschlechtsreifen Alter sollten, sofern Sexualkontakte bestehen, intensiv über Kontrazeption beraten werden. Da bei Kindern in den meisten Fällen ein prähepatischer Block bei recht guter Leberfunktion vorliegt, bestehen keine Bedenken, eine moderne (minimale Hormondosen) Antibabypille zu verschreiben.

Die Kinder müssen einen Notfallpaß mit den wichtigsten Angaben zu Krankheit und Notfalltherapie bei sich tragen. Ein Notfallpäckchen, daß z.B. in einer Gürteltasche vorhanden sein kann, sollte eine Sengstaken-Blakemore-Sonde und 1–2 Ampullen Glycylpressin enthalten. Der behandelnde Arzt bzw. sein Vertreter muß 24 h am Tag erreichbar sein, um schnelle Rückfragen zu ermöglichen. Er muß auch entscheidender Ratgeber bei der Berufswahl des jugendlichen Varizenträgers sein.

Zusammenfassung

Zusammenfassend kann festgestellt werden, daß die Ösophagusvarizenblutung im Kindesalter

- meist Ausdruck einer „portalen Hypertension" bei prähepatischem Block ist,
- daß trotzdem die Stabilisierung des Kreislaufs Vorbedingung für weitere Maßnahmen ist,
- daß die Blutungsstillung durch Glycylpressin und Ballontamponaden praktisch in allen Fällen erfolgreich ist,
- daß die Notfallsklerosierungstherapie im Kindesalter extrem selten angewandt werden muß,
- daß die modernen Möglichkeiten der Diagnostik und Therapie der portalen Hypertension im Kindesalter eine hohe Sicherheit für Kinder mit Ösophagusvarizen gewährleisten.

Literatur

1. Bosch J, Kravetz D, Mastai R, Navasa M, Silva G, Chesta J, Rodes J (1988) Effects of somatostatin in patients with portal hypertension. Horm Res 29:99–102
2. Cario WR (1984) Die portale Hypertension. Thieme, Leipzig
3. Crotty B, Wood J, Willett JR, Colman J, McCarthy P, Dudley FJ (1986) The management of acutely bleeding varices by injection sclerotherapy. Med J Aust 145:130–133
4. Elewant A, De Man M, De Vos M, Barbiert F (1988) Endoscopic sclerotherapy: The value of balloon tamponad and the importance of disinfection. Endoscopy 20:48–51
5. Ewerbeck M (1965) Über den Pfortaderhochdruck bei Kindern. Z Kinderchirurg 2:441–446
6. Groß E, Erhard J (1987) Endoskopisch geführte Druckmessung in distalen Ösophagusvarizen. Dtsch Med Wochenschr 112:125–127
7. Hild P, Dobroschke J (1989) Somatostatin. MMW 131:381–384
8. Hütteroth T, Staritz M, Meyer zum Büschenfelde K-H (1986) Therapie und Prophylaxe der Ösophagusvarizenblutung. Intensivmed 23:140–144
9. Joppich I (1977) Gastrointestinale Blutungen im Kindesalter. Med Klin 72:575–582
10. Junge U (1986) Die medikamentöse Therapie der Ösophagusvarizenblutung. Dtsch Med Wochenschr 111:627–630
11. Junge U (1986) Prognostischer Wert der Child-Kriterien. Therapiewoche 36:803–806
12. Maroske D (1986) Ösophagusvarizenblutung: Indikation zu Venensperroperationen. Therapiewoche 36:1018–1026
13. Neumayr A (1976) Die Pfortaderthrombose. Phlebol Proktol 1:14

14. Neumayr A (1977) Ätiopathogenese des Pfortaderhochdrucks. Verh Dtsch Ges Inn Med 82:1991–2009
15. Neumayr A, Peschl L (1977) Ätiopathogenese des Pfortaderhochdrucks. Therapiewoche 27:6588–6603
16. Panes J, Teres J, Bosch J, Rodes J (1988) Efficacy of balloon tamponade in treatment of bleeding gastric and esophageal varices. Dig Dis Sci 33:454–459
17. Paquet KJ, Lindecken KD (1978) Wandsklerosierung der Speiseröhre bei Ösophagusvarizenblutung im Kindesalter. Z Kinderchir 23:269–279
18. Peitsch W, Peiper H-J (1986) Operative Alternativen bei der Varizenblutung. Arzt Krankenhaus 7:199–206
19. Pimpl W, Boeckl O, Heinermann M, Dapunt O (1989) Emergency endoscopy: A basis for therapeutic decisions in the treatment of severe gastroduodenal bleeding. World J Surg 13:592–597
20. Prindiville T, Miller M, Trudeau W (1987) Prognostik indicators in acute variceal hemorrhage after treatment by sclerotherapy. Am J Gastroenterol 82:655–659
21. Pugh RNH, Murray-Lyon IM, Dawson JL, Pietroni MC, Williams R (1973) Transection of the oesophagus for bleeding oesophageal varices. Br J Surg 60:646
22. Rector WG (1986) Drug therapy for portal hypertension. Ann Intern Med 105:96–107
23. Sauerbruch T (1986) Pathogenese und Therapie der Ösophagusvarizenblutung. Leber Magen Darm 4:195–209
24. Sauerbruch T, Kleber G (1985) Die konservative Therapie der akuten Ösophagusvarizenblutung. Chirurgische Gastroenterologie mit interdisziplinären Gesprächen 4:49–56
25. Sauerbruch T, Paumgartner G (1987) Prophylaxe der Ösophagusvarizenblutung. Internist 28:459–467
26. Sauerbruch T, Ansars H, Weinzierl M, Holl J (1986) Akute Blutung aus Ösophagusvarizen. Therapiewoche 36:1000–1006
27. Schellong H, Creuz S, Bueß G, Grundmann R (1985) Notfallsituation: Ösophagusvarizenblutung. MMW 127:578–582
28. Schubert T, Smith O, Kirkpatrick S, Chen S, Motos M (1987) Improved survival in variceal hemorrhage with emergent sclerotherapy. Am J Gastroenterol 82:1134–1137
29. Schwarz G, Salem G, Moeschl P, Klepetko W, Miholic J (1987) Prophylaxe der Rezidivblutung von Ösophagusvarizen. Therapiewoche 37:3267–3269
30. Snady H (1987) The role of sclerotherapy in the treatment of esophageal varices: Personal experience and a review of randomized trials. Am J Gastroenterol 82:813–822
31. Teltscher UK (1987) Ösophagusvarizensklerosierung: Methoden und Ergebnisse. Med Klin 82:30–35
32. Thon K (1986) Therapeutische Maßnahmen bei akuter Ösophagusvarizenblutung. Therapiewoche 36:985–998
33. Thon K, Stöltzing H (1985) Klassifikation der Ösophagusvarizenblutung. Chirurgische Gastroenterologie mit interdisziplinären Gesprächen 4:63–67
34. Zipprich B, Nilius R (1989) Therapiestrategie bei blutenden Ösophagusvarizen. Z Gesamte Inn Med 44:31–34

17. Duplikaturen des Digestionstraktes als mögliche Ursache einer akuten intestinalen Blutung

J. Wit, U. Jaeschke

Definition, Synonyma und Einteilung der Darmduplikaturen

Unter Duplikaturen des Verdauungstraktes versteht man kongenitale Entwicklungsanomalien, die als sphärische oder tubuläre Hohlorganbildungen des gesamten Verdauungstraktes vorkommen können und in ihren histologischen Strukturen bei oftmals dystoper Schleimhautauskleidung den Wandabschnitt des benachbarten Darmes nachahmen (Gross 1953).

Als Synonyma für Darmduplikaturen finden sich in der Literatur u.a.: enterogene Zyste, Darmzyste, Riesendivertikel, Ileum duplex, Enterozele und Enterokystom.

Nach der Lokalisation unterscheidet man: orale, thorakale, zervikale, thorakoabdominale, abdominale und rektale Duplikaturen.

Die abdominalen Doppelbildungen können noch weiter unterschieden werden in: gastrale, duodenale, jejunale, ileale und kolische Duplikaturen.

Häufigkeit und Prävalenz

Die Morbiditätshäufigkeit beträgt im kinderchirurgischen Krankengut etwa 1:1000. Es ist anzunehmen, daß viele Darmduplikaturen bei Symptomlosigkeit unerkannt bleiben (Wit u. Gdanietz 1984).

Nahezu 70% der bisher beschriebenen Duplikaturen liegen im Bereich des unteren Dünndarms und der Zökalregion (Bungart 1962; Reddemann 1966).

Etwa 65% der Fälle werden im 1. Lebensjahr manifest, eine deutliche Häufung ist im ersten Trimenon auffällig (Gross 1953). Makroskopisch unterscheidet man die meist intramural gelegenen sphärischen Duplikaturen (80%) von den oft intramesenterial anzutreffenden tubulären Doppelungen, wobei etwa 20% mit dem originären Darm kommunizieren (Popp 1969; Wit et al. 1981).

Schostok (1967) unterscheidet submukös, intramural oder intermesenterial gelegene Duplikaturen.

Pathogenese der Darmduplikaturen

Über die kongenitale Genese der Darmduplikaturen und ihre engen Beziehungen zum Darm bestehen keine Zweifel (Ladd u. Gross 1940).

Eine allgemeingültige Erklärung der Entstehung ihrer mannigfaltigen Erscheinungsformen gibt es allerdings noch nicht. Die Meinung, es handle sich um Mißbildungen, die vom Ductus omphaloentericus ausgehen, ist verlassen, was gleichzeitig bedeutet, daß das Meckel-Divertikel und die Roser-Zyste nicht zu den Darmduplikaturen gerechnet werden können. Nach Grob (1957) ist eine Störung der Entwicklung der Chorda dorsalis ursächlich für die Entstehung von Darmduplikaturen verantwortlich.

Da die Darmduplikaturen überwiegend im ursprünglichen Mesenterium dorsale liegen und kein eigenes Mesenterium besitzen, erklärt die Hypothese von Gropp am ehesten die bisher bekannten Formen von Darmduplikaturen.

Anamnese, Klinik, Symptomatik

Die anamnestischen Angaben sind uncharakteristisch und führen selten zur Verdachtsdiagnose einer Darmduplikatur (s. Tabelle 1). Man kann einen eher von Ileussymptomatik oder akuter intestinaler Blutung und Schock gekennzeichnet akuten Verlauf vom eher chronischen Verlauf unterscheiden.

Im letztgenannten Fall stehen eher Tumorsymptomatik oder unklare anämische Zustände im Vordergrund (Schäfer 1963). Eine akute entzündliche Darmsymptomatik wird durch Infarzierung, Infektion oder Perforation verursacht (Vinz 1971).

Kleinere Zysten führen eher zu Invagination, Ileus oder Volvulus (Laserich u. Bruns 1967).

Zystische Doppelungen mit breiter Kommunikation zum Darm rufen durch Schwankung zwischen Füllung und Entleerung Zustände eines Ileus oder Subileus hervor. Deshalb werden diese Duplikaturen, die mit dem Darm breit kommunizieren, relativ selten entdeckt (Penitschka u. Rey 1957).

Tubuläre Duplikaturen sind häufig mit Magenschleimhaut vom Fundus- oder Antrumtyp ausgekleidet. An der Darmpassage nehmen sie jedoch selten teil. Da-

Tabelle 1. Symptomatik bei abdomineller Lokalisation von Duplikaturen

Akuter Verlauf: Ileus, Schock	Chronischer Verlauf: Anämie, Tumor
1. Volvulus mobiler Darmabschnitte	1. Leibschmerzen nach fülliger Mahlzeit
2. Invagination bei intramuraler Lage	2. Obstipation bei Ileus
3. Ulzeration durch Kompression	3. Unverträglichkeit der Nahrung
4. Perforation bei Gangrän	4. Gewichtsverlust
5. Peritonitis mit oder ohne Perforation	5. Unklarer Tumor in abdomine
6. Kolikartige Schmerzen mit oder ohne Erbrechen	6. Durchfälle
7. Starke Anämie durch rezidivierende Blutungen	7. Pylorusspasmus, Appendizitis, Meterorismus
8. Hämorrhagischer Schock	8. Teerstühle
	9. Melaena bei rezidivierenden Blutungen
	10. Hämatemesis

durch kommt es zu Enterokolotiden und peptischen Ulzera. Chronische oder akute intestinale Blutungen sind die Folge (Wit et al. 1984).

In unserem Krankengut der letzten 25 Jahre fanden sich unter 36 histologisch gesicherten Duplikaturen 9 Fälle mit akuter intestinaler Blutung. In 5 Fällen war eine Invagination, in 3 Fällen peptische Ulzera und in je einem Fall eine Enterokolitis bzw. ein Volvulus das pathologisch anatomische Substrat der akuten Blutung.

Duplikaturen des Digestionstraktes können auch zervikal oder intrathorakal auftreten. Sie finden sich meist in der rechten Thoraxhälfte zwischen Ösophagus und Wirbelsäule. Kardiorespiratorische Störungen oder Dyspagien stehen dann als Symptome im Vordergrund.

In unserem Krankengut fanden sich unter 36 Fällen 4 mit thorakalem Sitz.

Diagnostik der Darmduplikaturen

Für die Diagnostik ist es hilfreich zu wissen, daß die Darmduplikaturen häufig mit anderen Mißbildungen korrelieren. Nur ca. 20% der Duplikaturen sind ausschließlich Mißbildungen des Gastrointestinaltraktes, häufiger ist ihre Kombination mit Skelett-, urogenitalen- oder auch gastrointestinalen Anomalien (Yousefzadeh et al. 1983).

Präoperativ wird die Diagnose sehr selten gestellt. In unserem Krankengut war unter 36 Duplikaturen der Verdacht auf eine solche Erkrankung nur 2mal präoperativ vermutet worden.

Neben der subtilen Anamnese und klinischen Untersuchung finden folgende Untersuchungsmethoden Anwendung:

1. Sonographie

Ein dünner, echogener, innerer Ring als Darstellung der Mukosa und ein breiter hypoechogener äußerer Rand der Muskelschichten weisen auf eine Duplikatur hin (Kangarloo et al. 1979).

2. Routineröntgenuntersuchungen der Thorax und des Abdomens

Die Röntgenaufnahme weist gelegentlich Verdrängungserscheinungen oder einen Pelotteneffekt an der Stelle auf, an der die Duplikatur dem Intestinaltrakt anliegt (Köteles u. Bukovinsky 1973).

Thoraxaufnahmen können durch homogene Verschattungen im hinteren Mediastinum, spinale Dysraphien oder Gasansammlungen unter dem rechten Hemidiaphragma auf eine Duplikatur hinweisen (Hall 1979).

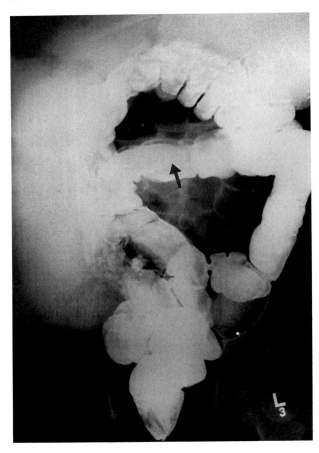

Abb. 1. Flaue Füllung der Kolonduplikatur nach Irrigoskopie, Spätaufnahme

3. Röntgenkontrastdarstellung (Abb. 1)

Da sich Duplikaturen langsamer mit Kontrastmittel füllen, als der originäre Darm, ist bei bestehendem Verdacht auf eine Duplikatur eine Spätaufnahme angebracht (Teele et al. 1980).

4. Szintigraphie mit ^{99m}Tc-Pertechnat (Abb. 2)

Da Duplikaturen häufig mit heterotoper Magenschleimhaut ausgekleidet sind, lassen sich diese durch 99 mTc-Pertechnat indirekt nachweisen, vorausgesetzt, die Magenschleimhaut ist nicht durch Sekret stauatrophiert (Harden et al. 1967).

Als fakultative Zusatzuntersuchungen empfehlen sich:

1. endoskopische Untersuchungen;
2. Computertomographie;
3. Kernspintomographie.

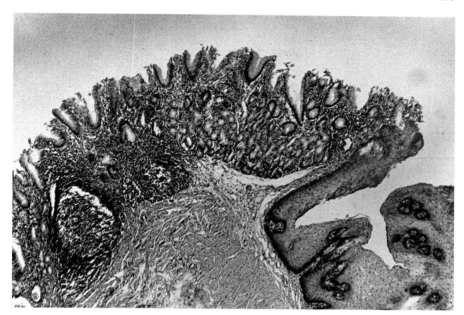

Abb. 2. Querschnitt durch die Wand einer Kolonduplikatur. Schleimhaut vom Korpustyp des Magens mit kurzen Foveolae und zahlreichen spezifischen Drüsen. Am rechten Rand ein mehrschichtiges Plattenepithel. Färbung Hämalaun-Eosin (Verg. 80:1)

Bei akuter Symtomatik (Ileus, Blutung) führt der notwendige chirurgische Eingriff zur baldigen Diagnose als Zufallsbefund.

Therapie und Prognose

Die Therapie der Darmduplikaturen erfolgt ausschließlich chirurgisch.

1. Die thorakalen Duplikaturen sind aufgrund ihrer Lage im Mediastinum und infolge ihrer Ausdehnung durch „Wachstum" mit baldigen kardiorespiratorischen Komplikationen belastet. Eine frühzeitige Exstirpation ist in den meisten Fällen erforderlich.
2. Bei abdominellen Duplikaturen gelingt die Enukleation bzw. die einfache Exzision nur selten. Sie setzt entweder ein eigenes Mesenterium oder eine ausreichende Entfernung vom Darm voraus.
3. Bei gestielten Doppelungen genügt oft die Stieldurchtrennung.
4. Therapie der Wahl ist die Exstirpation der Duplikatur mit Resektion des dazugehörenden Darmabschnittes, da bis auf wenige Ausnahmen beide über nur eine gemeinsame Gefäßversorgung verfügen (Abb. 3).

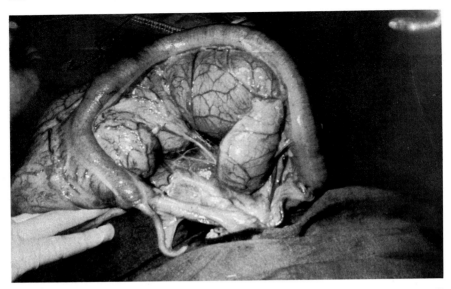

Abb. 3. Operationssitus einer Kolonduplikatur. Die Duplikatur ist dem Darm eng anliegend.

5. Ausnahmsweise wird sich bei Magen- und Duodenalduplikaturen die Anlage einer offenen Verbindung zwischen Duplikatur und Hauptorgan aus organerhaltenen Gründen anbieten.
6. Bei kompletten Dünndarmduplikaturen vom Treitz-Band bis zum Zäkum (in unserem Krankengut 2 Fälle) ist die Mukosektomie die Methode der Wahl. Auch bei längeren tubulären Duplikaturen empfiehlt sich diese Methode, um die Resektion größerer Abschnitte von originärem Darm zu vermeiden (Wrenn 1962).

Dieses Vorgehen ist auch bei zystischen Duplikaturen am Ösophagus bzw. Rektum empfohlen worden (Janneck et al. 1980).

Unter Beachtung dieser Behandlungsprinzipien ist die Prognose der Darmduplikaturen relativ günstig. In unserem Krankengut betrug die Letalität 13,5 %.

Durch Verbesserung der präoperativen Diagnostik ist eine weitere Verbesserung der Prognose zu erwarten.

Literatur

Bungart H (1962) Duplikaturen des Verdauungstraktes. Zentralbl Chir 87:1556–1559
Gross RB (1953) The surgery of infancy and childhood. Saunders, Philadelphia London
Hall CM (1979) Transdiaphragmatic jejunal duplication: a report of five cases. Radiology 131:191–194
Grob M (1957) Lehrbuch der Kinderchirurgie, Thieme, Stuttgart S192–195
Harden RM, Alexander ND, Kennedy J (1967) Isotope uptake and scanning of stomach in man with 99m-pertechnetat. Lancet I:1305–1311

Jannek C, Schoch G, Hajik HW (1980) Seltene Doppelbildungen des Digestionstraktes. Z Kinderchir 30:210–216
Köteles GY, Bukovinsky J (1973) Invagination durch enterogene Zyste. Z Kinderchir 13:466–469
Kangarloo H, Sample WF, Hanson G, Robinson JS, Sarti D (1979) Ultrasonic evaluation of abdominal gastrointestinal tract duplication in children. Radiology 131:663–667
Ladd WE, Gross RE (1940) Surgical treatment of duplications of the alimentary tract. Surg Gynecol Obstet 70:295–307
Laserich MA, Bruns HA (1967) Anomalien des Magens, des Duodenums, des Dünndarms und des Dickdarms beim Kinde. Radiology 7:12–26
Pentitschka W, Rey GW (1957) Die entrogenen cystischen Fehlbildungen „Enterocystome" des Verdauungstraktes. Langenbecks Arch Chir 285:420–437
Popp W (1969) Duplikaturen des Magen-Darm-Traktes unter dem Bild der intestinalen Blutung. Zentralbl Chir 94:1540–1543
Reddemann H (1966) Beitrag zu den gastrogenen Cysten im Säuglings- und Kindesalter. Kinderärztl Prax 34:337–347
Schäfer R (1963) Ileus durch Mesenterialcysten. Kinderärztl Prax 24:337–340
Schostok P (1967) Darmduplikaturen im Erwachsenenalter, ein Beitrag zur Klinik, Therapie und Pathogenese. Langenbecks Arch Chir 318:36–51
Teele RL, Henschke CI, Tapper D (1980) The radiographic and ultrasonographic evaluation of enteric duplication cysts. Pediatr Radiol 10:9–14
Vinz H (1971) Darmduplikaturen und Mesenerialcysten. Dtsch Gesundheitswes 20:1280–1285
Wit C (1986) Die Darmduplikaturen im Kindesalter. Dissertation, Akademie für ärztliche Fortbildung der DDR, Berlin
Wit J, Reuter G, Gdanietz K (1981) Diagnostik und Therapie der Darmduplikaturen. Dtsch Gesundheitswes 36:2095–2098
Wit J, Gdanietz K, Vorpahl K (1984) Monströse Kolonduplikatur mit bemerkenswertem Schleimhautaufbau. Dtsch Gesundheitwes 39:1154–1156
Wrenn L (1962) Tubular duplikation of the small intenstine. J Pediatr Surg 52:494–498
Yousefzadeh DK, Bickers GH, Kackson C, Benton C (1983) Tubular colonic duplication – review of 1876–1981 literature. Pediatr Radiol 13:65–71

18. Milzverletzungen

J. Bennek

Definition

Unter einer Milzruptur versteht man in der Regel eine traumatisch bedingte Verletzung morphologischer Milzstrukturen (Kapsel, Parenchym, Hilus) unterschiedlichen Ausmaßes. Ihre Einteilung erfolgt in Abhängigkeit vom Schweregrad. Bei intrakapsulären Milzläsionen mit Ausbildung eines subkapsulären Hämatoms und tamponierten Blutungen besteht nach einem freien Intervall die Gefahr der zweizeitigen Blutung oder Spätruptur. Iatrogen bedingte Milzverletzungen sowie sog. spontane Milzrupturen stellen eine Rarität dar.

Häufigkeit

In 2–6% der Unfälle im Kindesalter ereignen sich stumpfe Bauchverletzungen. Die Milz ist mit 40–60% häufiger beteiligt als andere Bauchorgane (Tabelle 1) [21]. Begleitverletzungen des Schädels, der Extremitäten und des Thorax treten zu 50% auf [3]. In über der Hälfte der Fälle ist die Milzverletzung kombiniert mit einem Trauma der linken Niere.

Verletzungshäufigkeit abdominaler Organe bei stumpfen Bauchverletzungen [21]

Milz	40–60%
Nieren	25%
Leber	10–20%
Magen-Darm-Trakt	5–15%
Mesenterium	5–8%
Pankreas	1–3%
Gallenwege	1%

Alters- und Geschlechtsverteilung

Im Säuglings- und Kleinkindesalter ist die Gefahr der stumpfen Bauchverletzung gering. Geburtstraumatische Milzrupturen treten relativ selten auf. Milzverletzungen erreichen ihren Gipfel zwischen dem 6. und 12. Lebensjahr. Als Durchschnittsalter wird 7,6–8,7 Jahre angegeben. Im Verhältnis 2:1 bis 4:1 überwiegt das männliche Geschlecht [8].

Ätiopathogenese

Im Kindesalter stellt der Verkehrsunfall mit 60–70 % die häufigste Verletzungsursache dar, gefolgt von Sport-, Spiel- und Hausunfällen [21]. Die besondere Gefährdung der Milz bei Gewalteinwirkungen erklärt sich aus ihrer topographischen Lage zwischen Wirbelsäule und Rippenbogen.

Der ligamentäre Halteapparat gestattet nur ein geringes Bewegungsmaß. Zug und Druck führen einzeln oder in Kombination beim Überschreiten der Elastitätsgrenze zur Berstung der dünnen Kapsel sowie des lockeren Milzgerüstes. Durch die Beweglichkeit des Rippenbogens fehlen bei Kindern gleichzeitige Rippenfrakturen [20]. Pathologische Milzstrukturen, z.b. bei hämatologischen Erkrankungen, Infektionen, Tumoren und Zysten, erhöhen das Verletzungsrisiko.

Anamnese, Klinik und Symptomatik

Zu den klassischen klinischen Symptomen gehören Druckschmerz im linken Oberbauch, Abwehrspannung und stoßende Atmung mit linksseitigem Schulterschmerz (Kehr-Zeichen). Blässe, kalter Schweiß, Tachypnoe, Tachykardie und zunehmende Somnolenz signalisieren den Blutungsschock. Anamnestische Daten über den Unfallhergang sowie Schürfwunden, Hämatome und Prellmarken an der Bauchwand geben weitere Informationen. Die Zunahme des Bauchumfanges weist auf eine Darmparalyse, Luft- und/oder Blutansammlung in der freien Bauchhöhle hin. Flankendämpfung kann auftreten. Auch an den Douglasdruckschmerz mit Vorwölbung soll erinnert werden. Bei gleichzeitiger Hämaturie ist an eine Kombinationsverletzung zu denken. Erhebliche Schwierigkeiten bestehen bei Begleitverletzungen und bewußtlosen Kindern mit einem Schädel-Hirn-Trauma. Anamnese, Klinik und Symptomatik stellen einen sog. Schwachpunkt in der Beurteilung einer Milzverletzung dar.

Diagnostik

Das Ausmaß diagnostischer Möglichkeiten ist abhängig von der zur Verfügung stehenden Zeit im Notfall und dem Umfang der Geräteausrüstung vor Ort. Schon während der Abklärung sind therapeutische Maßnahmen unverzüglich einzuleiten. Einen besonderen diagnostischen Stellenwert nimmt heute die Sonographie ein. Mit hoher Sicherheit gelingt der Nachweis einer traumatisch bedingten Milzläsion. Steht diese Methode nicht zur Verfügung, muß in Problemfällen unter den Kindern mit einer stumpfen Bauchverletzung eine Peritoneallavage durchgeführt werden. Damit gelingt aber lediglich der Nachweis und das Ausmaß einer intraabdominalen Blutung. Andere diagnostische Verfahren, wie Szintigraphie, Computertomographie und Angiographie, haben in der Akutphase nur bei speziellen Fragestellungen eine Bedeutung. Ihre Wertigkeit liegt in der Beurteilung des Heilungsverlaufes nach konservativ oder operativ behandelter Milzruptur. Die Laparoskopie ist in den Hintergrund getreten. Wiederholte Laboruntersuchungen (Hämoglobin, Hämatokrit, Leukozyten) bleiben in ihrer Interpretation zweifelhaft. Eine Leukozytose kann vorhanden sein, Hämoglobin- und Hämatokritabfall korrelieren nicht sicher mit dem Blutverlust. Bewährt hat sich deshalb das Monitoring der zirkulierenden Blutmenge durch Messung des zentralen Venen- und systemischen Blutdruckes, der Atem- und Herzfrequenz sowie der Blutgaswerte. Auf eine Röntgenuntersuchung sollte man trotz begrenzter Aussagekraft nicht verzichten. Durch eine Aufnahme bei stehendem Kind oder mit transversalem Strahlengang in Seitenlage lassen sich subphrenische Luftsicheln sowie eine Medialverlagerung des Magens mit Zähnelung der großen Kurvatur und ein Verlust des Milzschattens nachweisen. Folgende Übersicht zeigt das diagnostische Vorgehen.

Diagnostisches Flußdiagramm bei Milzverletzungen

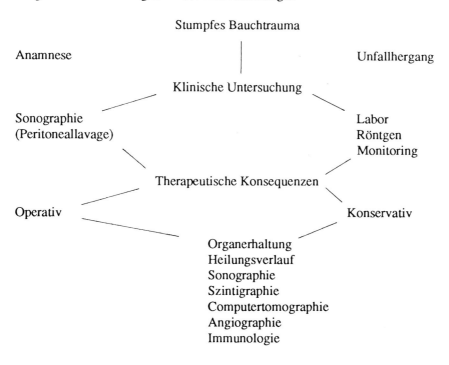

Therapie

Seit den Studien von King und Shumacker [13] aus dem Jahre 1952 ist ein erhöhtes Infektionsrisiko nach Splenektomie bekannt. Inzwischen liegen umfangreiche experimentelle und klinische Untersuchungsergebnisse in der Literatur zu dieser Problematik mit vielfältiger Deutung vor. Vorrangig wird der Verlust sowohl immunologischer Funktionen als auch der Ausfall mechanischer Filtrationseigenschaften, der sog. „Milzclearance" diskutiert. Die Gefahr an einer „OPSI – Overwhelming Postsplenectomy Infection" zu erkranken liegt im Kindesalter bei 2,4–4,25 %, über die Hälfte der Fälle verläuft letal [14, 15, 22, 25]. Mit dem Wissen um diese Folgezustände ist in den letzten 10 Jahren ein interessanter Wandel in der Behandlung von Milzverletzungen eingetreten. Zunehmend wird der protektiven Funktion der Milz größere Bedeutung beigemessen, und man versucht das Organ zu erhalten [1, 2, 4, 5, 6, 10, 11, 12, 17, 19, 23, 26].

Konservativ

Dieses Vorgehen ist gerechtfertigt bei isolierten Milzverletzungen nach Sicherung der Diagnose und Stabilisierung des Kreislaufes innerhalb von 4–6 h, wobei der Blutverlust nicht mehr als 30–40 ml/kg KG oder 1/3 des gesamten Blutvolumens betragen sollte. Entscheidend ist immer der klinische Zustand des Kindes und das Monitoring der zirkulierenden Blutmenge. Wichtig sind kurzfristige sonographische Verlaufskontrollen, die Hinweise auf eine mögliche Ausbildung von Hämatomen, Vergrößerung subkapsulärer Blutansammlungen und Zunahme der freien Flüssigkeit in der Bauchhöhle geben können. Nach heutigen Erkenntnissen lassen sich subkapsuläre Hämatome, kleine Kapseleinrisse und oberflächliche Parenchymrupturen ohne Hilusbeteiligung (Schweregrad 0–II) in der Regel konservativ behandeln (Abb. 1). Die längsten Erfahrungen mit dem konservativen Behandlungsregime dürfte man am Hospital for Sick Children in Toronto haben [7].

Operativ

Operationspflichtige Milzverletzungen erfordern je nach Verletzungstyp ein adaptiertes chirurgisches Vorgehen. Mit konventionellen Techniken ist meist eine effektive und suffiziente Blutstillung sowie eine zuverlässige Versorgung der Parenchymläsion möglich. Zu nennen sind Parenchym- und Kapselnähte, die im Kindesalter durch die Elastizität des Gewebes leicht gelingen und nicht ausreißen. Zur Blutstillung am Parenchym haben sich hämostatische Maßnahmen, wie Kompressionstamponaden, Durchstichligaturen oder Elektrokoagulation an Gefäßen, Kollagenvlies und Fibrinklebung bewährt. Andere physikalische Therapiemodalitäten, wie Hochfrequenzchirurgie, Kryochirurgie, IR-(Saphir)-Kontaktkoagulation, Ultraschalldissektion, Heißluftstrahl, Laser und Mikrowellenkoagulation

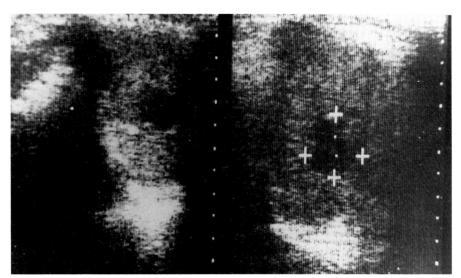

Abb. 1. Im unteren Milzdrittel findet sich ein etwa 3 x 3 cm großer rundlicher Defekt, der mit nahezu echofreier Flüssigkeit ausgefüllt ist. Der Befund entspricht einem intrakapsulären Hämatom bei Milzverletzung Schweregrad 0

können, wenn sie zur Verfügung stehen, additiv oder alternativ zur konventionellen Technik zum Einsatz kommen. Von praktischer Bedeutung ist die Beachtung der segmentalen Organisation der lienaien Blutversorgung. Die sog. funktionellen Endarterien sind in der Horizontalebene ausgerichtet und unterteilen das Milzgewebe in autonom durchblutete Einheiten. Es überwiegt der Bifurkationstyp mit einem oberen und unteren Segment in 84 % der Fälle, wesentlich seltener ist der Trifurkationstyp mit einem oberen, mittleren und unteren Segment ca. 16 % (Abb. 2 a, b). Horizontale Milzläsionen lassen sich durch die segmentale Gefäßversorgung in der Regel operationstechnisch einfacher versorgen als vertikale Milzverletzungen mit querem Abriß intraparenchymatöser Arterien und Venen.

Beim Schweregrad IV mit Hilusbeteiligung muß individuell entschieden werden, ob ein reparatives Verfahren oder eine partielle Milzresektion in Betracht kommt. Vorzugsweise bietet sich hier die Splenorraphie mit einem resorbierbaren Kunststoffnetz zur Organerhaltung an. Bei der Teilresektion hat sich zur vollständigen Durchtrennung des Parenchyms die „finger-fracture-Technik" bewährt. Ein Milzkapselverschluß über der freiliegenden Parenchymfläche sollte immer angestrebt werden. Der Einsatz der Milzklammerung mit einem Stapler bei Teilresektion wird propagiert. Auch die Ligatur des Hauptstammes der A. lienalis bzw. einer Segmentarterie in kritischen Situationen ist möglich. Nach bisherigen Erfahrungen kommt es weder zur Totalnekrose noch zu funktionellen Einschränkungen oder Ausfällen. Voraussetzung ist die Entwicklung eines ausreichenden Kollateralnetzes und die Erhaltung der Aa. gastricae breves und A. polaris superior. Die

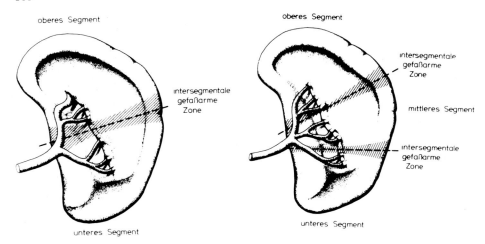

Abb. 2 a, b. Schematische Darstellung der prähilären Milzarterienaufzweigung mit segmentaler Blutversorgung [23]. **a** Bifurkationstyp, **b** Trifurkationstyp

Milz darf deshalb nicht aus ihren ligamentären Verankerungen gelöst werden, um potentielle Kollateralgefäße zu erhalten.

Beim Schweregrad V mit mehrfacher Fragmentierung, schwerer Hilusläsion und totaler Unterbrechung der Gefäßversorgung ist eine Splenektomie meist unumgänglich. Als Alternative zur Organentfernung bietet sich hinsichtlich der Erhaltung der protektiven Funktion die Milzautotransplantation an. Verschiedene Techniken werden beschrieben. Bewährt hat sich die heterotope Replantation von 2–4 dekapsulierten, 5 · 3 · 0,5 cm großen Parenchymsegmenten mit erhaltener retikulärer Struktur in das Omentum majus. Milzgewebehomogenisate scheinen ungünstiger zu sein. Die immunologische Wirksamkeit der Implantate wird in der Literatur unterschiedlich beurteilt. Sie ist nicht mit einer vollständigen organspezifischen Funktion vergleichbar. Eine zusammenfassende Darstellung der Behandlungsstrategie bei Milzverletzungen zeigt Tabelle 1. Es darf nicht unerwähnt bleiben, daß die Entscheidung zur Organerhaltung oder Splenektomie neben dem Ausmaß der Milzläsion von der Schwere kombinierter und Begleitverletzungen bestimmt wird.

Komplikationen

Wichtigste Komplikation ist der subphrenische Abszeß, dessen Entstehung auf die Drainage zurückgeführt wird. Durch Versprengung von Milzgewebe bei traumatischer Verletzung kann eine Splenosis abdominalis auftreten [18]. Auch die Entwicklung von posttraumatischen Pseudozysten ist möglich [9, 16].

Tabelle 1. Einteilung der Milzverletzungen und Behandlungsstrategie

Schweregrad		Therapie konservativ	operativ
0	subkapsuläres Hämatom	Monitoring	–
I	Kapselläsion ohne wesentliche Beteiligung des Parenchyms	Monitoring	Fibrinklebung Naht
II	mit Parenchymbeteiligung	Monitoring	Koagulation Gefäßligatur
III	ausgedehnte Ruptur ohne Hilusbeteiligung	(Monitoring)	Kollagenvlies Fibrinklebung Naht
IV	ausgedehnte Ruptur mit Hilusbeteiligung	–	Splenorraphie partielle Resektion Ligatur der A. lienalis
V	mehrfache Fragmentierung schwere Hilusläsion totale Unterbrechung der Gefäßversorgung	–	heterotope Replantation

Eigenes Patientengut

An der Klinik für Kinderchirurgie der Universität Leipzig wird seit 1975 eine organerhaltende Therapie bei Milzverletzungen angestrebt. Es handelt sich um 21 Kinder, die im Alter von 4 8/12 bis 13 2/12 Jahren eine Milzverletzung erlitten. Unfallursachen sowie Alters- und Geschlechtsverteilung entsprechen Literaturangaben (Abb. 3 a, b). Über das therapeutische Vorgehen informiert folgende Übersicht.

Eigenes Patientengut (1975–1990) und therapeutisches Vorgehen

Operativ (n = 14): 7 Parenchym – und Kapselnähte,
5 Teilresektionen,
1 Segmentarterienligatur,
1 heterotope Replantation;

Konservativ (n = 7): 7 Intensivüberwachung.

Sieben Kinder wurden unter den Bedingungen der Intensivüberwachung konservativ behandelt. Bei 14 Kindern erfolgte die operative Versorgung der Milzläsion, 7mal durch Parenchym- und Kapselnähte sowie 5mal durch Teilresektion. Bei einer hilusnahen Milzruptur Schweregrad IV mit einer Kombinationsverlet-

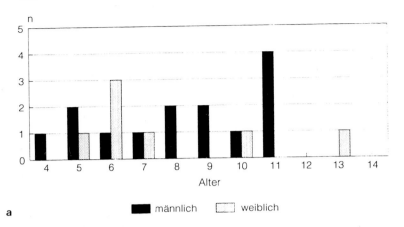

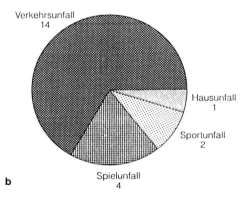

Abb. 3. a Unfallursachen, **b** Alters- und Geschlechtsverteilung bei Milzverletzungen mit organerhaltender Therapie (eigenes Patientengut 1975–1990)

zung wurde lediglich eine Segmentarterie ligiert. Einmal mußte beim Schweregrad V mit Fragmentation splenektomiert werden. Hier kam die heterotope Replantation zum Einsatz. Die klinischen Verläufe waren bis auf einen bauchwandnahen Abszeß im Drainagekanal komplikationslos. Der stationäre Aufenthalt betrug im Durchschnitt 26 Tage.

Prognose

Die Prognose soll anhand eigener Nachuntersuchungsergebnisse bei 10 Kindern 3/12 bis 15 4/12 Jahre nach der Milzläsion dargestellt werden [2]:

- immunologische Parameter im Normbereich 10,
- ausgedehnte Parenchymnarben 4,
- kleinere Parenchymnarben 2,
- regelrechte Vaskularisation des Milzrestes 2,
- unauffälliges Parenchymbild 2.

Es interessierte die veränderte morphologische Struktur und die immunologische Situation. Bis 1982 wurde mittels selektiver Zöliakographie sowie Milzszintigraphie und später durch Sonographie das Ausmaß der Parenchymnarben oder der verbliebene Milzrest erfaßt. Geringgradige Läsionen heilten ohne oder mit kleineren Parenchymnarben aus. Bei ausgedehnten Parenchymverletzungen mit intra- und/oder extralienaler Blutung verblieben größere Narben zum Teil bis zentral reichend. Einmal entwickelten sich als Folge von Zirkulationsstörungen intralienale Kollateralen. Pseudozysten traten nicht auf. Im einzelnen waren bei 4 Kindern ausgedehnte und bei 2 weiteren kleinere Parenchymnarben mit Speicherdefekten nachweisbar. Je 2mal bestand eine regelrechte Vaskularisation des Milzrestes mit homogenem Speichermuster bzw. ein unauffälliges Parenchymbild. Die Ligatur der Segmentarterie ohne Teilresektion führte zu ischämischen Nekrose des betroffenen Abschnittes mit Ausbildung einer Parenchymnarbe. Einige typische Befunde zeigen die Abbildungen 4–6. Mit den zur Verfügung stehenden immunologischen Untersuchungen war in allen Fällen keine Einschränkung der humoralen Immunität und eine intakte zellvermittelte Abwehr erkennbar. Im eigenen Fall einer heterotop Replantation konnte nach 3 Monaten szintigraphisch eine Aktivitätsanreicherung und damit eine Neovaskularisation beobachtet werden. Howell-Jolly-Körperchen waren vorhanden, eine kompetente Immunabwehr trat nicht ein.

Zusammenfassung

In zusammenfassender Betrachtung lassen sich folgende Aussagen formulieren:

1. Im Kindesalter kann die verletzte Milz in vielen Fällen durch reparative Maßnahmen vollständig oder teilweise erhalten werden. Mehrere Methoden gestatten die organerhaltende Chirurgie. Auch eine konservative Behandlung ist bei stabilen Kreislaufverhältnissen und nach Sicherung der Diagnose durchführbar.
2. Läßt sich die verletzte Milz nicht erhalten, sollte immer eine heterotope Replantation vorgenommen werden.
3. Nach eigenen Nachuntersuchungen verbleiben in Abhängigkeit vom Schweregrad der Milzläsion morphologische Veränderungen als Parenchymnarben unterschiedlichen Ausmaßes.

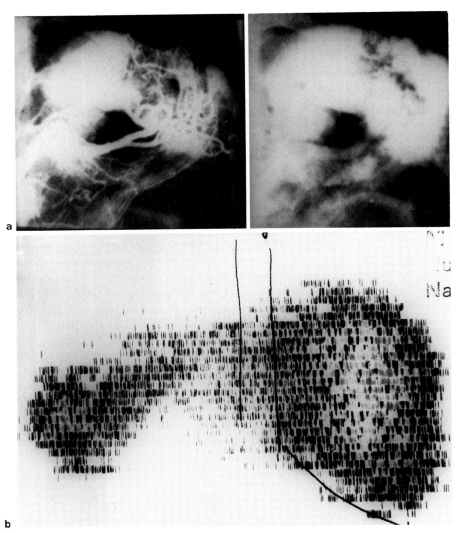

Abb. 4 a, b. Zustand nach Milzverletzung Schweregrad III. Versorgung durch Parenchym- und Kapselnähte mit Netztamponade. **a** selektive Kontrollzöliakographie (arterielle und kapilläre Phase): größere narbige Parenchymveränderungen zentral und kaudal sowie kleinere Narben an der Konvexität. Entwicklung intralienaler Kollateralen. **b** Milzsintigraphie (Bauchlage): größere Speicherdefekte kranio-lateral bis zentral reichend. Kleinere Parenchymausfälle am unteren Milzpol

Milzverletzungen

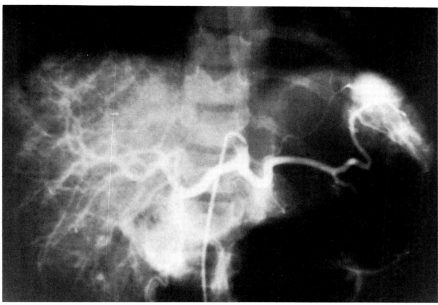

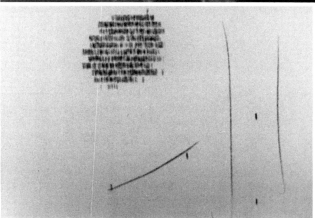

Abb. 5 a, b. Zustand nach Milzverletzung Schweregrad IV. Versorgung durch untere Teilresektion. **a** selektive Kontrollzöliakographie (arterielle Phase): regelrechte Vaskularisation des Milzrestes. **b** Milzszintigraphie (Bauchlage): homogenes Speichermuster

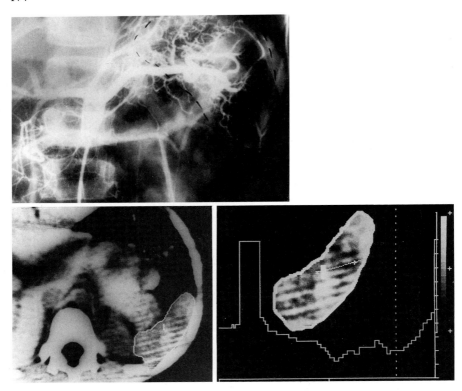

Abb. 6 a, b, c. Zustand nach Milzläsion Schweregrad IV mit kombinierten und Begleitverletzungen. Versorgung durch Ligatur der unteren Segmentarterie ohne Resektion. **a** selektive Kontrollzöliakographie (arterielle Phase): Füllungsabbruch mit Perfusionsausfall des unteren Segmentes bei erhaltener Kapseldurchblutung. **b, c** Computertomographie: Darstellung umschriebener Zirkulationsstörungen in der unteren Organhälfte ventro-lateral mit verminderter Absorption, die etwa ein Drittel der Organdichte ausmacht und narbigen Umwandlungen entspricht

4. Die funktionellen Beziehungen zwischen der erhaltenen Milz und bestehenden immunologischen Aufgaben sind ein Weg der Prävention gegen die Gefährdung der weiteren Entwicklung des Kindes durch ein erhöhtes Infektionsrisiko.

Literatur

1. Angerpointner TA, Lauterjung KL, Holschneider AM, Hecker WC (1983) Infrared-Contact coagulation of parenchymatous organs-Report of three cases. Z Kinderchir 38:356–358

2. Bennek J, Pfestorf B, Deckert F, Storch H (1983) Organerhaltende Therapie bei Milzverletzungen im Kindesalter – radiologische und immunologische Nachuntersuchungen. Z Kinderchir 38:88–94
3. Bettex M, Genton N, Stockmann M (1982) Kinderchirurgie, 2. Aufl. Thieme, Stuttgart New York
4. Brands W, Beck M, Raute-Kreinsen U (1981) Gewebeklebung der rupturierten Milz mit hochkonzentriertem Human-Fibrinogen. Z Kinderchir 32:341–347
5. Buntain WL, Lynn HB (1979) Splenorraphy: Changing concepts for the traumatised spleen. Surgery 86:748–760
6. Büyükünal C, Söylet Y, Danismend N, Urgancicoglu I, Senyüz OF (1988) Früh- und Spätresultate heterotoper Milzautotransplantation beim kindlichen Milztrauma. Z Kinderchir 43:394–397
7. Ein SH, Shandling B, Simpson JS, Stephens CA (1978) Nonoperative management of traumatized spleen in children: How and why. J Pediatr 13:117–119
8. Geißler K (1980) Operationsbefunde nach stumpfem Bauchtrauma. Med. Diplomarbeit, Universität Leipzig
9. Hellriegel K, Gharib M, Helbig D, Gross R (1979) Indikation zur Splenektomie im Kindes- und Erwachsenenalter. Chirurg 50:472–477
10. Höllwarth M, Breisach G (1980) Beitrag zur konservativen Behandlung von Milzverletzungen. Monatsschr Kinderheilkd 128:487–489
11. Holschneider AM, Däumling S, Strasser BM, Belohradsky BH (1982) Erfahrungen mit der heterotopen Autotransplantation von Milzgewebe im Kindesalter. Z Kinderchir 35:145–152
12. Keramidas DC, Kelekis D, Dolatzas T, Aivazoglou T, Voyatzis N (1984) The collateral arterial network of the spleen following ligation of the splenic artery in traumatic rupture of the spleen; an arteriographic study. Z Kinderchir 39:50–51
13. King H, Shumacker HB (1952) Splenic studies. I. Susceptibility to infection after splenectomy performed in infancy. Ann Surg 136:239–242
14. Köglmeier R (1982) Postsplenektomie – Infektionen und Pneumokokkenimpfung. Med. Dissertation, Universität München
15. Lambrecht W, Weinlaud G (1981) Organerhaltende Operation bei großer Epidermoidzyste der Milz. Z Kinderchir 32:286–290
16. Lennert KA, Mondorf W (1970) Zur Ätiologie der Wundheilungsstörungen und vermehrten Infektionsanfälligkeit nach Splenektomie. In: Lennert K, Harms D (Hrsg) Die Milz. Springer, Berlin Heidelberg New York, S 386–389
17. Meißner F, Bennek J, Deckert F (1981) Organerhaltende Therapie bei Milzverletzungen. Med Aktuell 7:508–510
18. Pirozynski WJ (1974) Abdominal splenosis. Can Med Assoc J 111:159–163
19. Roth H, Daum R, Bolkenius M (1982) Partielle Milzresektion mit Fibrinklebung – Eine Alternative zur Splenektomie und Autotransplantation. Z Kinderchir 35:153–158
20. Sauer H (1984) Das verletzte Kind. Thieme, Stuttgart New York
21. Schärli AF (1974) Das Bauchtrauma. In: Rehn J (Hrsg) Unfallverletzungen bei Kindern. Springer, Berlin Heidelberg New York, S 181–199
22. Singer DB (1973) Postsplenectomy sepsis. In: Rosenberg HS, Bolander RP (eds) Perspectives in pediatric pathology. Year Book Medical Publishers, Chicago
23. Strasser BM, Holschneider AM (1986) Die Milz-Funktion, Erkrankungen, Chirurgie und Replantation. Hippokrates, Stuttgart
24. Wählby L, Domellöf L (1981) Splenectomy after blunt abdominal trauma – a retrospective study in 413 children. Acta Chir Scand 147:131–136
25. Zachariov Z, Roth H (1989) Splenic surgery in childhood. Pediatr Surg 4:162–167

19. Leberrupturen

D. Brock

Ein Lebertrauma im Rahmen eines stumpfen Bauchtraumas im Kindesalter stellt noch immer eine gravierende Verletzungsart mit hoher Letalität dar.

Die Hauptgründe hierfür sind der oft erhebliche primäre Schockzustand infolge massiver Blutung aus dem Leberparenchym, die Schwierigkeit einer operativen Versorgung komplizierter Leberverletzungen und die häufige Beteiligung weiterer Organsysteme im Rahmen von Kombinationsverletzungen.

Definition

Als Leberruptur bezeichnet man die in aller Regel traumatisch entstandene Durchtrennung anatomischer Strukturen dieses parenchymatösen Organs. Je nach Ausmaß der Verletzung werden unterschiedliche Schweregrade abgegrenzt (Tabelle 1). Im Gegensatz zur Milz sind zweiseitige Leberrupturen eine Seltenheit.

Tabelle 1. Grad der Leberverletzungen und deren Therapie

Schweregrad			Therapie	
0	subkapsuläres Hämatom	konservativ	Monitoring Sonographiekontrolle	
I	Kapselläsion mit kleinem Parenchymeinriß intrahepatisches Hämatom	konservativ	Monitoring Sonographiekontrolle (CT, Angiographie?)	
II	Parenchymeinrisse	operativ/ konservativ	Parenchymnaht Fibrinklebung Sonographiekontrolle	
III	mehrfache oder sternförmige Parenchymverletzungen	operativ	Kompressionstamponaden Naht, Fibrinklebung	
IV	Hilusbeteiligung oder Eröffnung großer Gefäße	operativ	Kompressionstamponaden Umstechung, Naht, Gefäßligatur (Leberteilresektion)	
V	Leberfragmentation	operativ	Versuch der Leberteilresektion	

Häufigkeit

In ca. 6% aller Kinderunfälle ist das Abdomen alleine oder in Kombination mit anderen Organsystemen im Rahmen eines Polytraumas betroffen [13, 15]. Nach der Milzruptur steht die Verletzung der Leber an zweiter Stelle; es folgen die Nieren sowie mit weitem Abstand die übrigen Bauchorgane. Zerreißungen der Leber verlaufen oftmals wesentlich dramatischer als Verletzungen der anderen Bauchorgane, da sich der hämorrhagische Schockzustand durch den vergleichsweise größeren und schnelleren Blutverlust stärker herausbildet [8]. Die Leberruptur hat somit einen entscheidenden Anteil an der Morbidität und Mortalität von abdominalen Verletzungen im Kindesalter [15].

Alters- und Geschlechtsverteilung

Wie auch im Gesamtunfallgeschehen im Kindesalter überwiegt das männliche Geschlecht gegenüber dem weiblichen bei der Leberruptur bei weitem.

Der Aussage größerer, alle Altersgruppen umfassenden Statistiken folgend, wird ein Häufigkeitsgipfel im frühen Schulalter gefunden (Abb. 1). Hierfür ist die oft überschießende, motorische Aktivität, aber auch die Sorglosigkeit und natürliche Unberechenbarkeit der Kinder zusammen mit dem Unvermögen Gefahren real einzuschätzen, verantwortlich [13].

Ätiopathogenese

Die anatomische Besonderheit des Kindes, die relative Organgröße von Leber und Milz, die topographisch anatomische Lage und der hochelastische, dem Organ

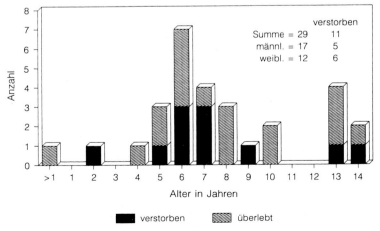

Abb. 1. Unfallalter; Gipfel im frühen Schulalter

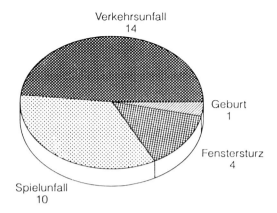

Abb. 2. Unfallursachen im eigenen Krankengut: Neben dem Verkehrsunfall ist besonders der hohe Anteil an Spielunfällen mit dem Fahrrad oder Roller zu beachten

wenig Schutz bietende, knöcherne Thorax, tragen neben der besonderen Unfallgefährdung der Kinder zur anteilmäßig relativ großen Zahl von Verletzungen dieser Organsysteme bei. Als Unfallursache steht der Verkehrsunfall bei weitem an erster Stelle. Es folgen Spielunfälle und der Sturz aus dem Fenster. Eine besondere Bedeutung besitzen Spielunfälle mit dem Fahrrad oder Roller, wobei es durch Sturz mit dem Abdomen auf die Lenkstange zu isolierten Leberverletzungen nach relativ blanden, direkten Traumen kommen kann (Abb. 2). Dieser letztgenannte Unfallmechanismus ist sehr ernst zu nehmen und erfordert in der Mehrzahl der Fälle eine stationäre Diagnostik und Beobachtung. Weit über die Hälfte aller Leberrupturen kommen in Kombination mit Verletzungen anderer Organsysteme vor. Besonders schwere Schädel-Hirn-Traumen, welche die Akutsymptomatik auf Grund der Bewußtlosigkeit der Patienten überdecken können und das Thoraxtrauma im Gefolge eines Verkehrsunfalls, sind hier zu nennen [20]. Die Leberruptur unter der Geburt oder im frühen Säuglingsalter ist eine ausgesprochene Rarität, welche auf dem Boden kongenitaler Gefäßmißbildungen entsteht. Sie soll hier nur der Vollständigkeit halber mit genannt werden. Wir konnten sie in 20 Jahren nur einmal beobachten.

Anamnese, Klinik und Symptomatik

Anamnestische Angaben über Art und Ausmaß der Gewalteinwirkung sind oft unzuverlässig bzw. bei Kindern überhaupt nicht zu erlangen [18, 20]. Kontusionsmarken müssen nicht vorliegen. Druckschmerz und lokalisierte Abwehrspannung im rechten Oberbauch lassen an eine Leberverletzung denken, sind aber im Rahmen eines Polytraumas oftmals nicht eindeutig zu verifizieren [18]. Rasch einsetzende Hyperthermie und eine hohe Leukozytose sprechen paraklinisch für die Ruptur parenchymatöser Organe, sind aber nicht beweisend. Symptome des manifesten Blutungsschocks wie Zyanose, Tachypnoe und Tachykardie zwingen zum raschen Handeln. Entscheidend, und das kann nicht genug betont werden, ist und bleibt aber stets die sorgfältige klinische Untersuchung, welche in Abhängigkeit von der Schwere des hämorrhagischen Schocks und dem Vorliegen von Begleitverletzungen wegweisend für weitere diagnostische und therapeutische Maßnahmen sein muß [20].

Diagnostik

Die Verbesserung der prähospitalen Notfallmedizin hat dazu geführt, daß mehr Kinder nach einem stumpfen Bauchtrauma rechtzeitig und gut versorgt die Klinik erreichen. Da die Anamnese und die klinische Untersuchung, wie ausgeführt, nur orientierenden Charakter haben kann, kommt der instrumentellen Diagnostik eine überragende Bedeutung zu. Durch die zunehmende Verfügbarkeit entsprechend hochauflösender Ultraschallgeräte rückt die Sonographie an die erste Stelle apparativ-diagnostischer Verfahren. Im Rahmen der Sofortdiagnostik beim stumpfen Bauchtrauma kann einzig die Ultraschalluntersuchung parallel zur Akutversorgung im Anschluß an Anamnese und klinische Untersuchung durchgeführt werden und zwar bereits in der Notfallaufnahme während des Legens eines zentralvenösen Katheters, der Blutentnahme zur weiteren Labordiagnostik und der Bereitstellung von Blutkonserven. Lediglich der manifeste Blutungsschock bei massiver Blutung in das Abdomen erfordert die sofortige Laparotomie ohne weitere vorherige diagnostische Maßnahmen [1, 8] (Abb. 3). Handelt es sich um eine nicht akut lebensbedrohliche Situation, so kann die Ultraschalluntersuchung als weitere „bedside" Überwachungsmethode zur Verlaufskontrolle genutzt werden

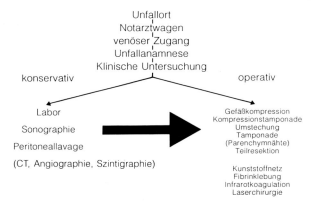

Abb. 3. Möglichkeiten der Diagnostik und Therapie bei stumpfen Bauchtraumen mit Leberruptur

[1, 9]. Die Sonographie gestattet des weiteren mehrere diagnostische Aussagen. Sie ermöglicht die direkte bildliche Darstellung des verletzten Organs und die Kontrolle der anderen intraabdominalen Organsysteme auf Mitverletzungen. Sie ermöglicht die Abschätzung des Rupturausmaßes und sie kann freie Flüssigkeit als indirekten Nachweis einer Organverletzung im Abdomen darstellen [10, 12, 14]. Im Verlauf der weiteren Behandlung kommt der ultraschallgestützten Feinnadelpunktion zur qualitativen Sicherung intraabdominaler Flüssigkeit sowie zur Punktion von Zysten und Hämatomen eine gewisse Bedeutung zu [14, 18]. Die klassische Methode der Abdominozentese und der diagnostischen Spülung der Bauchhöhle mit einem altersentsprechenden Einmalset ist ebenfalls bei Fehlen der sonographischen Technik zur Verifizierung einer intraabdominellen Blutung und u.U. zur Verlaufsbeobachtung in unklaren Fällen geeignet [16, 17, 18, 20]. Wichtig ist aber hierbei zu wissen, daß nach einer Peritoneallavage die Möglichkeiten der abdominalen Sonographie für mehrere Tage erheblich eingeschränkt bzw. aufgehoben ist. Die vor einigen Jahren propagierte Methode der Notfallaparoskopie ist auf Grund des erheblichen Aufwandes und durch das zunehmende Vorhandensein der Sonographie verlassen worden [18]. Die Bauchhöhlenspiegelung hat auch in der weiteren Behandlungsführung nur eine untergeordnete Bedeutung. Röntgenübersichtsaufnahmen des Abdomens im Stehen oder in der Linksseitenlage haben allenfalls Hinweischarakter. Charakteristische Zeichen für eine Leberruptur gibt es nicht [18].

Die Computertomographie (Abb. 4 a) die Angiographie (Abb. 4 b) und die verschiedenen Methoden der nuklearmedizinischen Diagnostik dienen weniger der Akutdiagnostik, als vielmehr der Langzeitkontrolle der Patienten zum Ausschluß möglicherweise operativ zu behebender Spätkomplikationen wie Hämobilie, Bilhämie, Spätabszessen, Hämatom- und Zystenbildung und der Sequestrierung infarzierten Lebergewebes.

Bei der Erstuntersuchung bzw. für die Verlaufskontrolle haben die Hb-, Hkt-Werte und die Leukozytenzahl Hinweischarakter. Bei polytraumatisierten Patienten mit möglicherweise mehreren Blutungsquellen sind sie allerdings völlig unzuverlässig als Hinweis auf intraabdominale Organverletzungen [17, 18]. Auch sollte beachtet werden, daß durch die teilweise massive intravasale Flüssigkeitsapplikation am Unfallort bzw. auf dem Transport in das Krankenhaus eine Hämodilution mit Hb-Erniedrigung eintreten kann. Ebenfalls unzuverlässig ist die Bestimmung der Transaminasen. Nur bei ca. 2/3 der Fälle von traumatischen Leberparenchymschädigungen ist mit dem sofortigen Anstieg dieses Parameters zu rechnen [5, 17, 18].

Therapie

Das Ansteigen schwerer Verkehrsunfälle hat auch ein Ansteigen der Verletzungen von parenchymatösen Organen gebracht. Die Verbesserung der prähospitalen Notfallmedizin hat dazu geführt, daß mehr Kinder nach einem stumpfen Bauchtrauma rechtzeitig die Klinik erreichen. Unter den Bedingungen einer modernen Inten-

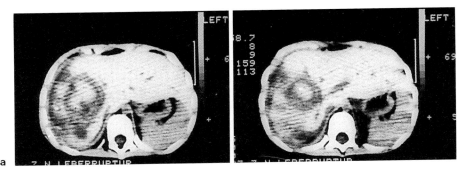

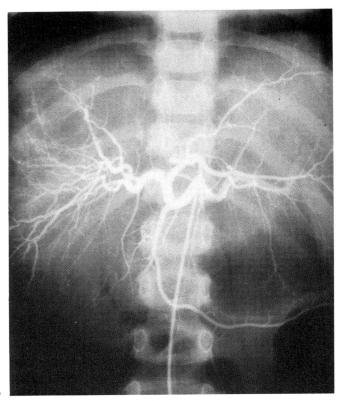

Abb. 4. a Computertomographie mit Kontrastmittel Z.n. Leberruptur 3. Grades mit Nachblutung und Revision; Ausbildung eines zentralen Hämatoms, wobei die spontane Resorption abgewartet wurde, **b** In der Angiographie kein Hinweis auf Gefäßanschluß des Hämatoms. Darstellung eines subkapsulären Hämatoms ohne aktive therapeutische Konsequenz (gleicher Patient wie bei Abb. 4 a)

sivtherapie mit einem adäquaten Kreislaufmonitoring und der zunehmenden Verfügbarkeit der oben erwähnten Überwachung der Patienten, bekommt die konservative Therapieführung eine zunehmende Bedeutung. Unabdingbar dafür ist allerdings ein gut ausgebildetes Chirurgenteam im Hintergrund, die Verfügbarkeit von Blutkonserven in ausreichender Menge und selbstverständlich ein suffizient arbeitendes Labor über 24 h. Transfusionsmengen unter 30–40 ml Blut/kg KG, sowie stabile Kreislaufverhältnisse rechtfertigen einen nichtoperativen Therapieversuch [1, 3, 9]. Unter diesen Maßnahmen können Leberrupturen der Schweregrade 1 und 2 im überwiegenden Maße konservativ zur Ausheilung gebracht werden. Bei schwersttraumatisierten Patienten im konservativ nicht zu beherrschenden Blutungsschock ist nach einer orientierenden klinischen Untersuchung die sofortige Laparotomie oft lebensrettend. Der großzügige Oberbauchquerschnitt hat sich im Kindesalter dafür am besten bewährt, da er im Bedarfsfalle eine Erweiterung zuläßt, sowie eine gute Übersicht auch über die anderen Organe des Abdomens gewährleistet [6, 9]. Große hilusnahe Einrisse, Ausrisse aus der V. cava inferior und die Leberfragmentation, sind operationstechnisch sehr schwierig zu versorgen. Trotzdem sind der manuellen bzw. instrumentellen Kompression zentraler Gefäße (als gesichert kann eine normotherme Ischämietoleranz der Leber für ca. 30 min angesehen werden [11]) sowie Kompressionstamponaden der anatomisch unkontrollierten Massenumstechung der Vorzug zu geben. Auf das Einbringen von Kollagen- oder Gelatinepräparaten in die Rupturstelle sollte verzichtet werden, da diese die Heilung des Lebergewebes verhindern und so noch nach mehreren Tagen zu Nachblutungen führen können. Eine selektive Umstechung einzelner blutender Gefäße ist nach Möglichkeit anzustreben. Periphere Parenchymeinrisse werden durch direkte Naht oder mittels Fibrinkleber versorgt [11, 19]. Wir haben auch gute Erfolge mit temporärer Tamponade der Blutungsquellen mittels einfacher Rollagen erzielt, welche nach 2–6 Tagen ohne zweite Laparotomie perkutan entfernt werden konnte. Unter Umständen ist eine Teilresektion des zerstörten Lebergewebes notwendig [2, 6, 9]. Die Infrarotkoagulation, die Laserchirurgie und die verschiedenen Methoden der Ultraschall- und Kryochirurgie sind allein oder als additive Maßnahme bei Vorhandensein entsprechender Technik möglich [2, 5, 11]. Auch eine Umhüllung der Leber mittels eines Kunststoffnetzes ist möglich und sei hier der vollständigkeithalber aufgeführt [5]. Mit all diesen Maßnahmen haben wir noch keine eigenen Erfahrungen.

Komplikationen

Aufgrund der großen kompensatorischen Breite und der hohen Regenerationsfähigkeit des kindlichen Lebergewebes kommt es selbst nach erheblichen Traumen selten zu bleibenden, klinisch relevanten Funktionsausfällen. Große intrahepatische Hämatome können sich im Laufe der Zeit spontan resorbieren ohne daß ein weiterer operativer Eingriff notwendig wird (Abb. 5 a, b). Seltene intrahepatische bzw. subhepatische Abszesse müssen in aller Regel operativ angegangen werden,

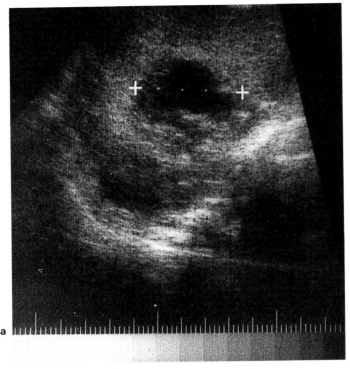

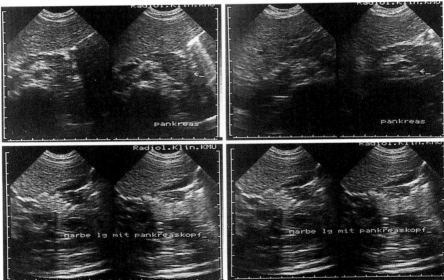

Abb. 5. a Sonographisch auf Grund des Echomusters in Organisation befindliches Hämatom (gleicher Patient wie bei Abb. 4). **b** Ausheilung der Leberruptur mit einer bedeutungslosen Parenchymnarbe (gleicher Patient wie bei Abb. 4)

heilen aber bei adäquater Therapie meistens aus. Die posttraumatisch auftretende Hämobilie und die sehr seltene Bilhämie erfordern in der Regel eine operative Intervention, haben aber insgesamt eine gute Heilungschance.

Eigenes Patientengut

An der Klinik für Kinderchirurgie der Universität Leipzig wurden von 1970–1990, also in knapp 20 Jahren, rund 5000 Patienten nach den Folgen eines Unfalls behandelt. Unter den 301 Patienten mit der Diagnose stumpfes Bauchtrauma beobachteten wir im Gegensatz zu anderen großen Statistiken eine ungefähre Dreiteilung der Ruptur parenchymatöser Organe. Auf die Leber entfielen 29, auf die Milz 25 und auf die Nieren 23. Zerreißungen des Magens, des Dickdarmes bzw. der Blase traten deutlich seltener auf (Abb. 6). Bei den 29 Kindern mit einer Leberruptur handelt es sich um 17 Jungen und 12 Mädchen im Alter von 2 Tagen bis zu 15 Jahren. Von unseren insgesamt 29 Patienten verstarben 11. Alle hatten sie eine schwerste Kombinationsverletzung mehrerer Organsysteme, wobei bei allen Patienten ein schweres Schädel-Hirn-Trauma zusätzlich zu verzeichnen war (Abb. 7). Ebenfalls 11 Patienten konnten wir mit einer isolierten Leberruptur beobachten. Bei 3 von ihnen, mit einer Verletzung des Schweregrades 1 und 2 gelang die konservative Behandlung. Von diesen 11 Patienten verstarb kein Kind. Einige unserer Patienten wurden zwischen 1 und 15 Jahren nach der Verletzung klinisch, laborchemisch, szintigraphisch und sonographisch nachuntersucht. Alle waren klinisch und subjektiv beschwerdefrei.

Sonographisch sahen wir bei 5 Kindern Parenchymnarben als Residuen der Verletzung. Ein Jahr nach dem Unfall waren die Leberfunktionsproben bei 2 Patienten im Sinne einer Cholangitis pathologisch. Die Untersuchung der Gallenwege mit dem HIDA, (Hepatoimmunodiagnosticassay) wies eine Dyskinesie des Gallenabflusses nach, welche sich aber in den weiteren Kontrollen über mehrere Jahre zunehmend normalisierte. Bei einem 7jährigen Patienten sahen wir eine posttraumatische Hämobilie. Diese heilte nach Ligatur der A. hepatica dextra folgenlos aus. Zwei äußere Gallefisteln konnten nach mehrmaliger Anwendung von Gewebekleber beseitigt werden.

Zusammenfassung

Durch deutliche Fortschritte in der prähospitalen Notfallversorgung sowie durch eine großzügige Indikationsstellung zur Laparotomie konnte in den letzten 3 Jahrzehnten eine deutliche Senkung der Letalität bei stumpfen Leberverletzungen erreicht werden. Unter den Bedingungen der modernen Intensivmedizin und den erweiterten diagnostischen Möglichkeiten, insbesondere der zunehmenden Verfügbarkeit einer „bedside"-sonographischen Überwachung mit hochauflösenden Ultraschallgeräten, ist ein deutlicher Trend zur konservativen Therapieführung bei Kindern mit stumpfen Leberverletzungen zu beobachten. Voraussetzung dafür ist, daß die primäre Schocksymptomatik durch eine adäquate Substitutionstherapie in Kürze beherrscht werden kann und sich die Patienten danach im hämodynamisch stabilen Verhältnissen befinden. Sollten die Patienten das primäre Unfallereignis und die erste Therapiephase überleben, ist die Gesamtprognose gut.

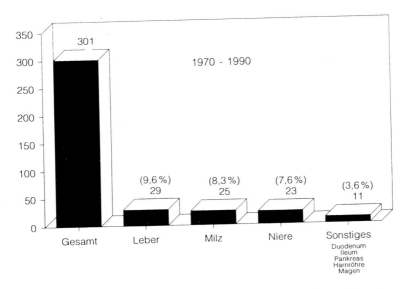

Abb. 6. Im Gegensatz zu internationalen Statistiken ist ein geringes Überwiegen der Leberruptur in unserem eigenen Krankengut zu verzeichnen

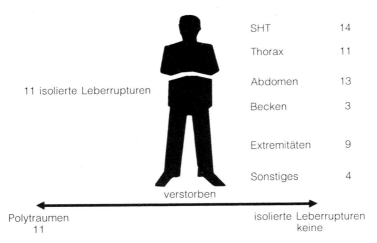

Abb. 7. Etwa 2/3 aller Leberrupturen kommen in Kombination mit Verletzungen anderer Organsysteme vor

Literatur

1. Bass B, Eichelberger MR, Schissgall R, Randolph JG (1984) Hazards of non-operative therapy of hepatic injury in children. J Trauma 24:978–982
2. Conny DR (1981) Splenic and hepatic trauma in children. Surg Clin North Am 61:1165–1180
3. Cywes S, Rode H, Miller AJW (1981) Blunt liver trauma in children: non-operative management. J Pediatr Surg 20:14–18
4. Dapunt D, Karlbauer A, Möseneder H, Boeckl O (1985) Verletzungen des Magen-Darm-Traktes nach stumpfem Bauchtrauma. Chirurg 56:695–698
5. Eigler FW, Gross E, Klaes W (1985) Resorbierbare Kunststoffnetze in der Abdominalchirurgie. Chirurg 56:376–381
6. Enneker C, Berens JP (1978) Schwerste Leberruptur mit Lebervenenabriß und massiver Bilhämie. Chirurg 49:311–314
7. Franke S, Urban T (1979) Ein über die Vena femoralis einbringbarer intraluminaler Doppelballonkatheter zur chirurgischen Versorgung von Leberrupturen. Chirurg 50:267–268
8. Giest H, Wolff H, Kursawe R, Mau H (1990) Diagnostisches und therapeutisches Vorgehen bei Leberverletzungen im Kindesalter. Zentralbl Chir 115:149–156
9. Grisoni ER, Gauderer MWL, Ferron J, Izant RJ (1984) Nonoperative management of liver injuries following blunt abdominal trauma in children. J Pediatr Surg 19:515–518
10. Gruessner R, Rückert K, Klotter HJ, Kuhnert A (1985) Ultraschall und Lavage beim stumpfen Bauchtrauma polytraumatisierter Patienten. Dtsch Med Wochenschr 110:1521–1526
11. Herbst F, Fritsch A, Funovics J, Orthner E, Wagner M (1988) Chirurgische Therapie von Leberverletzungen. Acta Chir Aust 20:64–65
12. Menardi G, Egender G, Furtschegger A (1986) Die sonografische Überwachung beim kindlichen stumpfen Bauchtrauma. Wien Med Wochenschr 136:237–240
13. Motsch K, Stock HJ, Arnold K (1982) Epidemiologische Gesichtspunkte zum Unfallgeschehen bei Kindern. Pädiatr Grenzgeb 21:431–439
14. Peiper HJ, Schmid A, Steffens H, Tiling T (1987) Ultraschalldiagnostik beim akuten Abdomen und stumpfen Bauchtrauma. Chirurg 58:189–198
15. Reichmann J (1987) Die stumpfe Bauchverletzung im Kindesalter. Zentralbl Chir 103:1041–1051
16. Rückert K, Hofmann von Kap-herr S (1980) Peritoneale Lavage bei Kindern mit stumpfen Bauchtrauma. Chir Prax 26:438–488
17. Rückert K, Mangold G (1977) Wertigkeit diagnostischer Untersuchungen beim stumpfen Bauchtrauma. MMW 119:197–201
18. Ruf W, Mischkowsky T, Friedl W (1985) Diagnostisches Vorgehen beim stumpfen Bauchtrauma. Chirurg 56:637–679
19. Waclawiczek HW, Heinermann M, Boeckl O (1988) Die chirurgische Versorgung von Lebertraumen mit Hilfe der Fibrinklebung. Acta Chir Aust 20:66–67
20. Wehner W, Lohse F (1978) Erkennung lebensbedrohlicher Bauchverletzungen beim Bewußtlosen. Beitr Orthop Traumatol 25:170–174

20. Genitale Blutungen in der Neugeborenenperiode, Kindheit und Adoleszenz

G. Göretzlehner

Genitale Blutungen können in den verschiedenen Entwicklungsphasen bis zur Adoleszenz auftreten, dabei sind physiologische Zustände von pathologischen Ursachen zu trennen.

Physiologische Ursachen genitaler Blutungen

Zu den physiologischen Ursachen der genitalen Blutungen gehören die Halban-Reaktion und die Menarche.

Halban-Reaktion

Zur Halban-Reaktion kommt es bei ca. 1/3 der neugeborenen Mädchen zwischen dem 3. und 6.–12. Lebenstag. Bei 1–2% sind die Blutungen makroskopisch sichtbar, bei den meisten Mädchen nur als okkulte Mikroblutung mit einem Teststreifen nachweisbar. Der Abfall der endogenen und der plazentaren Steroide führt zu dieser Hormonentzugsblutung aus einem häufig nur unvollkommen sekretorisch umgewandelten Endometrium. Eine Therapie ist nicht erforderlich.

Menarche

Zwischen dem 12. und 13. Lebensjahr kommt es während der Pubertät nach Erreichen des Stadium 3 der Brustentwicklung zur ersten Regelblutung. Sie ist überwiegend durch den Östrogenabfall bedingt. Eine Blutung vor dem 11. Lebensjahr wird als *Frühmenarche* bezeichnet. Selten einmal kann eine Pubertas praecox die Ursache für die Blutung sein.

Pathologische Ursachen genitaler Blutungen

Als pathologische Blutung sind bis zur Abklärung alle Blutungen zu bewerten, für die kein physiologischer Zustand nachweisbar ist. Genitale Blutungen vor der Menarche sind als *Alarmsymptom* aufzufassen. Die Ursache ist durch eine gezielte Diagnostik schnell abzuklären. Pathologische Ursachen von Blutungen in der Kindheit und Adoleszenz können sein:

Tabelle 1. Differentialdiagnosen genitaler Blutungen in der Neugeborenenperiode, Kindheit und Adoleszenz. (Modifiziert nach Lauritzen 1987)

Neugeborenenperiode	Kindheit	Pubertät und Adoleszenz
Halban-Reaktion (Abbruchblutung nach Ausscheidung der endogenen und plazentaren Sexualsteroide)	Pubertas praecox vera	Menarche
	Pseudopubertas praecox (Follokelzysten, Theka-Granulosazellentumoren, Chorionepitheliom, NNR- und HVL-Tumoren, iatrogen = Östrogenzufuhr)	Zyklusstörungen (Zusatzblutungen, Hypermenorrhoe, Dauerblutungen)
Verletzungen (Geburt, Gewalteinwirkung)		Kolpitis
Sarcoma botryoides	Verletzungen (Fremdkörper, Traumen, Stuprum)	Sarcoma botryoides
	Tumoren: Vulva und Vagina benigne: Polypen, Granulome, Kondylome maligne: Sarcoma botryoides, entodermaler Sinustumor, mesonephrisches Karzinom, Adenokarzinom	Karzinome (Vagina, Zervix)
		Verletzungen (Fremdkörper, Defloration, Kohabitation, Traumen, Stuprum)
		Gestörte Frühschwangerschaft (Abortus, ektope Gravidität, Blasenmole)
	Vulvovaginale Infektionen	

- Verletzungen (Geburt, Stuprum, Defloration),
- Fremdkörper,
- Entzündungen,
- Tumoren,
- dysfunktionelle Blutungen (Tabelle 1).

Verletzungen des Genitale

Schon bei der Geburt aus Beckenendlage können Verletzungen am Genitale des Neugeborenen auftreten, z.b. Hämatome, Abschürfungen und Risse der hinteren Kommissur.

Bei Kindern sind durch direkte (Sturz, Stoß, Schläge, Pfählungsverletzungen) oder indirekte Gewalteinwirkung (Kontusion und Frakturen des knöchernen Beckens als Folge von Verkehrsunfällen) oder Notzuchts- bzw. Unzuchtsdelikte Verletzungen an Vulva und Vagina und seltener totale Zerreißung des Genitaltraktes möglich. Durch Stoß oder Sturz auf stumpfe Gegenstände entstehen an der Vulva Quetschungen, Platzwunden oder Vulvahämatome. Gefährlich sind Verletzungen, bei denen Gegenstände spießartig in das Genitale eindringen (sog. Pfählungsverletzungen). Bei diesen Verletzungen können neben Vulva und Vagina Urethra, Blase, Damm und Rektum mit betroffen sein.

Diagnostik

Verletzungen der äußeren und inneren Genitalorgane müssen sorgfältig geklärt werden. Neben der ausführlichen Anamnese (Unfall, Sexualtrauma) ist eine ausgiebige klinische Diagnostik erforderlich, wobei neben der Inspektion die Vaginoskopie, Sekret- und Spermauntersuchungen erforderlich sind.

Bei Pfählungsverletzungen sind häufig nur kleine perforierende Wunden oder kurze Schnitte sichtbar. Das Ausmaß der Verletzungen muß nach Reinigung der Wunde durch eine vorsichtige rektale Untersuchung notfalls in Narkose oder Laparoskopie mit Peritoneallavage (Blutung?) festgestellt werden. Beim Verdacht auf Notzuchts- bzw. Unzuchtsdelikte ist unverzüglich eine gründliche fachärztliche Untersuchung mit detaillierter Beschreibung von Vulva, Damm, Vagina, Zervix, Uterus und den Adnexen zu veranlassen. Es sollte höchste Zurückhaltung mit ungenügend fundierten Aussagen geübt werden. Alle Verletzungsspuren (Kratzwunden, Hämatome, Einrisse) sind sorgfältig zu beachten, zu registrieren und mit dem Namen der Person zu fotografieren. Die Scheide wird vorsichtig mit Spekula entfaltet oder vaginoskopisch besichtigt und kolposkopisch betrachtet.

Eine frische Defloration kann nur innerhalb von 3 Tagen beurteilt werden. Der Hymen reißt häufig hinten ein. Die Unzucht bei Kindern kann mit einer Defloration einhergehen, führt aber meist nicht zu Verletzungen des Genitale, da durch den muldenförmigen Damm die Immissio penis erheblich behindert wird. Im Gegensatz dazu treten beim *Stuprum violentum* (Notzucht), als einem der schwersten Gewaltverbrechen, das unter Bedrohung des Lebens mit Brutalität vollführt wird, höchst gefährliche Verletzungen am Genitale und den Nachbarorganen auf, die mitunter unmittelbar tödlich sind. Verletzt werden können Damm, Sphincter ani, Vagina, Darm, Beckenbindegewebe und Bauchhöhle. Zum Spermanachweis muß eine sofortige mikroskopische Untersuchung des Scheideninhaltes oder des Zentrifugates nach Waschung von Damm, Vulva, Oberschenkeln oder Bauch erfolgen.

Leitsymptome sind meistens Blutungen.

Therapie

Je nach Ausdehnung der Verletzung reicht die Behandlung von der konservativen bis zur chirurgischen Versorgung.

Auf Grund der guten Resorptionsneigung empfiehlt sich bei kleinen, geschlossenen keimfreien Hämatomen unter Bettruhe eine konservatives Vorgehen mit festen, kühlenden Kompressen. Zur Vermeidung einer Harnverhaltung kann die Einlage eines Blasenkatheters für einige Tage notwendig werden. Ausgedehnte und schnell zunehmende Hämatome werden nach Inzision der Labia an der Innenseite ausgeräumt, wobei eine sorgfältige arterielle Blutstillung notwendig ist. Bei offenen Wunden erfolgt die Versorgung nach den allgemeinen chirurgischen Grundsätzen.

Bei größeren Verletzungen in Damm und Analbereich ist evtl. der Chirurg hinzuzuziehen.

Vulvovaginitis

Die Vulvovaginitis ist eine der häufigsten Genitalerkrankungen in Kindheit und Adoleszenz. Die Symptomatik ist meist unspezifisch, im Vordergrund steht Ausfluß, seltener werden schwache Blutungen beobachtet.

Diagnostik

Neben der Inspektion mit Vaginoskopie ist v.a. die Sekretentnahme unerläßlich und entsprechend des Erregernachweises die spezifische Therapie zu veranlassen. Bei blutig tingiertem Fluor besteht der Verdacht auf einen Fremdkörper.

Therapie

Voraussetzung für eine wirksame Behandlung sind hygienische Maßnahmen und die zusätzliche lokale Behandlung. Nur selten ist eine orale Medikation angezeigt.

Fremdkörper

Fremdkörper gelangen durch das Kind selbst oder beim Spiel der Kinder in die Scheide. Verletzungen am Damm und in der Vagina können bei Einführen entstehen. Der Fremdkörper führt meist zu einer unspezifischen Kolpitis mit purulenten übelriechendem Fluor, der häufig blutig tingiert ist. Fremdkörper können mitunter über Monate unentdeckt bleiben.

Diagnostik

Durch eine sorgfältige Inspektion mit Spekulumeinstellung oder Vaginoskopie kann der Fremdkörper und die Verletzung der Scheide einschließlich des Dammes erkannt werden.

Therapie

Die Behandlung besteht in der Entfernung des Fremdkörpers, die schonend erfolgen sollte, um weitere Verletzungen zu vermeiden. Mitunter kann die Entfernung nur in Narkose vorgenommen werden.

Tumoren

In der Kindheit und Adoleszenz sind Genitaltumoren selten. Trotzdem werden alle bei Erwachsenen registrierten Tumoren beobachtet. Vulvatumoren wie Sarkome, Adenokarzinome und maligne Melanome sind sehr selten.

Das *Sarcoma botryoides (Rhabdomyosarkom)* ist der einzige Tumor der Vagina, der trotz seiner Rarität bei Kindern relativ häufig vorkommt. Dieser maligne Tumor kann auch von der Zervix, dem Uterus oder der Blase ausgehen. Blutungen und starker Fluor treten als Erstsymptome auf und sollten stets Anlaß für eine gynäkologische Untersuchung sein. Das Sarcoma botryoides wird am häufigsten vor dem 4. Lebensjahr, in 75 % der Fälle vor dem 2. Lebensjahr beobachtet. Es weist eine traubenähnliche Struktur, weiche bröcklige Konsistenz und graurötliche Farbe auf. Das Wachstum ist extrem schnell, wobei der Einbruch in Blase und Rektum sowie die Metastasierung in Leber und Lunge frühzeitig erfolgen.

Wesentlich seltener sind Gartner-Gang-Karzinome, Adenokarzinome vom paramesonephrischem Typ und hellzellige Adenokarzinome.

Die meisten Neubildungen der Zervix sind gutartig. *Hämangiome, Papillome, Polypen* und *Leiomyome* zählen zu den Raritäten.

Undifferenzierte bzw. *Adenokarzinome* sind ebenso sehr selten, aber die häufigsten Tumoren der Zervix.

Neubildungen des Corpus uteri sind äußerst selten. Leiomyome sind vor der Menarche kaum anzutreffen.

Über ein primäres Adenokarzinom des Endometriums bei einem 2jährigen Mädchen berichteten Barber u. Graber (1973).

Diagnostik

In Abhängigkeit vom Alter und den anatomischen Gegebenheiten wird zur Klärung der Blutungsursache nach sorgfältiger Inspektion die Vaginoskopie oder Spekulumeinstellung vorgenommen. Ist dadurch die Blutungsursache nicht eindeutig zu klären, schließt sich die Kolposkopie der Portio an. Bei verdächtigen Befunden ist ein zytologischer Abstrich von der Portiooberfläche und aus dem Zervikalkanal zu entnehmen. Bei eindeutiger Dauerblutung aus dem Zervikalkanal und nach Ausschluß einer Frühmenarche, einer Pubertas praecox oder Pseudopubertas praecox kann auch in der Kindheit eine Abrasio erforderlich sein.

Therapie

Sie richtet sich prinzipiell nach der Ursache der Blutung. Beim Sarcoma botryoides ist die Therapie entsprechend der CWS-Studie 1991 zu gestalten.

Regeltempostörungen in der Adoleszenz

Der normale Zeitraum für das Eintreten der Menstruation liegt zwischen dem 9. und 16. Lebensjahr (Widholm 1982). In den ersten Jahren nach der Menarche ist der Zyklus instabil. Es dominieren anovulatorische Zyklen und Regeltempoanomalien. Irreguläre Blutungen treten im ersten Jahr nach der Menarche zu 43 % auf und reduzieren sich im Laufe der folgenden 5 Jahre auf 20 %. Infolge der anovulatorischen Zyklen oder bei Gerinnungsstörungen (Thrombozytopenie, Willebrand-Jürgens-Syndrom) kann es aus dem meist schlanken, kontraktionsschwachen Uterus zu starken und verlängerten Blutungen (*Menorrhagie*) kommen.

Ähnlich wie in der Prämenopause treten während der Pubertät und Adoleszenz Dauerblutungen in wechselnder Stärke auf. Diese sogenannten *juvenilen Blutungen* sind fast immer dysfunktionelle Blutungen auf Grund einer Follikelpersistenz. Differentialdiagnostisch sind organische Ursachen wie Endometritis, Granulosa- und Thekazelltumoren, Tumoren von Vagina, Zervix (Adenome und Adenokarzinome) und Corpus uteri, gestörte Frühschwangerschaften (Abortus, ektope Gravidität, Blasenmole) sowie Gerinnungsstörungen in Betracht zu ziehen.

Diagnostik

Bei einer sehr starken Menarche oder Menstruationsblutung ist ein Gerinnungsstatus zum Ausschluß eines Willebrand-Jürgens-Syndrom oder einer Thrombozytopenie zu veranlassen.

Die Diagnose der juvenilen Blutung stützt sich im wesentlichen auf das klinische Bild. Anhand eines exakt geführten Menstruationskalenders kann die Verdachtsdiagnose der juvenilen Blutung bei Verlängerung des Zyklus schon gestellt werden. Prinzipiell ist bei einer starken Blutung eine gynäkologische Untersuchung mit Spekulumeinstellung zu fordern, um organische Ursachen oder gestörte Frühschwangerschaften auszuschließen.

Therapie

Gerinnungsstörungen

Bei Gerinnungsstörungen sollte bis zur endgültigen Diagnostik des Grundleidens oder der kausalen Therapie desselben die Menses durch eine Hormontherapie unterdrückt werden. Mit Gestagenen kann eine therapeutische Amenorrhö erreicht werden.

Dosierungsbeispiele:

5–10 mg Norethisteronacetat (Primolut Nor 5, Noraethisteron 5), 5–10 mg Medroxyprogesteronacetat (Clinofem, G. Farlutal 5 mg), 5–10 mg Lynestrenol (Orgametril), 5–10 mg Medrogeston (Prothil 5) oder 2–4 mg Clormadinonacetat (Gestafortin, Chlormadinon) tgl. über Wochen. Bei Durchbruchblutungen entweder für 2–3 Tage die Medikation unterbrechen oder die Dosis verdoppeln.

Juvenile, dysfunktionelle Blutung

Die Hormonbehandlung mit einem Östrogen und Gestagen stellt die Methode der Wahl bei juvenilen dysfunktionellen Blutungen dar. Bei einer Blutungsdauer bis zu 3 Wochen wird die Behandlung mit Östrogen-Gestagen-Kombinationspräparaten zur Blutstillung oral oder parenteral vorgenommen. Bei länger als 3 Wochen bestehenden Blutungen kann angenommen werden, daß die auf Grund einer Follikelpersistenz entstandene glandulär-zystische Hyperplasie des Endometriums „ausgebrannt", d.h. abgeblutet ist. Es ist dann eine neue Funktionalis aufzubauen. Das ist mit einer Sequentialtherapie möglich.

Nach erreichter Blutstillung sollte über 3–6 Monate eine hormonale Prophylaxe in Form einer Rhythmusbehandlung erfolgen.

Dosierungsbeispiele:

1. Blutstillung bei Blutungsdauer bis zu 3 Wochen.

Oral:

10 Tage lang 1- bis 2mal 1 Tablette einer Östrogen-Gestagen-Kombination (Prosiston, Duoluton, Primosiston, Menova, Nuriphasic, Ovosiston, Non Ovlon, Gravistat).

Parenteral:

10 mg Estradiolbenzoat (Progynon B oleosum, Oestradiol Amp.) i.m. und 250 mg Hydroxyprogesteroncaproat i.m. (Proluton Depot, Depot-Progesteron) oder ein Kombinationspräparat i.m. (Primosiston, Syngynon).

2. Blutstillung bei Blutungsdauer länger als 3 Wochen.

Oral:

1. Vom 1.–21. Behandlungstag tgl. 0,02–0,05 mg Ethinylestradiol (Progynon C, Aethinyloestradiol) und zusätzlich vom 11.–21. Behandlungstag ein Gestagen z.B. 2–4 mg Chlormadinonacetat (Gestafortin, Chlormadinon), 5 mg Norethi-

steronacetat (Primolut-Nor 5, Noraethisteron 5), 5–10 mg Medroxyprogesteronacetat (Clinofem, G-Farlutal 5 mg), 5 mg Lynestrenol (Orgametril), 5 mg Medrogeston (Prothil 5),
2. Vom 1.–21. Behandlungstag tgl. 2 mg Estradiolvalerat (Progynova, Oestradiol) und zusätzlich vom 11.–21. Behandlungstag ein Gestagen (s. oben).
3. Vom 1. Behandlungstag an Sequenzpräparate (Cyclo-Progynova, Cyclosa, Nuriphasic, Sequostat).

Falls in der Östrogenphase nach 5 Tagen keine Blutstillung eintritt, sollte bereits mit dem Gestagenzusatz begonnen werden.

Literatur

Barber HRK, Graber EA (1973) Gynecological tumors in childhood and adolescence. Obstet Gynecol Surv [Suppl] 28:357
Cooperative Weichteilsarkomstudie (CWS 91) der Gesellschaft für Pädiatrische Onkologie (Studienprotokoll)
Lauritzen C (1987) Differentialdiagnose kinder- und jugendgynäkologischer Symptome. In: Martius G (Hrsg) Differentialdiagnose in Geburtshilfe und Gynäkologie, Bd II: Gynäkologie. Thieme, Stuttgart, S1–35
Widholm O (1982) Bleeding during childhood and adolescence. In: Richter K, Huber A, Terruhn V (Hrsg) I. Europäisches Symposium für Kinder- und Jugendgynäkologie Bd 2. Milupa, Friedrichsdorf, S 345–353

21. Perinatale Blutungen und chirurgische Konsequenzen

K. Rothe

Definition und Wesen der Krankheit

Akute Blutungen in der Neonatalperiode entstehen auf der Basis hypoxischer Gewebsschädigung mit erhöhter Gefäßpermeabilität sowie primärer oder sekundärer Gerinnungsstörungen bzw. mechanischer Gefäßverletzungen und führen zum Austritt von Blut ins Gewebe oder in präformierte Körperhöhlen. Durch Verminderung der zirkulierenden Blutmenge kommt es rasch zum hämorrhagischen Schock. Die besondere Kreislaufphysiologie des Neugeborenen mit tachykarder Pulsfrequenz bis 200 Schläge/min, dem relativ hohen mittleren systolischen Blutdruck bis 95 Torr sowie dem begrenzten Blutvolumen von 85–95 ml/kg KG mit Anstieg des Hämaglobin- und Hämatokritwertes, d.h. Hämokonzentration, begünstigen die schnelle hämodynamische Dekompensation. Die Diagnose des Blutungsschocks hat deshalb immer Vorrang vor der Klärung der Blutungsursache, die aber parallel dazu zügig vorangetrieben werden muß. Chirurgische Konsequenzen ergeben sich bei lokalisierten Blutungen vorwiegend abdominal. Blutverlust und intensivtherapeutische Maßnahmen bestimmen die Dringlichkeit sowie den Zeitpunkt der Operation.

Häufigkeit

Neben der Lungenunreife bestimmen akute Blutungen in der Neugeborenenperiode die perinatale Sterblichkeit [2]. In Sektionsstatistiken wird der Verblutungstod mit 1,8–6% aller Neugeborenentodesfälle angeführt [2, 10, 14]. Frühgeburtlichkeit, Hypotrophie und das mechanische Geburtstrauma beeinflussen Lokalisation, Prognose und Verlauf. Nach Menzel et al. [10] beträgt die Blutungshäufigkeit bei Neugeborenen annähernd 2,2%. Bezieht man sich nur auf Risikofälle steigt der Prozentsatz auf 15–20% an [6, 7, 14]. Im Mittelpunkt stehen intrakranielle und abdominale Lokalisationen. Bei der Verletzung parenchymatöser Organe dominiert die Leber mit 30%, gefolgt von Milz mit 9% und Nebennieren mit 8%. Dagegen sind Nierenverletzungen (1%) Raritäten [3, 6, 8].

Ätiopathogenese

Blutungsauslösende Mechanismen lassen sich 3 Gruppen zuordnen.

```
              Blutauslösende Mechanismen bei perinataler Blutung
             /                    |                      \
     Geburtstrauma          Gerinnungs-              angeborene
                            pathophysiologie         Fehlbildung
          |                      \
          |                       \
      mechanisch              perinataler
                              Streß
```

Dem Geburtstrauma mit unterschiedlichen mechanischen Faktoren kommt sicherlich eine gewisse isolierte Bedeutung zu. Diskutiert werden instrumentelle oder Manualhilfe bei Lageanomalien, eine lange Geburtsdauer sowie ein erhöhter Widerstand des Geburtskanals, ein zu großes Kind, ein zu enges Becken oder rigide Weichteile, Druck des Rippenbogens auf parenchymatöse Organe beim Anstemmen gegen die Symphyse oder das Promontorium sowie ihr Herauspressen aus der Höhle des Diaphragma, wodurch es zu excessivem Zug an den Ligamenta der Leber und Milz und so zu Einrissen im Parenchym kommt [15]. Viel häufiger besteht eine Diskrepanz zwischen der Geburtsbelastung und der Belastbarkeit des kindlichen Organismus, die das an sich normale Gerinnungspotential beeinflußt und zur akuten Blutung führt. Das betrifft die Gruppe zahlreicher Früh- und Risikoneugeborener mit einem perinatalen Streß unterschiedlicher Wertigkeit, wie Apnoe, Atemnotsyndrom oder Hypothermie. Hier werden die Defekte im Gerinnungssystem im wesentlichen durch disseminierte intravasale Gerinnungsprozesse hervorgerufen, die als Folge der Asphyxie durch Kreislaufschock mit Störungen der Mikrozirkulation unter dem Einfluß von Hypoxie und Azidose entstehen.

Hinzu treten die Unreife der Leber als Prothrombinbildungsstätte und zentralnervöse Einflüsse auf die Gerinnung. Auch erworbenen Blutungskrankheiten, wie dem klassischen Morbus haemorrhagicus neonatorum, Thrombozytopenie und Gerinnungsstörungen nach medikamentöser Therapie der Mutter ist Beachtung zu schenken [5, 17, 18]. Nicht zuletzt spielen hereditäre Blutungsübel, Immunthrombozytopenien und Thrombozytopenien bei Infektionen eine gewisse Rolle. Schließlich muß die Grundkrankheit bzw. angeborene Fehlbildung als auslösende Ursache erwähnt werden.

Pathophysiologie der perinatalen Blutung

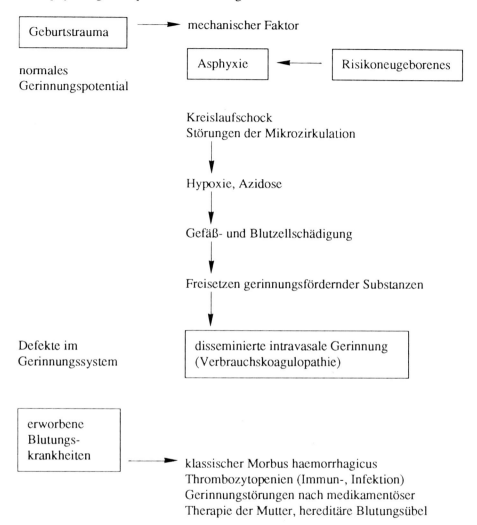

Klinik und Symptomatik

Im Mittelpunkt steht der Blutverlust mit Entwicklung eines hämorrhagischen Schocks. Klinische Zeichen sind Tachykardie und Tachypnoe meist mit stoßender Atmung sowie Einziehungen kombiniert. Die Haut ist weiß, kühl und feucht infolge Kreislaufzentralisation. Neben den klassischen Symptomen fallen bei Neugeborenen der moribunde Zustand sowie der Hypotonus der Muskulatur auf. Die

Jugularvenen sind mangelhaft gefüllt und der zentrale Venendruck als Funktionsgröße der Volumenregulation im Niederdrucksystem ist reduziert. Im Unterschied zu primär pulmonaler Dysfunktion weisen die Symptome Tachypnoe und Tachykardie in Verbindung mit arterieller Hypotonie auf eine drohende hämodynamische Dekompensation hin. Eine kapilläre Minderdurchblutung der Nieren führt zur Oligurie. Paraklinische Befunde erhärten die Diagnose. Hämoglobin unter 6 mmol/l und Hämokrit unter 0,30 werden als kritische Parameter angegeben. Stoffwechselentgleisungen machen sich bemerkbar durch metabolische Azidose, Hypoglykämie und Störungen des Gerinnungspotentials. Hinzu treten lokale Symptome durch Ischämie und Verdrängungserscheinungen.

Organspezifische Befunde und Therapie

Als Blutungsursachen kommen folgende Krankheitsbilder in Betracht:

Extrakraniell:	Kopfschwartenhämatom, Kephalhämatom, Skalpierung;
Intrakraniell:	Tentoriumriß-, Sinusriß-, Brückenveneneinrißblutung, subarachnoidale und subdurale Blutung;
Intrathorakal:	Thymusblutung, intrapulmonale Hämatome;
Intraperitoneal:	Leber- und Milzruptur, Magen- und Duodenalulzeration, Mesenterialruptur, Malrotation mit Volvulus, Enterocolitis necroticans, Invagination, Meckel-Divertikel, Doppelbildung, Tumorblutung;
Extraperitoneal:	Hämatokolpos, Tumorblutung;
Retroperitoneal:	Nebennierenblutung, Nierenruptur.

Extrakranielle Blutungen

Extrakranielle Blutungen sind immer Folge einer geburtstraumatischen Verletzung. Es sind 2 Formen zu unterscheiden: Das *Kopfschwartenhämatom* hat oft große Ausmaße, ist frei verschieblich und von den Schädelnähten unabhängig. Bei großer Ausdehnung kann ein hämorrhagischer Schock resultieren, der eine adäquate Volumensubstitution erforderlich macht. Daneben finden sich parietale *Kephalhämatome*, die durch Zerreißen subperiostaler Blutgefäße zustandekommen. Sie beinhalten mitunter bis zu 60 ml Blut. Bei beidseitigen, evtl. kombiniert mit einer Impressionsfraktur, beträgt die Menge etwa 1/3 des Blutvolumens des Neugeborenen, so daß Bluttransfusionen angezeigt sind. Etwa 15–25 % aller Kephalhämatome zeigen die Kombination mit einer Fissur bzw. Fraktur der Schädelkalotte [14]. Differentialdiagnostisch muß die sog. wachsende Schädeldachfraktur bei Mitverletzung der Leptomeningen abgeklärt werden. Die Hämatome werden ab 3.–5. Tag, in der Regel in der 2. Lebenswoche abpunktiert, eine zweite Punktion kann erforderlich sein. Nur selten wird zur kompletten und dauerhaften Entleerung eine Redonsaugdrainage notwendig. Vor der Punktion sollte Vitamin K (1 mg/kg KG) verabreicht werden. Antibiotikainstillationen bleiben umstritten. Skalpierungsverletzungen sub partu gehören zu den Raritäten.

Intrakranielle Blutungen

Neben den vorzugsweise mechanisch-traumatischen Blutungen bestimmen die asphyktisch-dyszirkulatorisch ausgelösten intrazerebralen Blutungen wesentlich die neonatale Pathologie.

Ursachen und Lokalisation intrakranieller Blutungen

Traumatisch:	Tentoriumriß-, Sinusriß-, Brückenveneneinrißblutungen, subarachnoidale und subdurale Blutungen;
Atraumatisch:	Blutungen im Bereich der inneren Marklager und der großen Venen des Gehirns (V.-terminalis-Blutung) ohne oder mit Haematocephalus internus.

Hinsichtlich Lokalisation, Ätiologie, Symptomen und Prognose bestehen ausgeprägte Unterschiede zwischen reifen und unreifen Neugeborenen. Unter optimalen geburtshilflichen Bedingungen sind intrakranielle Blutungen beim reifen Neugeborenen heute eine Rarität. Sie treten überwiegend extraparenchymatössubdural bzw. subarachnoidal auf. Ventrikelblutungen sind selten. Epidurale Hämatome beobachtet man kaum. Subdurale Hämatome sind meist nach Tentoriumriß vorhanden und infratentoriell lokalisiert, so daß eine chirurgische Intervention im akuten Stadium nicht angezeigt ist. Die klinische Symptomatik ist vielgestaltig und zum Teil uncharakteristisch. Zunahme von Apnoen, Krämpfe, Störungen des Muskeltonus und neurologische Abweichungen treten in unterschiedlichem Maße auf. Nur selten führen ausgedehnte Blutungen zu Ateminsuffizienz, Brachykardien und zur Hirnstammsymptomatik. Die Diagnose wird beim neurologisch auffälligen Neugeborenen mittels Computertomographie gestellt. Sonographisch lassen sich diese Blutungen schwer abgrenzen. Pneumenzephalographien und Angiographien werden heute nicht mehr durchgeführt. Mehrfache subdurale und Fontanellenpunktionen stellen den wesentlichen Teil der Therapie. Entwickeln sich chronisch subdurale Hämatome oder ausgeprägte Hydrozephali nach Blockierung der subarachnoidalen Resorptionswege werden Shuntverfahren eingesetzt. Das Frühgeborene ist primär durch Subependymal- und Ventrikelblutungen gefährdet. Bei der Pathogenese dieser Hirnblutungen sind Veränderungen des zerebralen Blutflusses von zentraler Bedeutung. Ein nur geringfügig erhöhter zerebraler Flow kann bei einem Gestationsalter unter 32 Wochen bereits kapilläre Blutungen im Bereich der Keimmatrix auslösen. Wesentlicher pathogenetischer Faktor ist zusätzlich das bei Frühgeburtlichkeit und Asphyxie beobachtete Aussetzen der Autoregulation des zerebralen Flows auf RR-Schwankungen. Der Einfluß der Hirnreife auf die Lokalisation der Blutung wird dadurch deutlich, daß bei Frühgeburten von weniger als 38 Gestationswochen die Blutung vorwiegend unter dem Körper des Nucleus caudatus (N. c.), zwischen der 28. und 32. Gestationswoche zwischen dem Kopf des N. c. und dem Thalamus beginnt. In Abhängigkeit von ihrem Ausmaß, der Unreife des Keimlagers und seiner fibrinolytischen Aktivität breitet sie sich in das Ventrikelsystem und das Hirnparenchym aus. Sonographische und computertomographische Untersuchungen gestatten eine Einteilung der zerebro-ventrikulären Blutung in 4 Schweregrade [16]. Die klinische Symptomatik ist abhängig vom Ausmaß der Blutung und der Alteration des Hirngewebes. Massive Blutungen mit Atemstillstand, Bradykardie und Dezeleration enden häufig letal. Annähernd 80% der Blutungen werden in den ersten 72 Lebenswochen manifest. Männliche Frühgeborene sind häufiger befallen als weibliche. Die Therapie intrazerebraler Blutungen in der Akutphase bleibt nach wie vor konservativ mit Ausgleich der Hypovolämie, Substitution von Blut und Gerinnungsfaktoren sowie Atemhilfe und Ruhigstellung des Patienten. Zeigen sonographische Verlaufskontrollen die Entwicklung eines posthämorrhagischen Hydrozephalus bzw. einer Porenzephalie kommen Shuntverfahren zum Einsatz. Bewährt hat sich in dieser speziellen Altersgruppe die ventillose ventrikulo-peritoneale Ableitung.

Lungen- und Thymusblutungen

Neugeborene mit Lungen- und Thymusblutungen haben eine sehr schlechte Überlebenschance. Meist werden die Blutungen durch die Obduktion abgeklärt. Betroffen sind vor allem Frühgeborene und hypotrophe Neugeborene mit einer Lebensdauer von mehr als 2 Tagen. Nicht selten geht der eigentlichen Hämorrhagie ein postpartales Atemnotsyndrom voraus. Dies weist auf die besondere Bedeutung einer perinatalen Hypoxie und Azidose bei der Entstehung intrapulmonaler Blutungen hin. Weitere Ursachen sind hämorrhagische Diathese bei Verbrauchskoagulopathie, Linksherzinsuffizienz mit Erhöhung des pulmonalen Kapillardruckes und Vollblutdiapedese in die Alveolen.

Abdominale Blutungen

Abdominale Blutungen können intra-, retro- oder extraperitoneal lokalisiert sein. In der Regel handelt es sich um parenchymatöse, gastrointestinale oder Tumorblutungen. Die profuse Magenblutung beim Neugeborenen entsteht im Zusammenspiel von peptischen Geschwüren und konnatalen Muskelwanddefekten. Unter den parenchymatösen Blutungen des Bauchraumes steht die Leberruptur an erster Stelle, gefolgt von Nebennierenblutungen, seltener finden sich Nieren- und Milzruptur [7, 8, 14]. Bereits 1963 beschrieb Giedion [4] die geburtstraumatische Ruptur parenchymatöser Organe als einheitliches Syndrom. Nicht selten treten parenchymatöse Blutungen kombiniert mit Hämorrhagien in anderen Organen auf. Die Mortalität ist mit 40–60% sehr hoch [6, 9]. Nach der Lokalisation muß man zwischen zentralen und subkapsulären Blutungen einerseits und der Organruptur mit Kapselriß andererseits unterscheiden, die das therapeutische Verhalten in konservativer oder operativer Richtung bestimmen.

Lokalisation bei abdominaler Blutung und therapeutisches Verhalten

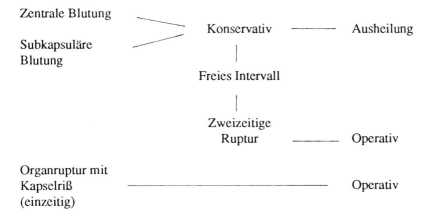

Der hämorrhagische Schock tritt entweder schon sub partu bei einzeitiger oder erst nach einem freien Intervall bei zweizeitiger Ruptur auf. Die klinischen Befunde der abdominalen Blutung sind einheitlich:

- vorgewölbtes Abdomen (Hämoperitoneum),
- Tumor in abdomine,
- Skrotalhämatom,
- Hämaturie.

Es besteht ein Hämoperitoneum mit Vorwölbung des Abdomens. Kompensatorisch kann über den Proc. vaginalis peritonei ein Skrotalhämatom auftreten. Bei subkapsulären und zentralen Blutungen imponiert das Hämatom als Tumor in abdomine. Nierenverletzungen können zur Hämaturie führen. Im Blutungsschock ist eine exakte Abklärung der abdominellen Blutungsursache kaum zumutbar, die Diagnose beschränkt sich fast ausschließlich auf das klinische Bild des Neugeborenen. Als diagnostisches Hilfsmittel hat sich besonders in den letzten Jahren die Sonographie etabliert. Des weiteren muß aber die explorative Bauchhöhlenpunktion im diagnostischen Repertoire genannt werden, da sie ohne Zeitverzug in jeder Einrichtung durchführbar ist. Bei potentiell bedrohlichen Situationen kommen zusätzlich Abdomenleeraufnahme und i.v.-Urogramm zum Einsatz. Die Röntgenaufnahme ist durch eine homogene Verschattung des Abdomens und deutliche Verdickung der zwischen den Darmschlingen gelegenen Septen durch freie Flüssigkeit charakterisiert. Bei Nebennierenblutungen kann eine Nebenniereninsuffizienz auftreten, die dem Bild des hämorrhagischen Schocks entspricht. Kleine Hämatome im Parenchym der Nebenniere entgehen oft der Diagnostik und verkalken. Bei massiven Nebennierenblutungen ist die Niere nach kaudal und lateral verdrängt. Bei andauernder Blutung im Retroperitoneum kommt es, auch bei Nierenruptur, zum intraperitonealen Durchbruch [8, 11]. Nierenrupturen zeigen sich im i.v.-Urogramm durch Verziehungen des Nierenbeckens oder durch Extravasate. Durch den Einsatz sonographischer Techniken zur differential-diagnostischen Klärung sind transumbilikale Aortographien und Cavographien heute nicht mehr erforderlich. Eine absolute Indikation zur operativen Intervention als lebensrettende Maßnahme besteht bei massiver Blutung, die sich trotz Volumensubstitution nicht ausgleichen läßt. Es handelt sich meist um eine dramatische Notfallsituation, in der ohne Zeitverzug bei gleichzeitiger Schocktherapie die Organläsion chirurgisch versorgt werden muß. Bevorzugt wird die aufgeschobene Operation nach Stabilisierung des kardiovaskulären Systems und der respiratorischen Funktion. Verbleiben Adaptationsstörungen so verringern sich nach eigenen Erfahrungen die Überlebenschancen des Neugeborenen durch Summation vielfältiger Faktoren wie Narkose, Operationsstreß, latente Hypoxie und septische Komplikationen. Die chirurgische Versorgung zielt in der Regel auf Organerhaltung. Die folgende Übersicht demonstriert die operativen Techniken:

- Parenchym- und Kapselnähte,
- Kompressionstamponade,
- Gewebekleber,
- Ektomie.

Leberrupturen lassen sich durch adaptierende Parenchymnähte verschließen. Die alleinige Tamponade wird wegen der Gefahr der Nachblutung abgelehnt [15]. Als operative Alternative zur Milzexstirpation wird die Naht des Milzrisses versucht. Die dadurch sicher bedingte Verlängerung der Operationsdauer setzt jedoch einen stabilen Zustand des Neugeborenen voraus, bringt aber durch die Erhaltung der Milz keine Defektbildungen im Immunhaushalt. Auch über Reimplantationen von Milzgewebe wurde berichtet [1]. Bei Nebennierenblutungen kommt die Adrenalektomie, evtl. die Tamponade in Betracht. Nierenrupturen sollten nach Möglichkeit organerhaltend operiert werden. Auch an den Einsatz des Gewebeklebers ist zu denken. Das Blutungsgebiet wird grundsätzlich drainiert. Insgesamt darf man beim Umfang der chirurgischen Versorgung die noch bestehenden Gerinnungsstörungen nicht unberücksichtigt lassen. Auch bei ausgedehnten Hämatombildungen im Parenchym bzw. supkapsulär mit intakter Kapsel, die als Hepato- oder Splenomegalie bzw. Tumor in abdomine palpabel sind, besteht grundsätzlich ein lebensbedrohlicher Zustand. Ohne Anzeichen eines Hämoperitoneums wird bei stabilen Kreislaufverhältnissen der konservativen Behandlung unter strengster Intensivüberwachung allgemein der Vorzug gegeben. Bei wiederholten Blutungen und zunehmender Anämie oder Verdrängungserscheinungen mit Subileus oder Stauungsikterus ist eine operative Revision erforderlich.

Auch starke gastrointestinale Blutungen können bereits im Neugeborenenalter eine Notfallsituation auslösen, die chirurgisch behandelt werden muß. Blutende Magen- und Darmulzerationen, Meckel-Divertikel und Doppelbildungen sind seltene Ursachen. In der Regel sind diese Blutungen nicht lebensbedrohlich. Von größerer Bedeutung sind aber gastrointestinale Blutungen als Begleitsyndrom einer intestinalen Obstruktion oder Peritonitis wie bei der Malrotation mit Volvulus, der nekrotisierenden Enterokolitis oder der seltenen Invagination des Neugeborenen. Hier darf mit der Laparotomie nicht gezögert werden.

Eigenes Patientengut

Im Zeitraum von 1970–1990 wurden an der Klinik für Kinderchirurgie der Universität Leipzig 24 Kinder mit perinatalen Blutungen operiert.

Notfallsituation perinatale Blutung (Patientengut 1970–1990):

- Leberruptur 3
- Milzruptur 1
- Magenulzeration 2
- Mesenterialruptur
  bei Laparoschisis 2
- Nebennierenblutung 2
- Steißteratom 2
- Malrotation mit Volvulus 6
- Nekrotisierende Enterokolitis 6.

In allen Fällen bestand ein hämorrhagischer Schock, der zur chirurgischen Intervention zwang. Bei 2 Neugeborenen mit Leberverletzungen war das Geburtstrauma für die Ruptur nur auslösende Ursache eines schon vorgeschädigten Organes. Im ersten Fall bestand ein Hamartom der Leber, im zweiten Fall verursachte eine Hämangiomatose die Tumorblutung. Der dritte Patient zeigte im Gerinnungssystem schwere Defekte vom Vitamin-K-Mangel nach antikonvulsiver Therapie der Mutter. Die operative Versorgung erfolgte durch Parenchym- und Kapselnähte mit lokaler Tamponade. Die Milzruptur ereignete sich in den frühen 70er Jahren ebenfalls nach antikonvulsiver Behandlung der Mutter. Damals war die Exstirpation des Organs noch geltende Lehrbuchmeinung. Massive Nebennierenblutungen zeigten 2 Kinder am 3. und 4. Lebenstag. Neben den Symptomen des hämorrhagischen Schocks bestand bei einem Kind wiederum ein Gerinnungsdefekt vom Vitamin-K-Mangel-Typ. Der Lokalbefund ergab eine tastbare Resistenz mit Zeichen eines paralytischen Ileus. Beim zweiten Patienten bestand ein Hämoperitoneum nach retroperitonealem Durchbruch. Bei beiden Kindern konnte die Diagnose sonographisch gestellt werden. Der operative Zugang zur Adrenalektomie war transabdominal. Magenperforationen im Zusammenspiel von peptischer Ulzeration und konnatalen Muskelwanddefekten sahen wir 2mal. Das kurz nach der Geburt nachweisbare Pneumoperitoneum signalisierte die stattgehabte Perforation. Besonders dramatisch verliefen akute Blutungen bei Neugeborenen mit Mißbildungskomplexen. So beobachteten wir 2 Neugeborene mit Mesenterialeinrissen bei angeborenen Bauchwandspalten. Die resultierende Dünndarmgangrän macht Darmresektionen erforderlich. Bei 2 weiteren Kindern mit Steißteratomen war es bei der Geburtsentwicklung zum Einriß der A. sacralis media gekommen. Nach initialer Tamponade und Volumenersatz wurde die operative Revision durchgeführt. Schließlich machten sich starke gastrointestinale Blutungen bei jeweils 6 Kindern als Symptome eines Volvulus oder einer nekrotisierenden Enterokolitis Stadium IV bemerkbar.

Schlußfolgerungen

Perinatale Blutungen stellen eine besondere Notfallsituation für Geburtshelfer, Neonatologen und Kinderchirurgen dar. Sie zu vermeiden, zu erkennen und zu behandeln ist die Aufgabe aller Fachdisziplinen. Chirurgische Konsequenzen ergeben sich vornehmlich bei abdominaler Blutung. Dabei sind die operativen Techniken nahezu standardisiert. Absolute Dringlichkeit, d.h. sofortige Operation ist nur bei einem lebensbedrohlichen Zustand angezeigt. Bevorzugt wird die aufgeschobene Operation nach Stabilisierung des kardiovaskulären Systems und der respiratorischen Funktion. Untenstehend ein Überblick über biomedizinische Methoden und Laborparameter zur objektiven Zustandsbeurteilung. Eine Verbesserung der Überlebenschancen läßt sich unseres Erachtens nur durch ein adäquates perioperatives Management erreichen.

Monitoring zur objektiven Zustandsbeurteilung

Respiratorische Funktion

- Pulsoxymetrie
- Gasanalyse
- Atemfrequenz/Kardiorespirographie
- transkutaner pO$_2$
- pCO$_2$-Messung

Kardiovaskuläres System

- Herzfrequenz/Kardiorespirographie
- Kurzzeit/Langzeitvariabilität
- Blutdruck
- Mechano- und Echokardiographie

Hämatokrit
Hämoglobin

ZNS

- Sonographie
- Transillumination
- Fontanometrie

Metabolismus

- Natrium
- Glukose
- Bilirubin

Temperatur

Literatur

1. Aigner K, Dobreschke E, Weber G, Schwemmle K, Bauer M, Teubner J, Helmke K (1980) Successful reimplantation of splenic tissue after neonatal abdominal trauma. Lancet I:360–361
2. Dudenhausen JW (1984) Praxis der Perinatalmedizin. Thieme, Stuttgart New York
3. Geley L, Hartl H (1972) Geburtsverletzungen. Z Kinderchir [Suppl] 11:178–185
4. Giedion A (1963) Die geburtstraumatische Ruptur parenchymatöser Bauchorgane mit massivem Blutverlust. Helv Paediatr Acta 18:439–445
5. Halvorsen JF (1971) Rupture of the normal spleen occuring as a birth injury. Acta Gynecol Scand 50:95–97
6. Kaiser P, Lothaller H (1978) Geburtstraumen und ihre chirurgische Versorgung. Z Kinderchir 23:169–171
7. Katschnig H, Zweymüller E (1972) Differentialdiagnose des hämorrhagischen Schockes beim Neugeborenen. Z Kinderchir 8:187–191
8. Lehner M, Rickham PP (1974) Geburtstraumatische Rupturen parenchymatöser Abdominalorgane. Z Kinderchir 14:265–270
9. Louhimo J, Pascha M, Sulamaa M (1967) Abdominal birth injuries. Z Kinderchir 4:141–145
10. Menzel K, Frenzel J (1986) Erkrankungen des Neugeborenen, 1. Aufl. Thieme, Leipzig
11. Mohl HL, Fliegel CP (1971) Ein Beitrag zur Nebennierenblutung beim Neugeborenen. Z Kinderchir 10:391–398
12. Pape KE, Wigglesworth JS (1979) Haemorrhage, ischaemia and the perinatal brain. Lavenham Press, Lavenham

13. Pasternak A, Hjelt L (1961) Hepatic rupture in the newborn. Am Pediatr Fem 7:131–136
14. Sauer H (1984) Das verletzte Kind – Lehrbuch der Kindertraumatologie. Thieme, Stuttgart New York
15. Schickedanz H, Endmann P (1972) Zweizeitige, geburtstraumatisch bedingte Leberruptur – Bericht über eine erfolgreiche chirurgische Behandlung. Z Kinderchir [Suppl] 11:185–193
16. Stewart AL, Thorburn RJ, Hope PL, Golksmith M, Reynolds EOR, Lipscombe AP (1982) Ralation between ultrasound-appearance of the brain in very preterm infants and neurodevelopmental outcome at 18 months of age. (In: Syllabus of the Second Special Ross Laboraties Conference on Perinatal Intracranial Hemorrhage, Washington)
17. Waltl H, Mitterstieler G, Schwingshackl A (1974) Hämorrhagische Diathese bei einem Neugeborenen einer Mutter mit antiepileptischer Therapie. Dtsch Med Wochenschr 99:1315–1317
18. Weissbach G, Bennek J, Domula M, Lenk H, Vogtmann C (1975) Bedrohliche Blutungskrankheit bei einem Neugeborenen infolge antikonvulsiver Therapie der Mutter. Dtsch Gesundheitswes 30:406–410

22. Substitutionstherapie und deren mögliche Nebenwirkungen bei akuten Blutungen und Anämien durch Alloantikörper und Sepsis

S. Wegener, J. Roewer

Aus transfusionsmedizinischer Sicht sind in der Prä-, Peri- und Postnatalperiode die akuten Blutungen unterschiedlicher Genese und die Anämien durch Alloantikörper und Sepsis von besonderer Bedeutung. Im Kindesalter sind die häufigsten Indikationen für Bluttransfusionen der akute oder chronische Blutverlust durch Unfall, chirurgische Eingriffe oder eine zugrundeliegende Krankheit. Da sich die Substitutionstherapie bei letzteren nicht wesentlich von der bei Erwachsenen unterscheidet, wird Schwerpunkt der Ausführungen die Substitutionstherapie bei Neugeborenen sein.

Akute Blutungen bei Neugeborenen

Die Blutgerinnung ist in der Neugeborenenperiode unter normalen Bedingungen nicht gestört, obwohl eine Verringerung der Aktivitäten der vitamin-K-abhängigen Gerinnungsfaktoren zu verzeichnen ist und z.T. ein weiteres Absinken in den ersten Lebensstunden beobachtet wird. Die Werte des Erwachsenen werden entweder am Ende der Neugeborenenperiode (Faktor X, XII) oder erst nach einigen Monaten erreicht (II, VII, IX, XI).

Akute Blutungen unterschiedlicher Genese werden bei etwa 3% der Neugeborenen beobachtet. Bei 60% aller Frühgeborenen werden Hämorrhagien beschrieben. Blutungen auf der Basis von Gerinnungsstörungen sollen dabei bei 0,7–0,8% aller Neugeborenen vorkommen (Markwardt 1972).

Die ätiopathogenetischen Zusammenhänge sind nicht endgültig geklärt: Schock, Hypoxie und Azidose, verursacht durch Störungen des Geburtsablaufs, kindliche oder mütterliche Erkrankungen, haben dabei eine zentrale Bedeutung (Abb. 1). So kann es infolge einer sich entwickelnden Verbrauchskoagulopathie, eines Faktorenmangels durch Leberschäden, einer Vasopathie und einer Thrombozytopenie zu akuten Blutungen kommen, die sofortiger Substitutionstherapie bedürfen. Auch bei normalen Gerinnungswerten können geburtstraumatische Schäden zu Blutungen bei Neugeborenen führen.

Folgende Formen der neonatalen Blutungen sind zu unterscheiden:

1. Blutungen nach außen: z.B. bei Placenta praevia, vorzeitiger Plazentalösung, Nabelschnurabriß;
2. Innere Blutungen: Kephalhämatom, Caput succedaneum, intrakranielle Blutungen, Melaena neonatorum, Hautblutungen;
3. Fetomaternale Blutungen;

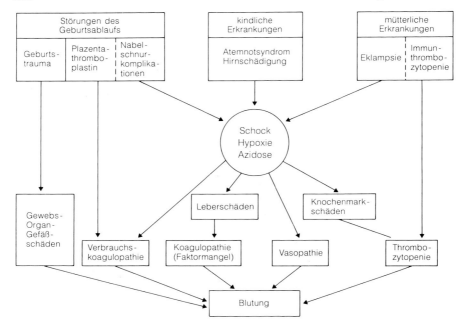

Abb. 1. Pathogenese der akuten Blutungen und Blutstillungsstörungen in der Neugeborenenperiode. (Modifiziert nach Markwardt 1972)

4. Fetofetale Blutungen;
5. Verbrauchskoagulopathie;
6. Akute Blutungen infolge Thrombozytopenie.

Blutungen nach außen

Blutungen nach außen werden meistens durch geburtshilfliche Komplikationen wie Placenta praevia und vorzeitige Plazentalösung verursacht, seltener durch Mißbildungen der Plazenta- oder Nabelschnurgefäße oder einen Nabelschnurabriß bei Sturzgeburt.

Ein rascher Blutverlust von 30–50 ml (entsprechend 10–15% des Blutvolumens) kann beim Neugeborenen bereits zu einem hämorrhagischen Schock führen. Das Kind bietet die Symptome der *weißen Asphyxie*, die eine absolute Indikation zur sofortigen Bluttransfusion darstellt. Es wird frisches Erythrozytenkonzentrat (maximal 48–72 h alt) der Blutgruppe 0d transfundiert, falls die Befunde aus dem Blutgruppenlabor noch nicht vorliegen. Steht kein geeignetes Blut zur Verfügung, kann der Volumenersatz zunächst auch mit gefrorenem Frischplasma, 5%igem Albumin oder Plasmaersatzmittel durchgeführt werden. Die *Erythrozytensubstitution* sollte im Neugeborenenalter nur mit frischen Erythrozyten erfolgen, da Früh- und Neugeborene gegenüber metabolischen Belastungen und Säure-

Basen-Verschiebungen nur eine geringe Anpassungsfähigkeit zeigen. Das Volumen des Transfusionsblutes muß dem zirkulierenden Blutvolumen und dem Zustand des Kindes angepaßt werden. Es werden 10–15 ml Erythrozytenkonzentrat/kg KG langsam in 2–4 h transfundiert. Bei Bedarf und guter Verträglichkeit können im Abstand einiger Stunden weitere Transfusionen verabreicht werden. Bei akuten Blutverlusten, bei denen im Neugeborenenalter meistens über die Nabelvene transfundiert wird, ist durch Messung des zentralvenösen Drucks die Entwicklung einer Hypervolämie rechtzeitig zu erkennen.

Innere Blutungen

Innere Blutungen haben ihre Ursachen überwiegend in geburtstraumatischen Verletzungen im Bereich des Kopfes und der inneren Organe. Hinzu kommen die bereits erwähnten, eine Blutung begünstigenden Faktoren beim Neugeborenen, wie Gerinnungsfaktorenmangel und Vasopathie.

Am häufigsten ist das subperiostale, meist harmlose *Kephalhämatom*. Beim subaponeurotisch sitzenden *Caput succedaneum* kann sich die Blutung über die Schädelnähte ausdehnen und zu Blutverlusten von 100–200 ml führen. Hier müssen rasch Erythrozyten substituiert werden, um einem hämorrhagischen Schock vorzubeugen. Verletzungen der Dura können zu epiduralen oder subduralen Hämatomen, Verletzungen oberflächlicher Hirngefäße und zu subarachnoidalen Blutungen führen. Alle anderen *intrakraniellen Blutungen* (Ventrikelblutung, Parenchymblutung) sind nicht traumatisch bedingt. Sie treten auch meist mit einem längeren Zeitabstand zur Geburt auf und werden durch perinatale Asphyxie und ihre Folgen verursacht (Gaedicke et al. 1988). Hier muß die Therapie die Beseitigung der Hypoxie und Azidose und Substitution der wichtigsten Gerinnungsfaktoren umfassen. Dafür steht z.B. gefrorenes Frischplasma zur Verfügung, das langsam intravenös injiziert wird.

Starker Blutverlust in das Darmlumen bei *Melaena neonatorum* kann zum hämorrhagischen Schock führen. Neben gefrorenem Frischplasma ist gleichzeitig Erythrozytenkonzentrat zu transfundieren.

Fetomaternale Blutungen

Akute fetomaternale Blutungen ereignen sich vor allem während der Geburt, z.B. bei äußerer Wendung. Der Blutverlust des Feten wird über den Nachweis fetaler Erythrozyten im mütterlichen Blut errechnet. Die Therapie erfolgt mit frischem Erythrozytenkonzentrat.

Fetofetale Blutung

Die fetofetale Transfusion kann bei monozygoten Mehrlingsschwangerschaften, bei denen gleichzeitig eine monochoriale Plazenta besteht, erfolgen. Der blutende Fet entwickelt eine Anämie, der empfangende Fet eine Polyglobulie. Der Verdacht auf eine fetofetale Blutung sollte durch eine pathologisch-anatomische Plazentauntersuchung bestätigt werden (Gaedicke et al. 1988).

Verbrauchskoagulopathie

Der Verbrauchskoagulopathie kommt als intermediärem pathologischen Geschehen auch in der Neugeborenenperiode große Bedeutung zu. Sie kann durch Einschwemmung von Plazentathromboplastin (s. Abb. 1), aber auch durch Infektionen wie Röteln, Zytomegalie oder das idiopathische Atemnotsyndrom ausgelöst werden. Charakteristische Laborbefunde sind Fibrinogenerniedrigung, verminderte Thrombozytenzahl, positiver Äthanolgelationstest; häufig vermehrt Fibrinspaltprodukte und erniedrigter AT-III-Spiegel. Neben der Behandlung des Grundleidens und der symptomatischen Therapie von Hypoxie und Azidose wurde versucht, die Gerinnungsstörung durch Heparindauerinfusion zu durchbrechen, mit 250–500 IE/kg KG in den folgenden 24 h. Bei schwerem AT-III-, Fibrinogen- und Thrombozytenmangel wurde entsprechend substituiert (Korninger 1988).

Akute Blutungen infolge Thrombozytopenie

Neben akuten Blutungen infolge geburtstraumatischer Schäden, Gerinnungsfaktorenmangel, Vasopathie und Verbrauchskoagulopathie, können Blutungen durch Thrombozytopenie unterschiedlicher Genese bedingt sein. Dabei sind aus transfusionsmedizinischer Sicht die Thrombozytopenie bei Neugeborenensepsis und die durch diaplazentaren Übertritt mütterlicher Antikörper bedingte neonatale Alloimmunthrombozytopenie hervorzuheben.

Thrombozytopenie bei Neugeborenensepsis

Die im Rahmen der Neugeborenensepsis auftretende Thrombozytopenie ist die häufigste Ursache hämorrhagischer Diathesen des Neugeborenen (Gaedicke et al. 1988). Häufig ist sie mit einer Verbrauchkoagulopathie kombiniert. Die Therapie besteht in der Behandlung der Sepsis mit Antibiotika. Thrombozytenkonzentrate oder Austauschtransfusion sind dann indiziert, wenn durch die Grundtherapie die Gerinnungsstörungen und die Thrombozytopenie nicht beherrscht werden. Bei Thrombozytenwerten < 5 – 10 GPT (Giga-Partikel = 10^9)/l sollten Thrombozytenkonzentrate transfundiert werden. Allgemein reichen 1- bis $2 \cdot 10^{11}$/l Thrombozyten bei Neugeborenen und Kindern für die Substitution aus, entsprechend einem Thrombozytenkonzentrat, hergestellt aus 2–4 Transfusionseinheiten.

Neonatale Alloimmunthrombozytopenie

Die Pathogenese gleicht dem immunologisch bedingten Morbus haemolyticus neonatorum: Fetale Thrombozyten gelangen während der Schwangerschaft in den mütterlichen Kreislauf und rufen eine Antikörperbildung gegen ein thrombozytenspezifisches Antigen hervor, das das Kind vom Vater geerbt hat und das die Mutter nicht besitzt. Die Thrombozytenantikörper vom IgG-Typ treten diaplazentar in den Feten über und verursachen intrauterin oder postnatal eine Thrombozytopenie mit oder ohne Blutungsneigung. In über 90% der Fälle ist das Plättchenantigen Zw[a] betroffen. Die neonatale Alloimmunthrombozytopenie ist mit klinisch manifesten Fällen bei 1:2000 bis 1:5000 Neugeborenen selten. Das klinische Bild ist charakterisiert durch eine isolierte Thrombozytopenie mit petechialem Blutungstyp und Hämatome an mechanisch belasteten Stellen. Die Blutungsneigung verstärkt sich innerhalb weniger Stunden post partum und geht mit einem weiteren Abfall der Thrombozyten parallel. Blutungen aus dem Magen-Darm-Trakt kommen vor; von größerer Bedeutung sind intrakranielle Blutungen, die in 10% der Fälle auftreten (Gaedicke et al. 1988). Die Therapie besteht in der Transfusion kompatibler Thrombozyten. Am besten sind mütterliche Thrombozyten geeignet, da sie stets verträglich sind. Falls die Spezifität des Antikörpers bereits von früheren Schwangerschaften bekannt ist, können Thrombozytenkonzentrate von kompatiblen Spendern verwendet werden. Die Antikörperdifferenzierung ist aufwendig und langwierig und bleibt Speziallaboratorien vorbehalten.

Eine Alternative zur Thrombozytentransfusion ist die Infusion von hochdosiertem intravenösem Immunglobulin (Gesamtmenge 1–2 g), die ebenfalls zum Thrombozytenanstieg führen kann (Mueller-Eckhardt et al. 1984) (s. Kap. 2).

Die Dauer der Blutungsneigung hängt von der Therapie und der Thrombopoese im Knochenmark ab. Sie klingt meist innerhalb der ersten 3–8 Lebenswochen ab.

Immunhämolytische Anämien durch Alloantikörper

Neben den akuten Blutungen unterschiedlicher Genese erfordern in der Prä-, Peri- und Postnatalperiode die immunhämolytischen Anämien durch Alloantikörper eine gut abgestimmte Zusammenarbeit von Pädiatern, Gynäkologen und Transfusionsmedizinern. Diese fand z.B. Ende der 60er Jahre ihren Ausdruck in der Gründung eines Rostocker Arbeitskreises zur Diagnostik und Therapie des Morbus haemolyticus neonatorum (Mhn). Inzwischen konnte durch Einführung der Anti-D-Prophylaxe (1970) die Häufigkeit des Mhn dramatisch um 80% gesenkt werden (Müller et al. 1986). Die zweimalige Blutuntersuchung auf irreguläre erythrozytäre Antikörper in der Schwangerschaft ist jedoch nach wie vor Voraussetzung, um alle Frauen mit Mhn zu erfassen und rechtzeitig der Therapie zuzuführen.

Die Diagnose wird aufgrund des typischen hämolytischen Syndroms beim Kind (präpartal: Fruchtwasserdiagnostik; postpartal: Bilirubinbestimmung im Blut) und durch serologische Befunde (Anti-D-Antikörper-Nachweis bei der Mutter; positiver direkter Coombs-Test beim Kind) gestellt. Als Therapie genügt in leichten Fällen die Fototherapie, die eine Umwandlung eines Teils des fettlöslichen Bilirubins in wasserlösliche Abbauprodukte bewirkt, die über die Niere ausgeschieden werden können. Bei schwerem Verlauf ist eine Austauschtransfusion des Neugeborenen nach der Geburt, in schwersten Fällen bereits eine intrauterine Erythrozytentransfusion erforderlich. Immunisierungen außerhalb des Rhesussystems sind selten. Das durch ABO-Inkompatibilität verursachte hämolytische Syndrom ist in der Regel milde, kann jedoch bei erhöhtem Bilirubinspiegel auch eine Austauschtransfusion erforderlich machen.

Durch die *Austauschtransfusion* (AT), die von zahlreichen Autoren auch bei der Behandlung der Septikämie neben der obligaten Antibiotikatherapie empfohlen wird, werden geschädigte (antikörperbeladene) Erythrozyten (Mhn), Infektionskeime und deren toxische Produkte (Septikämie) sowie Bilirubin entfernt. Gleichzeitig werden Komplementkomponenten für eine bessere Chemotaxis und Opsonisation zugeführt, verbrauchte Gerinnungsfaktoren ersetzt und funktionstüchtige Granulozyten und Lymphozyten substituiert. Als Indikation zur AT beim Mhn gilt ein Bilirubinwert von > 5 mg/dl bzw. ein Hämatokrit von < 40 % in den ersten Lebensstunden.

Die Durchführung der AT ist bei allen Indikationen gleich, lediglich die Art des AT-Blutes hängt von der jeweiligen Indikation ab. 95 % aller AT werden bei Erythroblastosen durch Alloantikörper und Sepsis durchgeführt. Für die AT bei Mhn wird frisches Erythrozytenkonzentrat bereitgestellt, das das Antigen, gegen das der Antikörper gerichtet ist, nicht besitzt. Die Erythrozyten werden mit Heparinplasma der kindlichen Blutgruppe bzw. der Blutgruppe AB im Verhältnis 2:1 zu einer Human-Heparin-Mischblutkonserve versetzt (Hkt 60 %). Die Präparation sollte wegen der besseren Möglichkeiten zur Einhaltung steriler Arbeitsbedingungen und der größeren Erfahrungen im Umgang mit Transfusionsblut in der Blutspendeeinrichtung erfolgen. Der Blutaustausch wird über die Nabelvene durchgeführt. Das Blutaustauschvolumen liegt bei 200–300 ml/kg KG und entspricht etwa dem 2- bis 3fachen zirkulierenden Blutvolumen. Zwischenfälle sind bei einer AT bei Einhaltung aller Vorsichtsmaßnahmen ausgesprochen selten.

In schwersten Fällen des Morbus haemolyticus neonatorum (Mhn) besteht die Möglichkeit der *intrauterinen bzw. intrafetalen Transfusion*. Sie wird dann angewendet, wenn aufgrund der spektrophotometrischen Fruchtwasseruntersuchung die Schädigung des Feten als so schwer eingeschätzt werden muß, daß ohne Eingreifen mit seinem intrauterinen Absterben zu rechnen ist. Als Techniken kommen die intraperitoneale und die intravasale Transfusion in Frage. Die intraperitoneale Transfusion besteht in der mehrfachen Applikation von 50–100 ml Erythrozytenkonzentrat in die Bauchhöhle des Fetus zwischen der 26. und 34. Schwangerschaftswoche. Da zumeist Anti-D-Antikörper vorliegen, kommen in der Regel Erythrozyten der Blutgruppe 0, Rhesusfaktor d, aus hämolysinfreien Konzentraten zum Einsatz. Die Verträglichkeitsproben werden mit mütterlichem Serum durchgeführt.

Neben der ultraschallkontrollierten intraperitonealen Transfusion werden bei schwersten Fällen fetaler Anämien in einigen Zentren intrauterine Transfusionen direkt intravasal mit gutem Resultat vorgenommen.

Durch die Möglichkeit der intrauterinen Transfusion haben sich die Überlebenschancen von Kindern mit schwerstem Morbus haemolyticus wesentlich verbessert und betragen nach Literaturangaben 75–92 % (Scott et al. 1984).

Risiken der Transfusion

Wegen der möglichen Risiken sind die Indikation zur Transfusion im Kindesalter besonders streng zu stellen (Tabelle 1).

Die möglichen Komplikationen der Bluttransfusion in der Pädiatrie unterscheiden sich nicht wesentlich von jenen bei Erwachsenen (Wegener 1988). Es muß jedoch beachtet werden, daß

Tabelle 1. Risiken der Bluttransfusion (*TR* Transfusionsreaktion, *Allo-Ak* Alloantikörper)

Art der TR	Ursachen	Zeitpunkt des Auftretens
1. Immunologisches Risiko		
Hämolytische TR[a]	Allo-Ak gegen Erythrozyten	sofort
Pyretische TR	Allo-Ak gegen Leukozyten	sofort
Posttransfusions-Purpura	Allo-Ak gegen Thrombozyten	sofort
Allergische TR	Allo-Ak gegen Plasmaproteine	sofort
Graft-versus-Host-Krankheit[a]	Immunkompetente Spender-Lymphozyten	sofort
Lungeninfiltrate[a]	Allo-Ak gegen Granulozyten beim Spender	sofort
Mhn, verzögerte Hämolyse	Allo-Ak gegen Erythrozyten	spät
Erschwerte Spender-Empfänger-Auswahl vor Transplantation und Transfusion	Allo-Ak gegen Leukozyten, Thrombozyten und Erythrozyten	spät
2. Transfusionstechnisches Risiko		
Septisch-toxische Reaktion[a]	Bakterielle Kontamination	sofort
Luftembolie[a]	Mechanische Faktoren	sofort
Hypervolämie		sofort
Metabolische Störungen	Massivtransfusion	sofort
Hämosiderose	Eisenüberladung	spät
3. Infektionsrisiko	Spender:	
Hepatitis	Viren	spät
Aids	Viren	spät
Zytomegalie	Viren	spät
Lues	Bakterien	spät
Malaria	Protozoen	spät

[a] Akut lebensbedrohlich.

1. die prätransfusionelle Serologie im Labor wegen Fehlens der Isoagglutinine Anti-A und Anti-B bei Neugeborenen erschwert sein kann;
2. bei der Substitutionstherapie Volumenobergrenzen einzuhalten sind, um eine Überlastung des Kreislaufs zu verhindern;
3. bei Zytomegalievirus (CMV) Antikörper-negativen Frühgeborenen mit einem Geburtsgewicht < 1300 g die Transfusion CMV-positiven Blutes (z.B. bei einer AT) zu einer CMV-Infektion mit lebensgefährlichen Folgen führen kann, da das Immunsystem dieser Frühgeborenen noch unreif ist;
4. Kinder u.U. lebenslang substituiert werden müssen, daher Sensibilisierungen gegen Erythrozyten-, Leukozyten- und Thrombozytenantigene bereits im Kindesalter zu vermeiden sind (Transfusion von leukozytenfreien Erythrozyten- und Thrombozytenkonzentraten);
5. bei Patienten mit primärer oder sekundärer Immundefizienz die Transfusion immunkompetenter Zellen zu einer Graft-versus-host-Krankheit führen kann, wenn das Transfusionsblut nicht vorher bestrahlt wird (20–30 Gy je Konserve).

Literatur

Gaedicke G, Jonathan W-D, Mueller-Eckhardt C (1988) Pädiatrische Transfusionsmedizin. In: Mueller-Eckhardt C (Hrsg) Transfusionsmedizin. Springer, Berlin Heidelberg New York Tokyo, S 496–532

Korninger G (1988) Erworbene plasmatische Gerinnungsstörungen. In: Mueller-Eckhardt C (Hrsg) Transfusionsmedizin. Springer, Berlin Heidelberg New York Tokyo, S 404–410

Markwardt F (1972) Therapie der Blutstillungsstörungen. Barth, Leipzig

Mueller-Eckhardt C, Küenzlen E (1984) Alloimmune thrombocytopenia of the newborn. In: Engelfried CP, Loghem JJ van, Borne AEGKr von dem (eds) Immunohematology. Elsevier, Amsterdam, pp 166–177

Müller S, Roewer J, During R, Hille M, Plath C (1986) Die Bekämpfung des Morbus hämolyticus neonatorum – ein Beispiel interdisziplinärer Kooperation. Folia Haematol 113:720–724

Scott JR, Kochenour NK, Larkin RM, Scott MJ (1984) Changes in the management of severely Rh-immunized patients. Am J Obstet Gynecol 149:336–341

Wegener S (1988) Risiken der Bluttransfusion. Z Ärztl Fortbild 82:1061–1066

23. Thrombosen

W. Zenz, W. Muntean

Einleitung

Thrombosen spielen bei Kindern und Jugendlichen zahlenmäßig bei weitem nicht die Rolle wie im Erwachsenenalter, wo sie mit steigendem Lebensalter neben den malignen Erkrankungen eine der Hauptursachen von Morbidität und Mortalität darstellen. Trotzdem ist ihre Problematik aus mehreren Gründen wichtiger als allgemein angenommen wird.

Es gibt im Kindesalter durch Thrombosen verursachte typische schwere und lebensbedrohliche Krankheitsbilder, die im Erwachsenenalter nicht oder nur sehr selten vorkommen, wie die Nierenvenenthrombose bei Neugeborenen, Thrombosen bei Kindern mit angeborenen Herzfehlern oder thrombotische Verschlüsse der Koronarterien beim Morbus Kawasaki.

Auch zeigt die Hämostase Neugeborener eine Reihe von Besonderheiten, die Neugeborene eher hyperkoagulabil erscheinen lassen.

Desweiteren sollte bereits der Pädiater bei anamnestischen Hinweisen auf eine familiäre Thromboseneigung die Diagnose von solchen angeborenen Hämostasestörungen, die meist erst bei Jugendlichen oder im frühen Erwachsenenalter zu Thrombosen führen, frühzeitig stellen.

Im Folgenden wird daher eine kurze Übersicht über den Formenkreis von Thrombosen im Kindesalter gegeben.

Angeborene Defekte

Protein-C-, Protein-S- und Antithrombin-III-Mangel

Angeborene Defekte werden meist erst bei älteren Jugendlichen oder im jungen Erwachsenenalter manifest. Nur ausnahmsweise bedingt der angeborene Mangel eines gerinnungshemmenden Proteins bereits im Säuglingsalter eine Thromboseneigung. So führt der sehr selten vorkommende *homozygote Protein-C-Mangel* bereits beim Neugeborenen zu einer disseminierten intravasalen Gerinnung mit dem klinischen Bild einer Purpura fulminans (s. Kap. 6) [5]. Das gleiche Krankheitsbild wurde auch kürzlich für den angeborenen *homozygoten Protein-S-Mangel* beschrieben [11]. Der *heterozygote Protein-C-Mangel* führt ebenso wie der *heterozygote Protein-S-Mangel* typischerweise erst beim älteren Jugendlichen oder im Erwachsenenalter, vielfach in Zusammenhang mit operativen Eingriffen, nach schweren Traumen oder postoperativ zu Thrombosen [19]. Vereinzelt wurden aber auch bereits im Schulkindesalter zerebrale Infarkte bei Protein-S-Mangel beschrieben.

Therapeutisch können beim homozygoten Protein-C-Mangel Frischplasma oder Prothrombinkomplexkonzentrate verabreicht werden. Ein virusinaktiviertes Protein-C-Konzentrat steht in klinischer Erprobung.

Beim heterozygoten Protein-C- oder beim heterozygoten Protein-S-Mangel wird die Gabe von Kumarinen allgemein empfohlen, dies jedoch wegen der großen Blutungsneigung bei Kindern erst bei symptomatischen Patienten. Vor Beginn einer Kumarinbehandlung sollte v.a. beim heterozygoten Protein-C-Mangel wegen der Gefahr auftretender Kumarinnekrosen eine Heparinisierung durchgeführt werden.

Ein weiterer Defekt, der bereits vor 25 Jahren beschrieben wurde ist der *Antithrombin-III-Mangel* [2]. Bei diesem, meist autosomal-dominant vererbten Krankheitsbild werden 2 Typen beschrieben: Eine Hypo-Form, bei der die biologische Aktivität und das immunologisch nachweisbare Antithrombin III stark erniedrigt sind und eine sogenannte Dys-Form, die durch eine erniedrigte Antithrombin-III-Aktivität bei einer immunologisch normal nachweisbaren Konzentration des Antithrombin III gekennzeichnet ist [17].

Klinisch zeigen beide Varianten thrombembolische Erscheinungen, die überwiegend das venöse System betreffen. Tiefe Beinvenenthrombosen, Lungenembolien und Thrombosen der Beckenvenen und der Mesenterialvenen werden am häufigsten beobachtet. Auch hier treten die ersten thrombembolischen Erscheinungen meist bei älteren Jugendlichen oder im Erwachsenenalter im Zusammenhang mit chirurgischen Eingriffen, während der Schwangerschaft, postpartal, nach Infektionen sowie nach Einnahme oraler Kontrazeptiva auf.

Zur Behandlung des Antithrombin-III-Mangels werden Kumarine eingesetzt, jedoch ebenso wie beim heterozygoten Protein-C- und Protein-S-Mangel erst nach klinischer Manifestation. Eine Substitution mit Antithrombin III ist wegen der kurzen Halbwertszeit auf Dauer nicht möglich, ist jedoch perioperativ das Mittel der Wahl.

Seltene Defekte und Thromboseneigungen unklarer Ursache

Weitere seltene Defekte sind der angeborene *Plasminogen-Mangel* sowie die *gestörte Freisetzung von Gewebsplasminogenaktivator* [7, 20]. Auch diese Defekte werden erst bei älteren Jugendlichen oder Erwachsenen klinisch manifest, wobei in vielen Fällen die erste Thrombose nach einem Trauma auftritt. Seltene Defekte können auch durch eine Störung des *Prostaglandinstoffwechsels, Dysfibrinogenämien* oder erhöhte *Antiplasminogenaktivatorspiegel* bedingt sein [12, 14, 16].

Mehr als die Hälfte aller eindeutig familiären Thromboseneigungen bleibt aber auch bei gutem Ausschluß der oben genannten Defekte *ungeklärt*.

In den meisten Fällen wird es die Aufgabe des Internisten sein, Familien mit solchen angeborenen Defekten zu identifizieren. Trotzdem sollte auch der Pädiater bei einer belastenden Anamnese immer an die Möglichkeit des Vorliegens eines der oben genannten Defekte denken.

So wurde z.B. in einer großen amerikanischen Studie bei Mädchen mit Lungenembolien und tiefen Venenthrombosen nach Operationen als einziger belastender anamnestischer Hinweis die Einnahme oraler Kontrazeptiva aufgezeigt [1]. Auf angeborene Gerinnungsstörungen wurde nicht untersucht. In einer Studie aus Frankfurt zeigten Hach et al. (1986) bei 3 von 42 Kindern und Jugendlichen mit venösen Thrombosen, das sind immerhin 7%, einen Antithrombin-III-Mangel [6]. Dies läßt vermuten, daß auch ein Teil der Patienten, die nach Einnahme oraler Kontrazeptiva Thrombosen und Embolien entwickelten, einen der oben genannten angeborenen Defekt hatte.

Erworbene Defekte

Wesentlich häufiger und wichtiger in der pädiatrischen Praxis ist das Auftreten von Thrombosen bei erworbenen Krankheitsbildern sowie in bestimmten klinischen Situationen:

Operationen

Genauso wie im Erwachsenenalter haben *Operationen* auch im Kindesalter ein gewisses Thromboserisiko. Dies ist naturgemäß kleiner als im späteren Lebensalter, aber bestimmte Operationen, wie z.B. Umstellungsosteotomien im Bereich der Hüfte, sind auch im Kindesalter mit einem erhöhten Thromboserisiko verbunden. Ein erhöhtes individuelles Thromboserisiko bei Operationen läßt sich durch ein präoperatives Gerinnungsscreening allein nur ausnahmsweise indentifizieren. Wie schon oben angedeutet, ist viel entscheidender die genaue Anamnese mit Aufdeckung einer familiären Thromboseneigung und erst dann die gezielte Untersuchung.

Als Thromboseprophylaxe vor Operationen wird im allgemeinen niedrig dosiertes Heparin, mit oder ohne Dihydroergotamin empfohlen. Bei einer niedrig dosierten Heparinisierung bevorzugen wir wegen der nur einmal pro Tag notwendigen Gabe das niedrigmolekulare Heparin.

Das konventionelle Heparin hingegen verwenden wir bei hochdosierter Heparinbehandlung, da das niedermolekulare Heparin keine Verlängerung von aPTT und Thrombinzeit bewirkt und die Wirkungsüberprüfung einer Therapie mit niedrigmolekularem Heparin nur durch aufwendige Bestimmungen wie z.B. über Anti-Xa-Wirkung möglich ist.

Angeborene Herzfehler

Eine typische Patientengruppe, die durch thrombotische und embolische Komplikationen gefährdet ist, sind Kinder mit *angeborenem Herzfehler*.

Patienten mit zyanotischen Herzfehlern sind dabei mehr gefährdet, als Patienten mit azyanotischen, da das Thromboserisiko mit dem Grad der Polyglobulie korreliert [18]. Ein weiterer Risikofaktor ist der bei diesen Kindern häufig vorkommende Eisenmangel, der durch die damit verbundene schlechtere Verformbarkeit der Erythrozyten und schlechteren rheologischen Verhältnissen zu einer gesteigerten Thromboseneigung führt [10].

Aus diesem Grund wird allgemein bei allen Kindern mit zyanotischen Herzfehlern eine prophylaktische Eisensubstitution empfohlen.

Die wirksamste Thromboseprophylaxe besteht jedoch nicht in der prophylaktischen Eisensubstitution oder in einer Erythropherese mit isovolämischer Plasmasubstitution, sondern in der rechtzeitigen kausalen Beseitigung der Polyglobulie durch chirurgische Maßnahmen.

So beobachteten wir einen Patienten mit Fallot-Tetralogie, bei dem bereits ein Termin zur Korrekturoperation vereinbart worden war, der dann von chirurgischer Seite aus organisationstechnischen Gründen verschoben werden mußte und der 14 Tage nach dem vorgesehenen Operationstermin einen Insult im Bereich der A. cerebri media entwickelte.

Ein weiteres Problem bei Kindern mit angeborenen Herzfehlern stellen thrombotische Arterienverschlüsse nach retrograden *Herzkathetern* dar. Bedingt durch die kleinen anatomischen Verhältnisse und die notwendige Größe der verwendeten Katheter kommt es häufig zu Intimaschädigungen mit folgendem thrombotischen Verschluß.

Therapeutisch kann neben der unbestrittenen prophylaktischen Heparinisierung bei schlechter chirurgischer Zugänglichkeit wegen geringem Gefäßkaliber oder anderen Kontraindikationen gegen eine chirurgische Thrombektomie eine systemische Fibrinolyse mit rt-PA, Urokinase oder Streptokinase durchgeführt werden.

So konnten wir von 10 Kindern mit thrombotischem Verschluß einer A. femoralis nach einem Herzkatheter bei 8 eine vollständige Auflösung des Thrombus nach systemischer Fibrinolysebehandlung mit rt-PA beobachten.

Die Probleme der Antikoagulation nach *Herzklappenersatz mit mechanischen Prothesen* in Aortal- oder Mitralposition sind im Kindesalter die gleichen wie im späteren Lebensalter. Es ist unbestritten, daß eine unbefristete Antikoagulationstherapie auch im Kindesalter obligat ist. Am besten wäre die Kombination von Kumarinen und Aggregationshemmern, die jedoch mit einer hohen Blutungsneigung einhergeht. Besonders bei Kleinkindern und Säuglingen wurden wegen der alterstypischen Verletzungshäufigkeit und einem damit verbundenen extrem hohen Blutungsrisiko häufig Hirnblutungen beobachtet.

Auch wir beobachteten ein 3 Jahre altes Kleinkind mit einer mechanischen Prothese im Mitralklappenbereich, das trotz enger ambulanter Überwachung eine Hirnblutung entwickelte.

Morbus Kawasaki

Beim *Kawasaki-Syndrom* kommt es durch eine generelle Vaskulitis bei ca. 15–30% aller Kinder in der 2. Krankheitswoche zu Aneurysmen oder Thrombosen der Koronaarterien. In etwa 2% der Fälle kommt es zu plötzlichen Todesfällen durch Myokardinfarkt oder durch Ruptur einer Kranzarterie [9].

Therapeutisch wird im 1. Krankheitsstadium antiphlogistisch oder antipyretisch behandelt. In der Folge werden Thrombozytenaggregationshemmer zur Verhinderung der koronaren Verschlüsse gegeben. Bei frühzeitigem Einsatz kann eine hochdosierte Immunglobulingabe den Krankheitsverlauf günstig beeinflussen [3].

Nephrotisches Syndrom

Beim *nephrotischen Syndrom* besteht auch im Kindesalter eine deutliche Thromboseneigung. Die Ursachen hierfür sind: Eine durch den Eiweißverlust bedingte unspezifisch gesteigerte Proteinsynthese, die auch mit einer Synthesesteigerung von Gerinnungsfaktoren einhergeht, ein deutlicher Verlust von Antithrombin III durch den Harn sowie geringes intravasales Volumen mit geringem kolloidosmotischen Druck und schlechten Fließeigenschaften. Hoyer et al. (1986) konnten in einer Studie an 26 Kindern mit rezidivierendem nephrotischen Syndrom bei 27% dieser Kinder szintigraphisch Lungenembolien nachweisen [8].

Auch wir beobachteten einen Jungen mit rezidivierendem nephrotischen Syndrom, der zu Hause in den Weihnachtsferien im Rahmen eines Infektes ein Rezidiv entwickelte, wenig Flüssigkeit zu sich nahm und daraufhin eine Thrombose des Sinus sagittalis superior und des Sinus transversus erlitt.

Neugeborene

Eine weitere Gruppe typisch pädiatrischer Patienten ist aufgrund physiologischer Besonderheiten thrombosegefährdet. *Neugeborene* imponieren übergerinnbar, kranke Neugeborene neigen zu einer disseminierten intravasalen Gerinnung.

Die Ursachen hierfür sind nicht eindeutig klar. Auf der einen Seite ist zwar die Thrombozytenfunktion beim Vergleich mit dem Erwachsenenalter herabgesetzt und es finden sich alle Faktoren des Prothrombinkomplexes sowie die Kontaktfaktoren der Gerinnung erniedrigt, auf der anderen Seite sind aber die Inhibitoren Antithrombin III, Protein C und Protein S eher niedrig, der Faktor VIII sowie der Willebrand-Faktor massiv erhöht und Plasminogen wieder erniedrigt. Wahrscheinlich spielen auch rheologische Faktoren, wie hoher Hämatokrit und schlechte Fließeigenschaften neugeborener Erythrozyten eine wichtige Rolle.

Hinzu kommt, daß es während der Geburt zu einer Aktivierung des Gerinnungssystems kommt. Wir haben unlängst in einer Studie gezeigt, daß bei Neugeborenen, auch bei gesunden komplikationslos geborenen, reifen Neugeborenen unmittelbar nach der Geburt der Thrombin-Antithrombin-III-Komplex massiv erhöht ist. In Korrelation mit dem Thrombin-Antithrombin-III-Komplex findet sich auch der D-Dimer-E-Komplex unmittelbar nach der Geburt deutlich erhöht, was als Hinweis einer intravasalen Thrombinbildung während der Geburt zu werten ist [13].

Über die Prävalenz thrombotischer Komplikationen beim Neugeborenen gibt es keine exakten Daten.

Insgesamt scheinen Thrombosen beim Neugeborenen nicht häufiger zu sein, als im späteren Lebensalter. Sie finden sich hauptsächlich im Rahmen intensivtherapeutischer Maßnahmen als Folge von lange liegenden *zentralen Venenkathetern*, die durch die Thrombogenität ihrer Fremdoberfläche sowie durch Veränderungen der Fließeigenschaften wie Wirbelbildungen usw. zur Thrombusbildung führen können [15].

Wir beobachteten ein 3 Wochen altes Neugeborenes, das wegen einer nekrotisierenden Enterokolitis 14 Tage lang über einen Cavakatheter parenteral ernährt wurde und daraufhin eine Thrombose der Vena cava superior mit oberer Einflußstauung und Hirnödem entwickelte. Eine fibrinolytische Behandlung mit rt-PA führte nach wenigen Stunden zur vollständigen Auflösung des Thrombus und zum Verschwinden der klinischen Symptomatik.

Nierenvenenthrombosen

Obwohl, wie schon erwähnt, Thrombosen beim Neugeborenen insgesamt nicht häufiger als im späteren Lebensalter vorkommen, treten *Nierenvenenthrombosen* hauptsächlich in dieser Altersgruppe auf. Nach Göbel (1986) sind die häufigsten prädisponierenden Faktoren ein Diabetes mellitus der Mutter, eine Dehydratation durch Erbrechen oder Durchfall des Kindes und Traumen während der Geburt [4].

In seltenen Fällen sind Nierenvenenthrombosen auch bei Kindern mit abszedierender Pyelonephritis, konnatalem nephrotischen Syndrom oder Operationen bei zyanotischen Vitien beobachtet worden. Bei diesen sporadischen Fällen dürfte jedoch entweder der lokale Prozeß oder eine systemische Thromboseneigung, wie ein Antithrombin-III-Mangel bei kongenitalem nephrotischen Syndrom oder eine Polyglobulie bei zyanotischen Vitien die Ursache hierfür sein.

Obwohl vereinzelt Berichte über pränatal entstandene Nierenvenenthrombosen existieren, treten sie am häufigsten in der ersten Lebenswoche auf. Klinisch findet man bei 87% einen tastbaren Flankentumor sowie bei 77% eine Makrohämaturie. Selten findet sich eine Oligo- oder Anurie, eine Hypertension oder Ödeme [4]. Die Verifizierung der Diagnose erfolgt mittels Ultraschall oder gegebenenfalls durch Angiographie.

Therapeutisch sind allgemeine Maßnahmen wie Korrektur des Flüssigkeits- und Elektrolythaushaltes unumstritten. Eine Substitution mit Antithrombin III erscheint uns ebenfalls sinnvoll, da Neugeborene physiologischerweise sehr niedrige Antithrombin-III-Spiegel haben. Eine Heparinisierung ist umstritten.

Im Einzelfall, besonders bei gleichzeitig vorliegender Kavathrombose oder bei beidseitigen Nierenvenenthrombosen wurde erfolgreich eine Thrombektomie durchgeführt. Versucht werden kann auch eine therapeutische Fibrinolyse mit rt-

PA, Urokinase oder Streptokinase. Insgesamt erscheint aber wegen der guten Prognose einer einseitigen Nierenvenenthrombose beim Neugeborenen und dem hohen Risiko der soeben angeführten therapeutischen Maßnahmen ein aggressives Vorgehen nur bei einer beidseitigen Nierenvenenthrombose gerechtfertigt.

Dies v.a. auch deshalb, da es nach einer einseitigen Nierenvenenthrombose besonders bei langsamem Verschluß zur Ausbildung eines Kollateralkreislaufes oder auch einer Funktionsübernahme durch ein aberrierendes Gefäß kommen kann. Weiterhin sind Verschlüsse häufig inkomplett, laufen ohne totale Infarzierung ab oder es kommt zu einer spontanen Rekanalisation der thrombotischen Nierenvene. Generelle Nephrektomien nach einseitiger Nierenvenenthrombose sind deshalb verlassen worden und werden derzeit nur mehr bei anhaltender Hypertonie, rezidivierenden Harnwegsinfekten oder hochgradiger Atrophie der betroffenen Niere durchgeführt.

Literatur

1. Bernstein D, Coupey S, Schonberg SK (1986) Pulmonary embolism in adolescents. AJDC 140:667–671
2. Egeberg O (1965) Inherited antithrombin deficiency causing thrombophilia. Thromb Diath Haemorrh 13:516–530
3. Glode MP, Joffe LS, Wiggins J, Clarke SH, Hathaway WE (1989) Effect of intravenous immune globulin on the coaguopathy of Kawasaki-syndrome. Pediatrics 115:469
4. Göbel U (1986) Thrombosen bei Neugeborenen und Säuglingen. In: Muntean W, Borkenstein M (Hrsg) Angiopathie und Thrombosen im Kindesalter. Thieme, Stuttgart New York, S 2–13
5. Griffin JH (1984) Clinical studies of protein C. Semin Thromb Hemost 10:162–166
6. Hach V, Kreuz W, Freund H, Maas C, Scharrer I (1986) Hämostaseologische Untersuchungen bei Kindern und Jugendlichen mit venösen Thrombosen. In: Muntean W, Borkenstein M (Hrsg) In: Angiopathie und Thrombose im Kindesalter. Thieme, Stuttgart New York, S 166–168
7. Hasegawa DK, Tyler BJ, Edson IR (1982) Thrombotic disease in three families with inherited plasminogen deficiency (abstr.). Blood 60:213
8. Hoyer PF, Gonda S, Barthels M, Krohn HP (1986) Thrombembolische Komplikationen bei Kindern mit nephrotischem Syndrom: Risikofaktoren und Lungenszintigraphische Untersuchungen zur Häufigkeit. In: Muntean W, Borkenstein M (Hrsg) Angiopathie und Thrombose im Kindesalter. Thieme, Stuttgart New York, S 169–173
9. Kato H, Koike S, Yamamoto M et al. (1975) Coronary aneurysms in infants and young children with akut mucocutaneous lymph node syndrome. Pediatrics 86:892–898
10. Linderkamp O, Mayr S, Sengespeik H, Klose M, Betke K (1976) Eisenmangel bei Vorliegen von cyanotischen Herzvitien: Eine Ursache für cerebrale Komplikationen. Monatsschr Kinderheilkd 124:301
11. Mahasandana C, Suvatte V, Marlar RA, Manco-Johnson MJ, Jacobson LJ, Hathaway WE (1990) Neonatal purpura fulminans associated with homozygous protein S deficiency (letter). Lancet 335:61–62
12. Mammen EF (1985) Dysfibrinogenämie. In: Heene DL (Hrsg) Blutgerinnung und hämorrhagische Diathesen II. Springer, Berlin Heidelberg New York Tokyo, Handbuch der inneren Medizin, Bd 2/9, S 357–367
13. Muntean W, Danda M (in press) Thrombin-antithrombin III-complex and D-dimer in neonates: Signs for thrombin generation during birth. In: Suzuki S (ed) In: Perinatal thrombosis and hemostasis. Springer, Berlin Heidelberg New York Tokyo

14. Nilsson IM, Krook H, Sternby N-H, Søderberg E, Søderstrøm N (1961) Severe thrombotic disease in a young man with bone marrow and skeletal changes and with a high content of an inhibitor in the fibrinolytic system. Acta Med Scand 169:324–337
15. Ratcliffe PJ, Oliver D (1982) Massive thrombosis around subclavia cannulas used for haemodialysis. Lancet I 1472–1473
16. Remuzzi G, Marchesi D, Misiani R, Mecca G, Gaetano G de, Donati MB (1979) Familial deficiency of a plasma factor stimulating vascular prostacyclin activity. Thromb Res 16:517–525
17. Sas G, Peto I, Banhegyi D, Blasko G, Domjan G (1980) Heterogeneity of the „classical" antithrombin III deficiency. Thromb Haemost 43:133–136
18. Schreiber R (1986) Prophylaxe und Therapie thrombotischer Komplikationen bei Kindern mit angeborenen Herzfehlern. In: Muntean W, Borkenstein M (Hrsg) Angiopathie und Thrombose im Kindesalter. Thieme, Stuttgart New York, S 36–50
19. Schwarz HP, Fischer M, Hopmeier P, Batard MA, Griffin JH (1984) Plasma protein S deficiency in familial thrombotic disease. Blood 64:1297–1300
20. Stead NW, Bauer KA, Kinney TR et al. (1983) Venous thrombosis in a family with defective release of vascular plasminogen activator and elevated plasma factor VIII/von Willebrand's factor. Am J Med 74:33–39

Sachverzeichnis

abdominale Blutungen 202
- Lokalisation 203
- massive 180
Adhäsion 22
Afibrinogenämie 2, 3
Aggregation 22
Aggregationshemmer 220
akute Blutungen 197, 198, 213
- Nebenwirkungen 209
- Neugeborene 209
- Pathogenese 210
akute intestinale Blutung 155, 156
akute Subarachnoidalblutung, Symptome 95
akute Thrombozytopenie, Therapie 15
akute zerebrale Blutungen
- Differentialdiagnose 90
- Formen 88
Alloantikörper 213
α_2-Antiplasminmangel 2, 4, 5
Anämien 209
anämisierende Blutungen 35
Aneurysma 221
- Ruptur 93
angeborene Defekte 217
angeborene Hämostasestörung 1
- seltene 2
angeborener Herzfehler 220
- Thrombosen 217
anti- und präkoagulatorische Präparate 48
Anti-D 15
Antifibrinolytika 9, 14, 36
Antikoagulanzien, orale 80
Antikonvulsiva 25
antikonzeptionelle Mittel 36, 219
Antikörper 32
Antikörpertiter, hoher 33
Antiphlogistika 20, 24
- nichtsteroidale 19
Antiplasminogenaktivatorspiegel 218
Antithrombin-III-Mangel 217, 218
Applikation von Konzentraten 8
arteriosklerotische Gefäßveränderungen 93
arteriovenöse Malformation 93, 94
Arthus-Reaktion, generalisierte 64
Asparaginase 77

AT III 74
Ätiopathogenese 71
Augenhintergrund 95
Ausheilung, konservative 183
Austauschtransfusion (AT) 25, 214
Azetylsalizylsäure 9, 14, 19, 20

Bakterieninvasion 40
Ballonsonde (siehe auch Doppelballonsonde) 147
Bauchhöhlenblutung 28, 29
bedrohliche Blutung 46
Behandlungsintervalle 9
Blutentnahme 6
Bluterbrechen 23
Bluttransfusion, Risiken 215
Blutungen bei Neugeborenen und Säuglingen 29, 117
Blutungen im HNO-Bereich 129
- ausgeprägte Blutungsfälle 130
Blutungen in der Halsregion 31
Blutungen in der Mundhöhle 4
Blutungen in der Mundregion 31
Blutungen in die Muskulatur 3
Blutungen nach außen 210
Blutungen, Äthiopathogenese 71
Blutungsdiathesen 69
Blutungsereignisse 70
- aktuelle 3
Blutungsfälle, ausgeprägte 131
Blutungsgefahr 80
Blutungshäufigkeit 94, 197
Blutungsintensität 143
Blutungskomplikationen 19, 70
Blutungsquelle 94
Blutungsrisiko 220
Blutungsstillung 151
- mechanische 147
- Störungen bei Neugeborenen 210
Blutungssymptome 3, 16
- zu ursächlichen Möglichkeiten 4
Blutungsursachen 200

cAMP-Konzentration 20
„Cancer procoagulant activity" (CPA) 73

Caput succedaneum 211
„Child-Pugh-Score" 144
chirurgische Eingriffe 32
chronische Thrombozytopenie 16, 17
– Therapie 15
Contusio bulbi 138

Danazol 15, 16
Darmduplikatoren 155, 156
– Diagnostik 157
– Häufigkeit 155
– Klinik 156
– Prävalenz 155
– Symptomatik 156
– – akute 159
– Therapie 159
Dehydratation 222
Dextran 57
Diabetes mellitus der Mutter 222
Diapedeseblutungen, hypoxisch-zirkulatorisch 86
disseminierte intravasale Behandlung (DIC) 46
Doppelballonsonde (Sengstaken-Blakemore) 148, 150
Druckhöhe, Blutungen 142
Dunkelziffer 107
Duplikaturen, akute intestinale Blutung 157
Durchfall 222
Dysfibrinogenämie 2, 8, 218

Ehlers-Danlos-Syndrom 63
Einballonsonde nach Linton 148
Einblutung in die Vorderkammer 134
Eisensubstitution, prophylaktische 220
Elastase, zerstörerische Wirkung 41
epidurale Blutungen 126
epidurale Hämatome 85, 89, 91, 101, 126, 127
– Diagnostik 103
– isolierte 101
– Labordiagnostik 103
– Prognose 105
– Prophylaxe 105
– Symptome 103
– Therapie 105
Epistaxis (siehe Nasenbluten)
Erbrechen 222
erniedrigte Plättchenzahlen 16
erste Lebenswoche 222
erworbene Störungen 11
Erythrozytensubstitution 210
Evans-Syndrom 12
exogene Faktoren 55
extrakorporale Absorption 33
extrakranielle Blutungen 200

Faktor VIII 32, 34
Faktor IX 32
– Konzentrate 31
Faktor XII, aktivierter 41
Faktor-V-Mangel 2, 4
– angeborener mit verschiedenen Mißbildungen 5
Faktor-VII-Mangel 2, 4, 5
Faktor-VIII-Antikörper 32
Faktor-VIII-Konzentrate 31
Faktor-X-Mangel 2, 4
Faktor-XI-Mangel 2
Faktor-XII-Mangel 2
Faktor-XIII-Mangel 2, 4
Faktorenkonzentrate 29, 32, 35
Faktorenmangelzustände 9
Faktorspiegel 32
Fehlerquellen 44
– Labor 43
fetofetale Transfusion 212
fetomaternale Blutungen 211
Fibrinbildung 74
Fibrinogenämie 42
Fibrinogenkonzentration, Bestimmung 6
Fibrinogenmangel 4
Fibrinolyse 54, 75
Fibrinolysesystem, Normalwerte 7
fibrinolytische Aktivität 35
fibrinolytisches System 1
Fibrinopeptid (FPA) 74
– Anstieg als Tumormarker 75
Fibronektinbildung 75
Foudroyanz 47
Fremdkörper 193
Frischplasma 8
Frühblutungen 70
Frühgeborene 202
Frühmenarche 189
Fundusblutungen 87

gastrointestinale Blutungen 4, 19
– Neugeborenenalter 205
gastrointestinale Syndrome 65
Geburtstrauma 198
Gelenkbeteiligung 65
Gelenkblutungen 3, 4
genitale Blutungen 189
– Differentialdiagnose 190
– Neugeborene, Kindheit und Adoleszenz 189
– pathologische Blutung 189
Gerinnung, disseminierte intravasale 198, 221
Gerinnungsdefekt, Behandlung 8
Gerinnungsfaktoren, Aktivierung 72
Gerinnungsmechanismen 70
gerinnungsorientierte Behandlung 45, 46, 48

Sachverzeichnis

Gerinnungsproteine, prokoagulatorische fibrinolytische und thromboseprotektive 77, 78
Gerinnungsprozesse, disseminierte intravasale 198
Gerinnungsstörungen (siehe auch angeborene Gerinnungsstörungen) 195
– angeborene 1
– bei Malignomen 69
– Therapie 8
– vererbbare 33
Gerinnungssystem, Normalwerte 7
Gesichtshämatome 112
– isolierte 113
Gewalt gegen Kinder 107
Gewalteinwirkung
– direkte 191
– indirekte 191
Gewebsplasminogenaktivator 218
gewebsthromboplastinartige proteolytisch wirksame Aktivatoren 72
Gewebsthromboplastine 69
Glukokortikoide 15
Glycylpressin (Terlipressin) 147
Granulozyten 39
Granulozytenreaktion 42
Granulozytenvakuolen 44
Groenblad-Strandberg-Syndrom 63

Hageman-Faktor, aktivierter 39
Halban-Reaktion 189
Halbwertszeit 32
Hämarthrosen 28
Hämatemesis 144
Hämatologie, Pathophysiologie 40
Hämatome 11, 213
– große intrahepatische 183
– Ausräumung 127
Hämaturie 4, 28
– Milzverletzung 164
Hämobilie 185
hämolytisches Syndrom, Diagnose 213
Hämoperitoneum 203, 204
hämophile Patienten 138
Hämophilie 4, 27, 136
– Behandlung 27, 136
– Neugeborene 28
– prophylaktische Behandlung 29
– schwere 28
– Schweregrad 27
Hämophilie A und B 2, 5, 27
Hämorrhagien, intrakranielle 85
hämorrhagisches Glaukom 136
hämorrhagische Nebennierennekrose 47
hämorrhagische Zystitis 78
hämorrhagisches Sekundärglaukom 134

Hämostase, Interaktion mit Infektabwehr 39
Hämostaseologie, Pathophysiologie 40
Hautblutungen, großflächige 3
Hauterscheinungen, purpuriforme 65
Hauthämatome 4
Heparin 57, 80
– niedrigmolekulares 219
Hepatitis-C-Virus 32
hereditäre Störungen 11
Herzkatheter 220
Herzklappenersatz 220
„high responder" 33
Hirnblutung 16, 17
Hirudin 57
HIV-Infektion 32
HMWK-Mangel 2
Hyperkoagulämie 40, 43
Hyperkoagulolabilität 69
Hyperleukozytose 80
Hyphäma, rezidivierendes 137
Hypofibrinogenämie 2, 3
Hypokoagulämie 43

Ileussymptomatik 156
Immunglobuline i.v. 15
immunhämolytische Anämien 213
immunologische Prozesse 12
Immunthrombozytopenie 12
– Diagnose 13
– Hirnblutungen 12
– Pathogenese 13
– Prognose 16
– Symptome 12
– Therapie 14
Impfung 28
infratentorielle subdurale Blutungen 124
Infusionslösungen 25
Inhibitoren, körpereigene 1
intraabdominale Blutungen 29
intrakranielle Blutungen 4, 28, 29, 91, 94, 112, 201, 211, 213
– Diagnostik 117
– diagnostische Methode 96
– Lokalisation 117, 118, 201
– okkulte 90
– pathophysiologisches Geschehen 117
– Schütteltrauma 113
– therapeutisches Verhalten 117
– Ursachen 201
intrakranielle Drucksteigerung, klinische Zeichen 88
intrakranielle Hämorrhagien (siehe Hämorrhagien)
intraokulare Blutung 133
– Ursachen 133

intrauterine bzw. intrafetale Transfusion 214
intrazerebrale Blutungen (siehe auch akute intrazerebrale Blutungen) 89
intrazerebrale Hämatome 85
– größere 95
irreguläre Blutungen 194

juvenile Blutungen 194
– dysfunktionelle 195

Kapillarblutungszeit 34
Kapillarresistenz 66
Kawasaki-Syndrom 63, 221
– Thrombosen 217
Kephalhämatom 28, 200, 211
Kindesmißhandlungen 107
– Dunkelziffer 107
– festgestellte 108
– Häufigkeit 109
– Täterkreis 110, 111
– Zahlenmaterial 109
Koagulationsstörung, vererbbare 27
Koagulopathien 1, 4
– angeborene 2
Kollagenose 16, 17
Kompressionstamponaden 183
Konsanguinität 2
Konzentrate 9
Kopfschmerzattacken 95
Kopfschwartenhämatom 200
Koronararterien 221
kranielle Verletzungen, Kindesmißhandlungen 107
kranke Neugeborene (siehe Neugeborene)
Krankheitsbilder 200
Krebspatienten, multitransfundierte
– Blutungskomplikationen 79
Kumarine 218, 220

Labordiagnostik 103
– Mindestprogramm 5
Laborfehler 43
Laparotomie 183
Laserkoagulation, endoskopische 152
Leberparenchym, massive Blutung 177
Leberrupturen 177, 204
– Altersgruppen 178
– Diagnostik 180
– eigenes Patientengut 185
– Häufigkeit 178
– intraabdominelle Blutung 181
– Kombination mit Verletzungen anderer Organsysteme 186
– Kombination mit Polytrauma 178
– Komplikationen 183

– Symptomatik 179
– Therapie 180, 181
– zweiseitige 177
Leberverletzungen 177, 179
– Grad 177
– isolierte 179
– Unfallursache 179
Leukämie, monozytäre 80
Leukopenie 40
Leukozytose 47
lokalbedingte Blutung 129
lokale Behandlungsmaßnahmen 14
Lokalisation des Blockes 142
Lungenblutungen 202
Lungenembolien 219, 221

Magen-Darm-Trakt, Blutung 23, 28, 213
– Ursachen 145
Magenfundusvarizen 141
Makrohämaturie 65, 76, 78, 80
Makrothrombosen, Ätiopathogenese 71
Malignompatienten, Einflußfaktoren zur Blutung 71
Marfan-Syndrom 63
massive Blutungen 202, 204
Medikamente 22
medikamenteninduzierte Störung 19
Megakaryozyten 13
Melaena neonatorum 211
Membranbildung 126
Menarche 35, 189
– starke 194
Meningokokkensepsis 39, 46, 47
– fulminante 48
Menorrhagien 4, 194
Menstruationsblutung 194
Metastasierungsrate 74
mikroangiopathische Prozesse 11, 12
mikroangiopathische Schädigungen 76
Mikroblutung, okkulte 189
Mikrohämaturie 65
Mikrothrombosen
– Ätiopathogenese 71
– im ZNS 44
Mikrozirkulationsstörungen 44
Milzautotransplantation 168
Milzexstirpation 204
Milzläsionen, horizontale 167
Milzresektion, partielle 167
Milzruptur 29, 163
– klinische Symptome 164
– geburtstraumatische 163
Milzverletzungen 163
– Ätiopathogenese 164
– Behandlungsstrategie 169

Sachverzeichnis

- diagnostisches Flußdiagramm 165
- Häufigkeit 163
- Komplikationen 168
- Operation 166
- Prognose 170
- Therapie 166
- - konservativ 166
- - operativ 166
- Schweregrad 169
- Verletzungstyp 166

Minus-Hämostaseopathie mit Blutungen 74
Mißhandlungsspuren, typische 107
Mißhandlungsursachen 112
- Folgen 112
- Schädelverletzungen 112
Monozyten-Makrophagensystem 72
Morbus Davis 63
Morbus Down 63
Morbus haemolyticus neonatorum 214
Morbus Osler-Rendu 4, 63
MTX-Konzentration, hohe 77
Muskelblutungen 4

Nabelblutungen, Neugeborene 4, 5
Nachbluten
- nach Operation oder Traumen 4
- zahlreiches 138
Nasenbluten 4, 35, 130
- diagnostische Schritte 130
- juveniles 129
- lokales 129
- Sofortmaßnahmen 130
Nebennierenblutungen 204
neonatale Alloimmunthrombozytopenie 213
neonatale Blutung, Formen 209
Neonatalperiode, akute Blutungen 197
nephrotisches Syndrom 221
Neugeborene 16
- akute Blutungen 209
- Blutungen 29, 117
- genitale Blutungen 189
- Hämophilie 28
- kranke 221
- Nierenvenenthrombosen 222
Neugeborenensepsis 39, 40, 45
- Diagnose 42
- Komplikationen 43
- Prognose 41
- Score zur Schweregradeinteilung 44
- Thrombozytopenie 212
Neugeborenenthrombozyten 22
Neutropenie 44
nichtsteroidale Antiphlogistika (siehe Antiphlogistika)
Nierenblutung 28

Nierenrupturen 204
Nierenvenenthrombosen 217, 222
- Diagnose 222
- prädisponierende Faktoren 222
- Prognose 223
- Therapie 222
Notfallausstattung 146
Notfallpäckchen 153
Notfallpaß 153
Notfallsklerosierung 147, 148
- endoskopische 151
Notfallversorgung 146
Notzuchtsdelikte 191

okzipitale Blutung 66
Operationen 219
operative Techniken 204
Ösophagustranssektion 152
- maschinelle 152
Ösophagusvarizen 141, 144
Ösophagusvarizenblutung 141, 142, 144, 149, 151, 153
- Klassifikation 143
- Prognose 152
- Prophylaxe von Rezidivblutungen 152
„Overwhelming Postsplenectomy Infection" (OPSI) 166

Pachymeningitis haemorrhagica interna 125
Parahämophilie 4
parenchymatöse Blutungen 119
- infratentorielle 121
- periventrikuläre 119
- Therapie 120
- supratentorielle 119
partielle Thromboplastinzeit (PTT) 6
- verlängerte 29
Passovoy-Defekt 3
pathologische Blutung 189
Patientengut, eigenes 185
perinatale Blutungen 197
- blutauslösende Mechanismen 198
- chirurgische Konsequenzen 197
- Notfallsituaton 205
- Pathophysiologie 199
- Symptomatik 199
perinatale Sterblichkeit 197
perinatale Subarachnoidalblutung 94
petechiale Blutungen 3, 4
- Blutungstyp 213
Petechien 11
Pfählungsverletzungen 191
Pfortaderhochdruck, Ätiopathogenese 141
Phagozytose 40
Phenprocoumon 58

Placenta praevia 210
Plasmaexpander 8
Plasmapharese 25
plasmatische Gerinnungsfaktoren, Bildungsstörung 74
Plasminogen, erniedrigtes 80
Plasminogenmangel, angeborener 218
Plasminogenaktivatoren 74
plättchenaggregierender Faktor (PAF) 39
plättchenassoziierte IgG (PAIgG) 13
Plättchenfaktor 4 79
Plazenta- und Nabelschnurgefäße, Mißbildungen 210
Plazentalösung, vorzeitige 210
Plus-Hämostaseopathie mit Thrombose 73, 74
Polyglobulie 220
portale Hypertension, Häufigkeit 141
postoperative Blutungen 28
Präkallikrein-Mangel 2
präoperatives Gerinnungsscreening 6, 219
Prostaglandinstoffwechsel 218
Protein C 47, 54, 74
Protein-C-Konzentrat 218
Protein-C-Mangel 2, 5, 53, 55, 217
– heterozygoter 218
– homozygoter 217
Protein-C/S-System 53
– sekundäre Störungen 57
Protein S 47, 54
Protein-S-Mangel 217
– heterozygoter 218
– homozygoter 217
– zerebrale Infarkte 218
Proteolyseinhibitoren 80
Prothrombinkomplexpräparate 9
Prothrombinkonzentrat 58
Prothrombinmangel 2
Pubertas praecox 189
Punktsystem 48
Purpura abdominalis 65
Purpura fulminans 53, 56, 64
Purpura necrotican 64
Purpura rheumatica 65
Purpura Schönlein-Henoch 57, 64, 66

Quick-Wert 6

Raumforderung, blutungsbedingte 86
Regelblutung 189
Regeltempostörungen 194
– Therapie 195
retinale Blutungen 89
retroperitoneale Blutung 28
Rezidivrisiko, Blutungsepisoden 143

rhesus-positive Thrombozytopeniker, Anti-D-Gabe 16
rt-PA 220
Rupturblutungen 76

salizylhaltige Präparate 145
Sarcoma botryoides (Rhabdommyosarkom) 193
Schädelfrakturen 112
Schädel-Hirn-Trauma 86, 103, 127
Schädelverletzungen, Folge von Mißhandlungen 112
Schleimhautblutungen 34
Schock 156
Schockorgane 41, 44
„Schock-Score" 43
Schütteltrauma, intrakranielle Blutung 113
schwache Blutungen 192
Sepsis, Frühhinweis 40
Sickerblutung 28
– aus der Nase 80
Somatostatin 148
Spätruptur 163
Speiseröhre, unteres Drittel 142
Splenektomie 16, 17, 166, 168
Splenomegalie 12
Steronobol 58
Streptokinase 48, 220
„stillbares" Bluten 129
strichförmige Blutungen 95
stumpfes Bauchtrauma 163, 180
Subarachnoidalblutung (siehe auch akute Subarachnoidalblutung) 85, 87, 93, 122
– bei Gefäßmalformation 90
– Diagnostik 95
– Inzidenz 93
– Klassifikation 88
– konservative und präoperative Behandlung 98
– Prognose 98
– Rezidivblutungen 88, 90
– Schweregrade 95
– Symptomenkomplex 87, 93
– Symptomtrias 87
– Therapie 98
– Ursachen 94
subdurale Blutungen 123
– im Säuglingsalter 124
subdurale Ergüsse 85, 89, 126
– Symptomatik 89
subdurales Hämatom 88, 91, 126
– akutes 124, 125
– – Prognose 125
– chronisches 124
– Diagnostik 89

Sachverzeichnis

- Diagnostikmethode 89
- subakutes 124, 125
- Verdacht 89
subependymale Blutung 119, 202
subgaleales Hämatom 28
subkapsuläres Hämatom 163
Substitutionstherapie 209
Suffusionen 53
Sugillationen 53
supratentorielle Blutungen 123
symptomatische Blutung 129, 130

Tamponade, temporäre der Blutungsquellen 183
Teerstuhl 23, 144
Teilresektion 183
Telangiectasia hereditaria (M. Osler-Rendu) 63
temporo-parietale osteoplastische Trepanation 127
therapeutische Richtlinien 58
Thromboarterien 221
Thromboembolien 78, 218
Thrombopenie 42
Thromboplastinzeit (TPZ) 6
Thrombosen 55, 69, 78, 217
- bei erworbenen Krankheitsbildern 219
Thromboseneigung 78, 217, 221
- familiäre 219
- unklarer Ursache 218
Thromboseprophylaxe 219
Thromboserisiko 219
thrombotische und embolische Komplikationen 220
Thromboxansynthese 20
Thrombozytenadhäsion 37
Thrombozytenaggregation 20
Thrombozytenaggregationshemmer 221
Thrombozytenfunktion 22, 23, 76
- Medikamente 22
Thrombozytenfunktionsstörungen 19
- medikamenteninduzierte 23, 25
Thrombozytenkonzentrate 14, 213
Thrombozytenoberfläche 22
Thrombozytensubstitution 79, 80
Thrombozytenzählung 6, 75
Thrombozytopathie 1, 4
Thrombozytopenie (siehe auch akute Thrombozytopenie) 1, 4, 11, 37, 40, 43, 44, 66, 75, 79, 194, 212
- amegakaryozytäre 12
- Differentialdiagnose 11
- isolierte 213
- klinisches Bild 213
- medikamenteninduzierte 12
- Neu- und Frühgeborene 17

- Neugeborenensepsis 212
- rezidivierende 17
Thrombozytose 66
Thrombzytentransfusion 14
Thrombzytenüberlebenszeit 14
Thymusblutungen 202
Totenflecken 47
transfusionsmedizinische Sicht 209
Traumen 222
Tumoren 193
- Blutungen 94
- Blutungsursache 194
- Erstsymptome 193
Tumormarker 74
Tumornekroseblutungen 76
Tumorpatienten 69
- Äthiopathogenese 71
Tumorzellmasse 75

Umgehungskreisläufe 142
Unfallsachen 179
„unstillbares" Bluten 129
Unzuchtsdelikte 191
Urokinase 220

Varizen 142
- Blutungen 151
Varizenumstechung, transmurale 152
„Vascular Permeability Factor" 76
Vasopathien 1, 63
Vasopressinanalogon DDAVP 14, 37
Vasopressininfusion 148
Venenthrombosen 219
Ventrikelblutungen 202
Verbrauchskoagulopathie 12, 41, 43 47, 66, 77, 212
Verbrauchsreaktion, graddifferenzierte 77
Vererbungsmodus 2, 55
Verletzungen am Genitale 191
- Diagnostik 191
- Notzuchts- bzw. Unzuchtsdelikte 191
- Therapie 192
Verschlüsse der Koronararterien, Thrombosen 217
Verteilungsstörung 11
Virusinaktivierung 32
Vitamin-C-Mangel 63
Vitamin-K-Antagonisten 59
Vitamin-K-Mangel 29, 77, 94
- Blutung 45
Vulvovaginitis 192

Warfarin 59
Waterhouse-Friderichsen-Syndrom (WFS) 39, 46

Weichteilblutungen 28
Willebrand-Faktor (WF) 33
– Konzentrate 37
Willebrand-Jürgens-Syndrom 2, 27, 4, 33, 194
– genetische Typen 34
– Methoden zur Diagnose 34
– Methoden zur Klassifizierung 34
– Notfallsituationen 35
– schweres rezessives (Typ III) 35
– Typ I 36
– Typ II 37
– – Subtypen 37

zentraler Venenkatheter 222
zerebrale Blutungen 4
– Inzidenz 85
– Klinik 85
– Prognose 90
– Ursache 86
zweizeitige Blutung 163
Zytostatika 25

Druck: Druckerei Kutschbach, Berlin
Verarbeitung: Buchbinderei Lüderitz & Bauer, Berlin